Der Kindermord.

Der Kindermord.

Historisch und kritisch

dargestellt

von

Dr. med. Carl Ferdinand Kunze.

Leipzig
Verlag von Veit & Comp.
1860.

Vorwort.

Zweck vorliegender Schrift ist, den Gerichtsärzten das rein ärztliche Material, was sich seit Beginn der Entwickelung der Lehre vom Kindermord bis dato aufgehäuft hat, in möglichst gedrängter Kürze, doch in möglichster Vollständigkeit originaliter vorzulegen. Es sind deshalb die Resultate und Erfahrungen derjenigen Männer, die besondere Verdienste um diesen Zweig der gerichtlichen Medicin sich erworben haben, getreu wiedergegeben und kann der Verfasser die Versicherung geben, in allen Fällen von einigermaßen erheblicher Wichtigkeit die Originalwerke selbst eingesehen und bei der Bearbeitung verglichen zu haben. Es war dies oftmals mit vielen Schwierigkeiten verbunden und wäre dem Verfasser nicht immer möglich gewesen, nach den Originalen zu arbeiten, wenn ihm nicht bedeutende literarische Hilfsmittel und die Benutzung gerade der Leipziger Universitätsbibliothek, die wohl über das in nachfolgender Schrift behandelte Thema die meisten Quellen besitzen möchte, auf die bereitwilligste und freundlichste Weise zu Gebote gestellt gewesen wären. Der Gerichtsarzt erhält somit in vorliegender Schrift die treue Wiedergabe der Ergebnisse und Forschungen in ihrer geschichtlichen Entwickelung und besitzt dadurch das Mittel, sich selbst aus ihnen ein Urtheil über die wichtigsten Fragen zu bilden. Dadurch aber soll sich diese Schrift wesentlich von allen Hand- und Lehrbüchern unterscheiden, die an einer Ansicht festhaltend die andern kaum vorübergehend erwähnen.

Nach dieser geschichtlichen Darstellung der hierher gehörigen Lehren hat der Verfasser, ohne a priori einen Partheistandpunkt einzunehmen, die Ansichten der einen wie der andern Parthei gegeneinander gehalten, das Ungerechtfertigte der einen nachzuweisen gesucht, und aus der mit hinreichenden Gründen aus der Wissenschaft und Erfahrung unterstützten Lehren der andern allgemeine Sätze zur praktischen Richtschnur construirt. Der Inhalt dieser Sätze giebt somit den heutigen wissenschaftlichen Standpunkt der einzelnen Lehren an.

Wenn der Verfasser Punkte nicht zur Erwähnung gebracht hat, die zwar in fast allen Hand- und Lehrbüchern heute noch stehen, aber längst abgethan und widerlegt sind, so glaubt er darin recht gehandelt zu haben, denn endlich muß solcher Ballast doch entfernt werden, und zwar auch aus den Büchern, nachdem die Wissenschaft schon längst ihr letztes Wort darüber gesprochen. Aus diesem Grunde kommt z. B. nur die Lungenschwimmprobe zur Abhandlung, dagegen die Harnblasen-, Mastdarm-Lungenblutprobe u. s w. nicht.

In Bezug auf die Methode sei noch erwähnt, daß alle aprioristischen, Annahmen, die sich nicht auf wirkliche Beobachtungen und Erfahrungen stützen, möglichst von dem Inhalte der Schrift fern gehalten sind und keine Aufnahme gefunden haben, da leider gerade durch solche unbegründete Theorien und Behauptungen eine Menge Lehrsätze sich in die gerichtliche Medicin überhaupt eingeschlichen haben, die später gemachten Beobachtungen keineswegs entsprachen. Ich erinnere nur an die Einwürfe gegen die Beweiskraft der Lungenprobe.

Und so möge das Schriftchen von den Aerzten wohlmeinend aufgenommen werden, denen es nicht möglich ist, den literarischen Apparat selbst einzusehen, und fern von größern Bibliotheken ihr Domicil haben, sowie denen, welchen es nicht gefällt, ein Reiz sein, recht bald etwas Besseres zu liefern. Das Eine wie das Andere ist der aufrichtigste Wunsch des Verfassers.

Belgern a. E., 12. Juli 1860.

Dr. Kunze.

Inhalt.

Seite

Vorrede . . . . V—VI

Einleitung.

§. 1. Geschichtliche Entwicklung der Lehre vom Kindermord im Allgemeinen 1

Gesetzliche Bestimmungen in Preußen.

§. 2. Regulativ für das Verfahren der Gerichtsärzte bei den medizinisch-gerichtlichen Untersuchungen der Leichname Neugeborner 5

I. Theil. Gerichtliche Physiologie und Anatomie.

§. 3. Die Entwicklung des Fötus in den einzelnen Schwangerschaftsmonaten 8

§. 4. Die Merkmale einer reifen, gesunden und gut genährten Frucht . . . 19

§. 5. Beschreibung eines todten (nicht todtfaulen) Kindes gleich nach der Geburt nach Güntz 21

§. 6. Die Entwicklung des Knochensystems 23

a) Entwicklung und Wachsthum des Hirnschädels 23

b) Anomalien der Knochenbildung in der Sphäre von mehr oder weniger gesundheitsgemäßer Entwicklung:

α) Zu große Dicke der Schädelknochen 25

β) Zu große Dünnheit der Schädelknochen 25

γ) Knochenspalten 26

δ) Nahtknochen oder Zwickelbeine 27

c) Anomalien der Knochenbildung in der Sphäre krankhafter Entwicklung 28

d) Diagnose der angebornen Knochendefecte und Knochenspalten von durch äußere Gewalt bewirkten Knochenspalten 31

e) Die Entwicklung des übrigen Knochensystems in den einzelnen Schwangerschaftsmonaten 34

f) Die Verknöcherung der untern Epiphyse des Femur und die gerichtlich-medicinische Wichtigkeit des daselbst befindlichen Knochenkerns . . . 35

g) Längenmaße der Knochen eines reifen Kindes nach Güntz; Beck und Nicolai 45

h) Längenmaße der noch von Weichtheilen umgebenen einzelnen Theile eines reifen Kindes nach Güntz 47

§. 7. Die Verwesung der Frucht in utero 48

a) Ihre Bedingungen und ihr Begriff 49

b) Die Veränderungen des Fötus durch dieselbe seinem verschiedenen Alter nach 52

c) Das Bild eines ziemlich reifen, etwa 8—14 Tage im Uterus todt gelegen habenden Fötus nach Güntz 53

§. 8. Die Verwesung der Neugebornen 55

a) Ihre Bedingungen 57

b) Der Verwesungsproceß selbst und seine Erscheinungen 58

α) in der Luft 58

β) im Wasser 62

γ) in der Erde, im Dünger u. s. w. 64

δ) drei Beobachtungen von in der Luft, Erde und im Wasser verwesenden Neugebornen 66

II. Theil. Gerichtliche Thanatologie der Neugebornen.

Seite

§. 9. Der Begriff „Neugeboren" und die Bestimmung des Preuß. Strafgesetzbuchs „in oder gleich nach der Geburt" 77
Die Zeichen der Neugeborenheit 81

§. 10. Von den Beweisen des Lebens und des Todes der Neugebornen . . . 84
a) Die Athemprobe 84
α) Der erste Athemzug und seine Folgen 86
β) Die Entdeckung der Athemprobe 87
γ) Erster Einwurf gegen die Beweiskraft der Lungenprobe: „Leben und Athmen ist nicht identisch". Die Anhänger dieses und die Vertreter des Galen'schen Satzes. Wer von Beiden hat Recht? 92
δ) Zweiter Einwurf. Vagitus uterinus. Der Fehler in der Henke-schen Beweisführung. Casuistik des Vagitus uterinus. Folgerungen aus derselben. Die Lehre von den vorzeitigen Athembewegungen, ihre Consequenzen für die gerichtliche Medicin. Beobachtungen, in denen die vorzeitigen Athembewegungen die Lungen schwimmfähig gemacht. Resumé 99
ε) Dritter Einwurf. Atelectasis pulmonum. Schleim in den Lungen, Hyperämie und pneumonische Residuen. Fremde Stoffe in den Lungen und im Magen als Beweismittel vitaler Aktionen des Kindes nach der Geburt; Kritik dieses Beweismittels . . . 121
ζ) Vierter Einwurf. Lufteinblasen. Es giebt keine Fälle, in denen das Aufgeblasensein der Lungen die Diagnose schwierig oder unmöglich machte. Nur bei einer gewissen Technik gelingt das Einblasen. Das Lufteinblasen ist bei Kindesmörderinnen nicht anzunehmen. Unterscheidende Merkmale zwischen aufgeblasenen und durch Athmung ausgedehnten Lungen. Resumé. — Fäulniß der Lungen und ihre Merkmale. Resumé 142
b) Sugillationen. Ihre Nichthinlänglichkeit als Zeichen des Lebens des Kindes in der Geburt 164
c) Die Erscheinungen am Nabel und an der Nabelschnur 175

§. 11. Verletzungen des Kindes in utero:
a) durch eine äußere der schwangern Mutter zugefügte Gewalt . . . 183
b) durch den mütterlichen Körper selbst 212

§. 12. Verletzungen des Kindes während der Geburt 214
a) einfache Quetschungen 214
b) Caput succedaneum 215
c) Knochenbrüche. Casuistik. Resultate aus derselben. Anatomischer Charakter der Knochenbrüche, ihre Diagnose. In welchen Fällen kann man annehmen, daß Knochenverletzungen durch die Geburt, und in welchen, daß sie durch äußere Gewalt bewirkt sind? 216

§. 13. Tod des Kindes durch Compression und Umschlingung der Nabelschnur und krampfhafte Zusammenziehung der Gebärmutter 241

§. 14. Verblutung aus der Nabelschnur 257

§. 15. Verletzungen des Kindes nach der Geburt 265
Kindessturz aus den Gebärtheilen bei präcipitirten Geburten in aufrechter oder sitzender Stellung der Gebärenden und seine Folgen. In welchen Fällen kann angenommen werden, daß die Angabe einer Inquisitin wahr ist, daß ihr Kind plötzlich von ihr geschossen und sich tödtlich verletzt habe? Casuistik.

Einleitung.

§. 1. Geschichtliche Entwickelung der Lehre vom Kindermord im Allgemeinen.

Wiewohl schon vor dem Erscheinen der Peinlichen Halsgerichtsordnung Kaiser Karl's V. Gesetze, und zwar vorzugsweise deutsche Gesetze wie das Salische Gesetz (Tit. LXXV. Tit. XXVIII. V. VII. VIII.), die Lex Visigothorum, die die Tödtung des neugebornen Kindes von Seiten der Mutter mit dem Tode bestrafte, Verbote des Kindermords enthielten, der in den alten griechischen Staaten und in Rom nicht allein kein Verbrechen und erlaubt, sondern, wie dies z. B. in Sparta eine gesetzliche Bestimmung verlangte, daß mißgebildete und schwache Kinder, weil ihnen schon jetzt die Natur Kraft und Stärke der Constitution verweigert habe, und ihr Leben weder ihnen selbst noch dem Staate späterhin Nutzen verspreche, in die tiefe Höhle Apothetä geworfen werden sollten (s. Plutarch's Leben), — sondern also geboten war, und wiewohl schon lange vor dem Erscheinen dieser Halsgerichtsordnung christliche Schriftsteller häufig den Kindermord als grausames Verbrechen geschildert hatten, wie Tertullian, der in seiner Apologie zu dem römischen Volke und dessen Statthaltern sich folgender Maßen aussprach:

„Wie viele unter euch könnte ich mit vollem Recht des Kindermords anklagen, ja ihr habt unter den verschiedenen Todesarten die grausamsten für eure Kinder ausgesucht, ihr habt sie ertränkt, durch Kälte oder Hunger sterben lassen, oder sie den Hunden vorgeworfen, denn der Tod durch das Schwert war zu sanft für die Kinder, ob ihn gleich ein Mann, wenn er für sich wählen sollte, jeder andern Todesart vorziehen würde.

Christen aber ist der Mord ein so verabscheuungswürdiges Verbrechen, daß es gegen ihre Vorschriften ist, ein Kind im Mutterleibe zu tödten, denn der Mord eines Kindes ist ein Todtschlag, der zum Voraus begangen wird, und es waltet kein Unterschied ob, ob ihr ein Kind während seiner Bildung oder nachdem es ausgebildet und zur Welt gebracht worden tödtet; denn wir Christen sehen die Frucht im Mutterleibe als einen Menschen an, sie ist, wie die Frucht in der Blüthe, und in kurzer Zeit würde sie ein vollkommener Mensch geworden sein, wenn die Natur in ihrer Operation nicht gestört worden wäre."

so kann man doch erst den Anfang der Entwickelung der gerichtsärztlichen Lehre vom Kindermord, das Entstehen dieser Lehre als ärztliche Wissenschaft in den Zeiten der Praxis der Carolina suchen. Die Carolina erschien in ihrer ersten Auflage im Hornung 1533, nachdem sie in den Jahren 1530 und 1532 auf den Reichstagen zu Augsburg und Regensburg zur Begutachtung vorgelegen hatte, und ging von dieser Zeit an in die Landrechte der einzelnen Länder über. Die den Kindermord betreffenden Bestimmungen derselben sind:

(§) 35. Item so man eyn dirn so für eyn jungfraw geht, imm argkwon hat, daß sie heymlich eyn kindt gehabt, vnnd ertödt habe, soll man sonderlich erkunden, ob sie mit eynem grossen vngewonlichen leib gesehen worden sei, Mer, ob jr der leib kleyner worden, vnd darnach bleych vnnd schwach gewest sei. So solchs vnd dergleich erfunden wirdet, wo dann die selbig dirnn eyn person ist, darzu man sich der verdachten thatt versehen mag: soll sie durch verstendig frawen an heymlichen stetten, als zu weither erfarung dienstlich ist, besichtigt werden, würd sie dann daselbst auch argkwönig erfunden, vnd will der thatt dannocht nit bekennen, mag man sie peinlich fragen.

(§) 36. Item wo aber das kindtlein, so kürzlich ertödt worden ist, daß der mutter die milch inn den prüsten noch nit vergangen, die mag an jren prüsten gemolcken werden, welcher dann inn den prüsten recht vollkommene milch funden wirdet, die hat deßhalb eyn starck vermutung peinlicher frag halber wider sich, Nach dem aber etliche leibärtzt sagen, das auß etlichen natürlichen vrsachen etwann eyne, die keyn kindt getragen, milch inn prüsten haben möge, darumb so sich eyn dirnn inn disen fellen also entschuldigt, soll deßhalb durch die hebammen oder sunst weither erfarung geschehen.

(§) 131. Item welches weib jre kind, das leben vnd glidmaß empfangen hett, heymlicher boßhafftiger williger weiß ertödtet, die werden gewonlich lebendig begraben vnnd gepfelt, Aber darinnen verzweiffelung zuuerhütten, mögen die selben übelthätterinn inn welchem gericht die bequemlicheyt des wassers darzu vorhanden ist, ertrenckt werden. Wo aber solche übel offt geschehe, wollen wir die gemelte gewonheyt des vergrabens vnnd pfelens, vmb mer forcht willen, solcher boßhafftigen weiber auch zulassen, oder aber das vor dem erdrencken die übelthätterin mit glüenden zangen gerissen werde, alles nach radt der rechtuerstendigen.

So aber eyn weibßbild, als obsteht eyn lebendig glidmessig kindlein, das nachmals todt erfunden, heymlich geborn vnnd verborgen hett, vnnd so die selbig erkundigte mutter deßhalb bespracht würd, entschuldigungs weiß fürgeben, als dergleichen je zu zeitten, an vnnß gelangt, wie das kindtlein on jr schuld todt von jr geborn sein solt, wolt sie dann solch jr vnschuldt durch redlich gut vrsachen, vnd vmbstende durch kundtschafft außfürn, damit soll es gehalten vnd gehandelt werden, wie am vier vnd sibentzigsten artickel anfahend, Item so eyn beklagter kundtschafft rc. funden wirt, auch deßhalb zu weither suchung, antzeygung geschicht, wann on obbestimpte gnugsame beweisung ist der angeregten vermeynten entschuldigung nit zu glauben, sunst möcht sich eyn jede thätterin mit eynem solchen gedichten fürgeben ledigen. Doch so eyn weibßbild eyn lebendig glidtmessig kindtlein also heymlich tregt, auch mit willen alleyn, vnd on hilff anderer weiber gebürt, welche on hilffliche geburt, mit tödtlicher verdechtlicheyt geschehen muß, So ist deßhalb keyn glaublichere vrsach, dann daß die selbig mutter durch boßhafftigen fürsatz vermeynt, mit tödtung des vnschuldigen kindtleins daran sie vor inn oder nach der geburt schuldig wirt, jre geübte leichtuertigkeyt verborgen zuhalten. Darumb wann eyn solche mörderin auff gedachter jrer angemasten vnbeweisten freuenlichen entschuldigung bestehn bleiben wolt, so soll man sie auff obgemelte gnugsame antzeygung bestimpts vnchristlichen vnnd vnmenschlichen erfunden übels vnd mordts halber, mit peinlicher ernstlicher frag zu bekantnuß der warheyt zwingen, Auch auff bekentnuß des selben mordts zu entlicher todtstraff, als obsteht vrtheylen. Doch wo eyns solchen weibs schuld oder vnschuld halb gezweiffelt würd, so sollen die Richter vnd vrtheyler, mit anzeygung aller vmbstende bei den rechtuerstendigen oder sunst wie hernach gemelt wirdet, radts pflegen.

(§) 132. Item so eyn weib jre kind, vmb das sie des abkumm von jr legt, vnd das kind wirt funden vnd ernert die selbig mutter soll, wo sie des überwunden vnd bedretten wirt, nach gelegenheyt der sach vnnd radt der verstendigen gestrafft werden, Stürb aber das kind von solchem hin=

legen, so soll man die mutter nach gelegenheyt des geuerlichen hinlegens am leib oder leben straffen.

Dadurch, daß diese Bestimmungen das Urtheil in Fällen von Kindermord von dem Gutachten von Sachverständigen abhängig machten, war die Hauptbedingung zur Entwickelung der gerichtsärztlichen Lehre gegeben, und die Aerzte, die bis dahin nur Heilkünstler gewesen waren, wurden genöthigt, besondere Sorgfalt auf das Studium derjenigen Gegenstände zu legen, die theils in gerichtlichen Fällen zur Sprache kamen, theils möglicher Weise zur Sprache kommen konnten.

Allein bei dem niedern Standpunkte der Medicin in jenen Zeiten und der Neuheit der Sache war man in den meisten Fällen, in denen gerichtlich medicinische Fragen zur Erörterung kamen, genöthigt, bei den medicinischen-Facultäten der Universitäten um Rath anzufragen, eine Verfahrungsweise, die durch den §. 219 der Carolina vorgeschrieben war. Dadurch entstanden die größeren Sammelwerke von gerichtsärztlichen Gutachten, wie sie uns Zittmann, Valentin, Alberti und Andere überliefert haben.

Diese Sammelwerke bildeten zunächst das Fundament der wissenschaftlichen Lehre und andererseits die Stützpunkte und die Reizmittel zu Untersuchungen einzelner Aerzte. Wenn wir uns jedoch darüber verwundern müssen, wie langsam die Entwickelung der gerichtlichen Medicin anfangs vor sich ging, so lag, wie aus der Geschichte der gerichtlichen Medicin überhaupt bekannt ist, der Grund hauptsächlich darin, daß man aus religiösen Rücksichten es nicht wagte, Leichenöffnungen zu machen. Noch Karl V. fragte bei der Universität Salamanca an: „an salva conscientia cadaver humanum secari possit?“ Erst gegen Ende des sechzehnten Jahrhunderts (bei Ambrosius Paré) finden sich die ersten Spuren von Legalsectionen, die jedoch gegen Mitte des siebzehnten Jahrhunderts in den Universitätsgutachten erst für nothwendig erachtet wurden.

Sowie jedoch einerseits durch Sectionen nunmehr positivere Ansichten überhaupt Platz griffen, so erlangte besonders gegen das Ende des vorigen Jahrhunderts die Lehre vom Kindermord dadurch eine sorgfältigere Begründung, daß einzelne Theile dieser Lehre besonders bearbeitet wurden. So finden wir in der Bibliographie Specialarbeiten über die Lungenprobe, über den Fruchtzustand, über einzelne Todesarten u. s. w.

Vorzüglich war es die kritische Sichtung dieses Jahrhunderts, welche manches bis dahin in der Medicin Gangbare als unrichtig nachwies, theils als nicht in die Lehre vom Kindermord gehörig, aus derselben entfernte. Die Lehre von der Lungenprobe kann hauptsächlich das erstere nachweisen; in Bezug auf das zweite ist freilich noch heute manches zu wünschen übrig, da man noch heute beim Lesen mancher hierher gehörigen Schrift nicht weiß, ob man eine ärztliche oder juristische Arbeit vor sich hat.

Im Nachfolgenden soll nun versucht werden, nachzuweisen, wie die Entwickelung des rein Aerztlichen der Lehre vom Kindermord stattgehabt, und welchen Männern hauptsächlich die Fortschritte dieser Wissenschaft zu danken sind.

Gesetzliche Bestimmungen in Preußen.

§. 2. Regulativ für das Verfahren der Gerichtsärzte bei den medicinisch-gerichtlichen Untersuchungen der Leichname Neugeborner.

(§) 1. Gerichtsärztliche Besichtigungen und Oeffnungen von menschlichen Leichen dürfen nur auf Requisition der betreffenden richterlichen Behörden und letztere nur im Beisein des vollständig besetzten Criminalgerichts vorgenommen werden.

(§) 2. Die betreffenden Physiker sind verpflichtet, jede ihnen übertragene legale Besichtigung einer Leiche selbst vorzunehmen, eben so jede ihnen übertragene Oeffnung einer Leiche in Verbindung mit dem gerichtlichen Wundarzte selbst auszuführen, und dürfen sich nur in den gesetzlichen Behinderungsfällen durch einen andern Physikus oder Arzt vertreten lassen.

(§) 3. Vor Ablauf von 24 Stunden nach dem Tode, vorausgesetzt, daß die Zeit desselben bekannt war, dürfen gerichtliche Obductionen in der Regel nicht vorgenommen werden. Die bloße Besichtigung einer Leiche kann jedoch schon früher geschehen.

(§) 4. Wegen vorhandener Fäulniß dürfen Obduktionen in der Regel nicht unterlassen und von den gerichtlichen Aerzten abgelehnt werden. Denn selbst bei einem hohen Grade von Fäulniß können Abnormitäten und Verletzungen der Knochen noch ermittelt, manche die noch zweifelhaft gebliebene Identität der Leiche betreffenden Momente, z. B. Farbe und Beschaffenheit der Haare, Mangel von Gliedmaßen u. s. w. festgestellt, eingedrungene fremde Körper aufgefunden, Schwangerschaften entdeckt und manche Vergiftungen noch nachgewiesen werden. Es haben deshalb auch die requirirten Aerzte, wenn es sich zur Ermittelung derartiger Momente um die Wiederausgrabung einer Leiche handelt, für dieselbe zu stimmen, ohne Rücksicht auf die seit dem Tode verstrichene Zeit.

(§) 5. Die gerichtlichen Aerzte haben dafür zu sorgen, daß bei jeder Obduction die erforderlichen Instrumente vollständig und in brauchbarem Zustande zur Hand sind. Die gerichtlichen Wundärzte haben überdies noch die Verpflichtung, nach beendigter Obduction und möglichster Beseitigung der Abgänge die geöffnet gewesenen Körperhöhlen kunstmäßig wieder zu schließen.

(§) 6. Behufs der Obduction ist für Beschaffung eines hinreichend geräumigen und hellen Locals, angemessene Lagerung des Leichnams und Entfernung störender Umgebung möglichst zu sorgen. Obdutionen bei künstlichem Licht sind, einzelne, keinen Aufschub gestattende Fälle ausgenommen, unzulässig. Der Ausnahme ist im Protokoll unter Anführung der Gründe ausdrücklich zu erwähnen.

(§) 16. Bei den Obductionen Neugeborner sind noch folgende besondere Punkte zu beachten.

Es müssen erstens die Zeichen der Reife und Lebensfähigkeit ermittelt werden. Dahin gehören: Länge und Gewicht des Kindes, Beschaffenheit der allgemeinen Bedeckungen und der Nabelschnur, Länge und Beschaffenheit der Kopfhaare, Größe der Fontanellen, der Längen=, Quer= und Diagonal=Durchmesser des Kopfes, Beschaffenheit der Augen (Pupillarmembran), der Nasen= und Ohrknorpel, Länge und Beschaffenheit der Nägel, die Querdurchmesser der Schultern und Hüften, bei Knaben die Beschaffenheit des Hodensacks und die Lage der Hoden, und bei Mädchen die Beschaffenheit der äußeren Geschlechtstheile. Endlich ist noch der Knochenkern in der untern Epiphyse eines Oberschenkels zu ermitteln. Zu diesem Behufe wird die Kopfbedeckung über dem Knorpel durch einen Querschnitt bis auf den Knorpel getrennt, dann die Extremität im Gelenke stark gebogen, die Kniescheibe entfernt und nun dünne Knorpelschichten so lange abgetragen, bis man auf den größten Durchmesser des etwa vorhandenen Knochenkerns gelangt, welcher nach Linien genau zu messen ist.

Ergiebt sich aus der Beschaffenheit der Frucht, daß dieselbe zweifellos eine lebensfähige nicht gewesen, so kann von der Obduction Abstand genommen werden, wenn dieselbe nicht von den Gerichtspersonen ausdrücklich gefordert wird.

(§) 17. Hat sich ergeben, daß das Kind lebensfähig gewesen, so muß zweitens untersucht werden, ob es nach der Geburt wirklich gelebt, das heißt geathmet hatte. Es ist deshalb die Athemprobe anzustellen, und zu diesem Zweck:

a) schon nach Eröffnung der Bauchhöhle der Stand des Zwerchfells nach der entsprechenden Rippe zu beachten, zu dessen richtiger Ermittelung bei Neugebornen überall die Bauchhöhle zuerst und dann erst die Brust- und Kopfhöhle zu eröffnen sind;

b) die Ausdehnung und die von derselben abhängige Lage der Lungen (letztere namentlich in Beziehung zum Herzbeutel) zu betrachten;

nunmehr

c) Behufs der Herausnahme der Brustorgane aus der Brusthöhle der Herzbeutel zu eröffnen und die Luftröhre einfach zu unterbinden und oberhalb der Ligatur zu durchschneiden;

d) nach Herausnahme der Brustorgane die Luftröhre und ihre Verzweigungen zu eröffnen und zu untersuchen;

sodann

e) die Farbe und die Consistenz der Lungen zu prüfen;

hierauf

f) nach Beseitigung der Thymusdrüse die Lungen mit dem Herzen in einem geräumigen, mit reinem kalten Wasser gefüllten Gefäß auf ihre Schwimmfähigkeit zu prüfen;

alsdann

g) die Lungen von dem Herzen zu trennen und dieselben abermals auf ihre Schwimmfähigkeit zu prüfen;

ferner

h) in beide Lungen Einschnitte zu machen, und auf etwa wahrzunehmendes knisterndes Geräusch, so wie

i) auf Menge und Beschaffenheit des bei gelindem Druck auf diese Schnittflächen hervorquellenden Blutes zu achten und

k) die Lungen auch unterhalb des Wasserspiegels einzuschneiden, um zu beobachten, ob Luftbläschen aus den Schnittflächen emporsteigen;

endlich

l) beide Lungen zunächst in ihre einzelne Lappen, diese dann noch in einzelne Stückchen zu zerschneiden, und alle insgesammt auf ihre Schwimmfähigkeit zu prüfen.

Erster Theil.

Gerichtliche Physiologie und Anatomie.

§. 3. Die Entwickelung des Fötus in den einzelnen Schwangerschaftsmonaten.

Was die Alten uns über die Genese und die Entwickelung des Fötus überliefert haben, ist heut zu Tage gar nicht mehr zu verwerthen und hat nicht einmal geschichtlichen Werth, da ihre Anschauungen nicht zum Fundamente der neuern exacten Forschungen gemacht werden konnten (vergl. Claud. Galenus, de foetuum formatione. Ed. Kühn IV. pag. 652—702). Die älteren Gerichtsärzte, wie Fortunatus Fidelis (de relat. med. 1674 lib. III. Sect. VI. cap. I—III. pag. 437 et seq.) beschreiben natürlich die Bildung und Beseelung der Frucht nach diesen Aristotelisch-Galenischen Ansichten. Schurig's Embryologie enthält die bis zum Jahre 1732 beobachteten Fälle von in den einzelnen Monaten abgegangenen Früchten, in denen jedoch vielfache Irrungen in Bezug auf die Diagnose der Fötalmonate begangen sind. Ohne die Sect. IV. cap. I. und II. pag. 288 et seqq. angeführten Beobachtungen weiter zu erörtern, sei hier nur erwähnt, was er über die kleinsten menschlichen Früchte, Embryol. Sect. I. cap. II. de foetus formatione et membranis sagt. Er beschreibt:

„Cum vero non aeque facile in feminis humanis, quam brutis, in ejusmodi embryonis successivam formationem inquirere atque perscrutari liceat, de eadem solummodo ex frequenti brutorum sectione, vel etiam rejectorum abortuum inspectione aliquatenus judicare possumus. In his autem post quinque aut sex a conceptione septimanas apparet, delineatio capitis, respectu reliqui corpusculi, praegrandis, spinae dorsi, instar carinae incurvae, et colli filo non crassioris, quae tamen tota machinula magnitudine vix formicam excedit. In capite vel potius facie apparent loco oculorum duo puncta nigra, et loco nasi linea alba. Cerebrum est quasi mucus et craniolum instar membranae coriaceae. In pectore et abdomine viscera vix sunt dignoscibilia. Vasa etiam umbilicalia in brevibus atque indistinctis fibrillis consistunt, et ex chorio sive ovi exteriori membrana, protuberantia quaedam carnosa, huic vel illi uteri loco adhaerens; omnes autem hujus machinae partes statim jam in ovulo praesentes sensim augescunt et distinctiores fiunt, donec tandem partus maturitas accedat."

Werthvolle Untersuchungen, besonders über die Bildung der Knochen, machten zuerst Theodor Kerking (anthropogeniae ichnographia s. conformatio foetus ab ovo ad ossificationis principia. Amst. 1641, und spicilegium anat., continens osteogeniam foetuum. 1670.) Volch. Coiter (tract. anat. de ossibus foetus abortivi etc. Mangeti bibl. anat.), und kurze Zeit nach ihnen über die Bildung der Früchte überhaupt Guil. Harvey (exercitationes de generatione animalium, quibus accedunt quaedam de partu, de membranis ac humoribus uteri et de conceptione, Amst. 1651).

Es kann hier nicht der Ort sein, genauer auf diesen Theil der Geschichte der Physiologie einzugehen. Die hauptsächlichsten Werke der nachfolgenden und der Neuzeit sind etwa folgende:

Marc. Malphigi, de formatione pulli, et de ovo incubato. Opp. omnia T. II. — J. G. Roederer, diss. de foetu perfecto. Argent 1750. — Ejusdem de foetu observat. Gotting. 1758. — C. Fr. Wolff, theoria generationis. Hal. 1759. — Albin, nonnulla de embryonibus humanis ovisque, quibus continentur. Annot. acad. libr. I. — Wrisberg, desc. anat. embryonis, observationibus illustr. c. tabb. Gott. 1764. — Ferd. Georg Danz, Grundriß der Zergliederungskunde des ungebornen Kindes in den verschiedenen Zeiten der Schwangerschaft. 1792. — Sömmering, icones embryonum human. 1799. — J. Fr. Meckel, Beiträge zur Geschichte des menschlichen Fötus, in dessen Abhandl. a. d. menschl. u. vergl. Anat. Halle 1806, in dessen Beiträgen zu vergl. Anat. 1808—1812, und in dessen Archiv Bd. I—III. — Burdach, de primis momentis formationis foetus. 1814. — Idem, de foetu humano. 1828. — Dessen Physiologie Bd. II. 1828. — Lucae, Grundriß der Entwickelungsgeschichte des menschlichen Körpers. 1819. — Döllinger, Malpighii iconum ad hist. ovi incubati. 1818. — C. v. Baer, ... Entwickelungsgeschichte der Thiere. Th. I. 1828. 4. Th. II. 1837. 4. — Ernst H. Weber, Beitrag zur Entwickelungsgeschichte des menschlichen Embryo. Meckel's Archiv. 1827. — L. Mende, das Fruchtkind und das Kind kurz vor, in und gleich nach der Geburt. Göttingen 1827. — Rathke, Abhandlung zur Bildungs- und Entwickelungsgeschichte des Menschen und der Thiere. Th. I. 1832. Th. II. — Valentin, Handbuch der Entwickelungsgeschichte des Menschen. 1835. — Flourens, cours sur la génération, l'ovologie de l'homme et des animaux. 1836. Deutsch. Leipzig 1838. — Coste, embryogénie comparée. 1837. — Martin Barry, researches in embryology. First Ser. London 1839. Second Ser. 1839. — Bischoff, Entwickelungsgeschichte der Säugethiere und des Menschen. 1842. — Ders., Entwickelungsgeschichte des Kanincheneies. 1842. — Ders., Entwickelungsgeschichte des Hundeies. 1845. — Reichert, das Entwickelungsleben im Wirbelthierreiche. 1840. — Ders., Beiträge zur Kenntniß des Zustands der heutigen Entwickelungsgeschichte. 1843. — Erdl, die Entwickelung des Menschen und des Hühnchens im Ei. 1845 u. 1846. — Remak, Untersuchungen über die Entwickelung der Wirbelthiere. 1850. — Arnold's Anatomie. 1851. Bd. II. — Scanzoni, Lehrbuch der Geburtshülfe. Th. I.

Nach Scanzoni waren die kleinsten bis jetzt beobachteten menschlichen Eier, welche als normal betrachtet werden können, ungefähr 3 Wochen alt. Solche Eier maßen mit dem Ueberzuge der Decidua etwa 7 ''', im bloßen Chorion 5 '''; der Embryo ist 2—3 ''' lang. Er bildet eine homogene, graue, halbdurchsichtige, längliche, schwach gekrümmte und einer nach ihrer Bauchseite gekrümmten Made nicht unähnliche Masse, welche nach Flachs in Siebenhaar's encyclopädischem Handbuch an dem einen dickern Ende stumpf, am andern aber mehr spitzig erscheint, durch einen Einschnitt in 2 Parthieen, Kopf und Rumpf getheilt ist, und an einem nur etliche Linien langen, dicken, häutigen Schlauche hängt, welcher sich nahe am untern, spitzigen Ende des Körperchens inserirt und den spätern Nabelstrang darstellt. Die Schwere der Frucht soll um diese Zeit 3—4 Gran betragen. Der Kopf zeigt sich nur als eine kleine, durch eine Vertiefung vom übrigen Rumpfe abgeschnürte Hervorragung. Letzterer hat keine Gliedmaßen und endigt in eine schwanzförmige Verlängerung. An jeder Seite des Halses findet man vier Oeffnungen, die sogenannten Kiemenspalten, welche in den Pharynx münden. Diese vier Oeffnungen sind durch fleischige Zwischenwände, ähnlich den Kiemenbögen der Fische, von einander getrennt. Der Unterleib ist vorn in einer weiten Längenspalte geöffnet, wo sich die Hautdecken umschlagen, um in das Amnion überzugehen. Die so entstandene Oeffnung umfaßt den Stiel des Nabelbläschens und der Allantois. Hier liegt auch bruchartig das bereits ansehnliche, aus einer Vor- und Herzkammer bestehende Herz vor, dessen schwache, klopfende Bewegung bei genauer Beobachtung wahrgenommen wird. Die Aorta, anstatt einen stark gekrümmten Bogen zu bilden, theilt sich an jeder Seite des Halses in drei bis vier Arme. Nachdem ein jeder derselben sich längs eines Kiemenbogens dahin gezogen hat, vereinigen sich alle zu einem gemeinschaftlichen Stamme, um zur absteigenden Aorta zu werden. Hinter dem Herzen liegt die Leber und der Darm mit einem entwickelten Gekröse. Der Embryo ist von dem als zarte Haut erscheinenden Amnion lose umgeben, welches aber enge an ihm anliegt und von der Bauchöffnung ausgeht. Die Nabelblase, welche aus dem Darmkanal hervorgeht und nicht viel kleiner ist, als der ganze Embryo, füllt mit letzterem und dem Amnion noch nicht den ganzen Raum des Chorion aus, sondern es bleibt eine ziemlich beträchtliche Höhlung zurück.

Zweiter Monat.

Die Entwickelungsvorgänge in der 5.—8. Woche betreffen erstens die weitere Umgestaltung der schon vorhandenen Gebilde, zweitens die Sonderung primärer Formationen, namentlich des Herzkanals, des Darmrohrs und der Glieder, in Abtheilungen und drittens die Production von neuen Theilen aus den schon gebildeten Organen, so der Lungen, des Pankreas, der Nieren, der Hoden und Eierstöcke (Arnold).

Im Anfange des zweiten Monats scheidet sich erstens das Darmrohr in seine vier Abtheilungen, Mund-, Nasen- und Rachenhöhle, Speiseröhre, Magen und Darm; zweitens aus und an den Wolff'schen Körpern entstehen die Nieren, Hoden und Eierstöcke; drittens am Herzen bilden sich aus der einfachen Vor- und Hauptkammer vier Abtheilungen, und gleichzeitig sondert sich die gemeinschaftliche Schlagader in Aorta und Lungenpulsader.

In der Mitte des zweiten Monats stülpen sich die Lungen aus dem obersten Theil des Speiserohrs aus und wachsen bis unter und hinter das Herz, von wo aus sie sich weiter entwickeln; das Pankreas wuchert aus dem Anfange des Darmes hervor; dieser windet sich und bildet einige Schlingen.

Am Schlusse dieses Monats beginnt die Sonderung von Mund-, Nasen- und Rachenhöhle. Aus der ersteren wachsen die Speicheldrüsen, aus der zweiten der Thränensack, aus der dritten die Paukentasche hervor.

Die Länge des Fötus beträgt im Anfange des zweiten Monats 4 ''', am Ende 10—11 ''', im geraden Durchmesser vom Scheitel bis zum Steiß.

Um die fünfte Woche entfernt sich das Amnion vom Embryo, umhüllt denselben als weite Blase, schließt ihn nach vorn und überzieht den Stiel der Allantois und des Nabelbläschens, wodurch der Nabelstrang gebildet wird, die Bauchplatten haben sich einander vollkommen genähert bis auf die Nabelöffnung, in der eine Schlinge des Darmes liegt; der Nabelstrang ist kurz und ohne Windung. Der Kopf des Embryo ist ziemlich ansehnlich, die Augen sind als dunkle Punkte sichtbar und liegen seitlich, im Pigment der Aderhaut erkennt man eine ab- und einwärts-gekehrte Lücke, die sogenannte Chorioidealspalte; die Nasenlöcher erscheinen noch als Gruben in dem flachen Gesicht; die Mundspalte ist weit und läßt die Zunge als ein Wärzchen im Boden der Mundhöhle erkennen. Mund und Nasenhöhle sind noch nicht durch den harten Gaumen getrennt. Die Kiemenspalten sind meist ganz geschlossen und erscheinen nur als seichte Furchen zwischen den ehemaligen Kiemenbogen; der Steiß besitzt noch die Form eines stark nach vorn gebogenen Schwänzchens; die Gliedmaßen erscheinen in Form von Stümpfen, welche sich nämlich verlängern, abplatten, palettenartig ausbreiten.

Die Länge des Embryo 4—5 '''.

Sechste Woche. Die Stirn des Fötus zeigt sich in Folge der Entwickelung der Hemisphären des großen Gehirns mehr gewölbt; der Scheitel ragt wegen der ansehnlichen Vierhügelmasse noch stark hervor; der Nackenhöcker ist sehr beträchtlich; das ansehnliche Rückenmark kann zwischen den mit ihren Kanten von einander abstehenden Wirbelbögen durch die dünnen Bedeckungen gesehen werden; die erste Kiemenspalte hat jetzt die Form eines länglich rundlichen Grübchens mit etwas aufgeworfenen Rändern und liegt mehr nach oben und hinten als früher, Ohrgrübchen; von den übrigen Schlundspalten ist keine Spur mehr sichtbar. Die Nabelschnur ist meistens schwach gedreht und etwa 5 ''' lang, der After noch nicht gebildet; die Gliedmaßen sind etwas weiter entwickelt; an den obern unterscheidet man zwischen der Hand und der Schulter noch ein einfaches Zwischenglied, den Ober- und Vorderarm, an den untern erkennt man deutlich Fuß und Hüfte.

Der Embryo ist 5—6 ''' lang, der Kopf $2^1/_2$ ''' hoch, die Länge eines Glieds beträgt $1^1/_4$ '''.

Siebente Woche. Der Kopf ist ziemlich groß und gleichförmiger gewölbt in Folge der relativ geringern Größe der Vierhügelmasse und der Zunahme der Hemisphären des großen Gehirns; das Auge erscheint groß, ist völlig unbedeckt, die Chorioidealspalte geschlossen; die Ränder des Ohrgrübchens sind mehr aufgeworfen und mit eckigen Vorsprüngen versehen; Mund- und Nasenhöhle bilden noch einen gemeinschaftlichen Raum, den die Zunge größtentheils einnimmt; der Gaumen fängt an, sich in Form horizontaler Leistchen zu bilden, die Nasenlöcher werden durch eine breite Wand getrennt; über ihnen erhebt sich die äußere Nase; der Bauch tritt wegen der ansehnlichen Leber sehr hervor; im Nabelstrang sind einige Darmschlingen sichtbar; eine gemeinschaftliche After- und Geschlechtsmündung ist jetzt vorhanden; über derselben tritt ein kleines gebogenes Wülstchen als Anfang des Zeugungsgliedes hervor, Hand und Fuß zeigen noch eine breite und platte Form; an ersterer bemerkt man seichte Furchen als Grenzen der 5 Finger; die Scheidung des mittleren Glieds in Ober- und Vorderarm ist angedeutet; weniger entwickelt sind die Unterextremitäten.

Die Länge des Embryo vom Scheitel bis zum Steiß mißt 7—9 ''', die Kopfhöhe 3—4 ''', die Länge eines Glieds 2 '''.

Achte Woche. Es erscheint der Helix am Rande des Ohrgrübchens, der Anfang der Lippenbildung, das deutliche Getrenntsein der Finger, während die Zehen sich erst zu bilden beginnen, die Nabelöffnung grenzt sich schärfer ab und wird enger, die Darmschlingen treten aus dem Nabelstrang zurück, wenigstens in der Mehrzahl der Fälle.

Die Länge des Embryo 10—11 ''', die Höhe des Kopfes 5 ''', die Länge eines Beins $2^1/_2$ '''. Das Gewicht des ganzen Embryo 14—15 Gran.

Dritter Monat.

Die Gebilde und Organentheile, welche in diesem Monat (von der 9.—12. Woche) zum Vorschein kommen, sind die Schilddrüse, Thymus, Milz, Iris, Augenlider; ferner entstehen aus dem Ohrbläschen durch Ausstülpung die Bogengänge und die Schnecke; es entwickeln sich aus einem Knorpelbogen, welcher das Paukentäschchen umgiebt, der Hammer, der Ambos und der Steigbügel; es wird die Nasen- von der Mundhöhle durch den sich bildenden und schließenden Gaumen geschieden; aus der Schleimhaut der Mundhöhle entwickeln sich die Zahnsäckchen; es erscheint das große Netz in Form eines Beutelchens hinter dem Magen, welcher aus seiner früheren senkrechten in eine quere Lage übergeht; die Windungen des Darms mehren sich, der Blinddarm verlängert sich zum Wurmfortsatz und rückt vom Nabel aus allmählich nach rechts und unten; die Nebennieren erscheinen als ansehnliche Organe; Hoden und Eierstöcke erhalten formelle Verschiedenheiten; es bilden sich die Samen- und Eileiter: der Uterus entwickelt sich aus dem gemeinschaftlichen Ende der beiden Eileiter. Die Glieder erlangen ihre vollkommene Gliederung und eine edlere Gestaltung. Das Knorpelgerippe fängt im dritten Monat an zu ossificiren.

Während zu Anfang des Monats der Kopf groß und kugelig erscheint und die Stirn das kleine Antlitz überragt, bekommt derselbe zu Ende eine länglich rundliche Form in Folge der Entwickelung der Hemisphären des großen Gehirns, das Auge, anfangs von einer ringförmigen Hautfalte umgeben, bedeckt sich gegen Ende vollkommener mit den Lidern. Lippen deutlich geformt; Brust und Hals kurz, der Bauch dagegen ziemlich lang, tritt aber wegen Abnahme im Umfange der Leber etwas weniger hervor, wie in den früheren Monaten; das Zeugungsglied (Penis oder Clitoris) hat im Anfange dieses Monats die Form einer kegelförmigen kleinen Warze und ist an der untern Fläche gefurcht; es sehen daher Clitoris und Penis einander sehr ähnlich, und es sind männliche und weibliche Embryonen äußerlich in dieser Zeit nicht von einander zu unterscheiden; gegen Ende des Monats ist der Geschlechtsunterschied bestimmt zu erkennen, der Penis zeigt sich nur noch an seinem vordern Ende unten gefurcht und ist länger als die Clitoris. Die After- und Geschlechtsmündung haben sich gesondert. Die Glieder erhalten im Verhältniß zum Rumpf eine gehörige Länge und sind vollständig ausgebildet (Finger und Zehen). Die Frucht besitzt in der Gesammtbildung, und selbst in der Physiognomie, das Charakteristische der menschlichen Form.

Länge des Embryo im Anfange des Monats vom Scheitel bis zum Steiß 11—12 ''', am Ende 22—24 '''; das Gewicht, im Anfange des Monats 18 Gran, am Ende 2 Drachmen, ebenso am Ende des Monats die Höhe des Kopfs 9 ''', die Länge des Beins 9 '''.

Die Frucht tritt mit dem Schlusse des dritten Monats aus dem embryonalen in das fötale Stadium über. Die weiteren Entwickelungsvorgänge betreffen besonders die Umgestaltung, Ausbildung und Consolidation des Gehirns, des Knochensystems, der Muskeln, der Haut, der Lungen und der großen Gefäßstämme.

Vierter Monat (13.—16. Woche).

Der Kopf bietet im Ganzen noch dieselben Verhältnisse wie am Schlusse des dritten Monats, nur ist das Antlitz relativ zum Schädel etwas größer geworden; der Fötus hat statt des früheren bleichen ein mehr oder weniger röthliches (rosenrothes) Ansehen, da der Saft in den Gefäßen röthlich, dem Blute ähnlicher wird.

Die Augenlidränder sind mit einander innig verklebt; die Nase tritt noch mehr hervor, die Nasenlöcher nach unten gerichtet, der Mund kleiner; das Ohr zeigt sich platt und steht wenig vom Schädel ab; Penis und Clitoris sind von der 13. Woche an leicht von einander zu unterscheiden, indem der Penis stärker hervortritt und die Rinne an seiner untern Fläche sich vollkommen bis zur Ruthenspitze geschlossen hat, die Clitoris dagegen in ihrem Wachsthum zurückbleibt, und sich die Lefzen der Rinne an ihrer untern Seite zu den Nymphen gestalten.

Die Hodensackwülste, die in dem vorigen Monate als rundliche Wülste zu beiden Seiten der Geschlechtswarze als Anfänge des Hodensacks und der großen Schamlippen entstanden waren, vereinigen sich in diesem Monate mit einander zum Hodensack, der in Folge dessen von nun an mit einer deutlichen Raphe versehen ist; an der Rückseite der Endglieder der Finger und der Zehen entstehen die Nagelgrübchen; in der Substanz der Lederhaut erscheinen die Talg- und Haarbälge. Der Nabelstrang ist sehr lang, oft 2—3mal länger als der Fötus; man hat ihn von 6—10 " Länge gefunden. Bei Mißfällen, die sich im vierten Monate ereignen, zerreißen gewöhnlich die Häute und die Frucht geht allein ab, worauf erst nach einigen Stunden, selbst Tagen die Eihäute und der Mutterkuchen, der im Anfange seiner unbestimmten Gestalt wegen oft nicht für das erkannt wird, was er ist, folgen. Selten bleibt das Ei ganz, das sich dann durch die Durchsichtigkeit der Fruchthäute und durch das Vorhandensein des Mutterkuchens, der in diesem Monat 3—4 " im Durchmesser beträgt, vor jüngeren Eiern auszeichnet. Die Zahnsäckchen schließen sich größtentheils und enthalten die Anfänge der Zahnscherbchen auf ihren Keimen.

Die Länge des Fötus vom Scheitel bis zum Steiß beträgt im Anfange dieses Monats $2^1/_2$ ", am Schlusse 5 "; die Höhe des Kopfes dort 1 ", hier 2 ", die Länge des Beins bis zur Ferse in der 13. Woche 1 ", in der 16. $2^1/_2$ ", das Gewicht in der 13. Woche $^1/_2$ Unze, in der 16. Woche $4^1/_2$ bis 5 Unzen.

Fünfter Monat (17.—20. Woche).

In diesem Monate entwickeln sich vorzüglich die epidermatischen Bedeckungen und das Muskelsystem. Die Haut verliert ihre Durchsichtigkeit ganz und gar und zeigt schon hier und da Spuren der Hautschmiere, sie ist glatt und purpurroth, besonders in der Handfläche, der Fußsohle, im Gesichte, auf den Lippen, den Ohren, den Brustwarzen, der Leistengegend, den Oberschenkeln und den Hinterbacken. Besonders am Kopf, doch auch am übrigen Körper brechen die Wollhaare (Lanugo) hervor. Am Rücken der Nagelglieder der Finger und der Zehen erscheinen die Nägel als dünne weiche Hornplättchen; der Fötus fängt an sich selbstständig zu bewegen. Die Nabelstranginsertion rückt immer weiter vom Schamberge. Die Behauptung, daß die Länge der Nabelschnur mit dem Alter der Frucht im graden, seine Dicke aber damit im umgekehrten Verhältnisse stehe, bestätigt sich nicht durchgehends. Bei Mißfällen zerreißen gewöhnlich die Häute und die Frucht geht mit dem Fruchtwasser zuerst ab, indem der Nabelstrang abreißt. Späterhin folgen der Mutterkuchen mit dem zurückgebliebenen Ende des Nabelstranges und die Eihäute meist unter starkem Blutflusse.

Nach Casper (Handb. d. gerichtl. Medicin 1857 I. pag. 683) giebt von dieser Zeit an die Länge des Fötus einen Maßstab für die Schätzung seines Alters, der approximativ richtig und sehr leicht zu behalten ist, indem die Länge des Fötus (vom Kopf bis zu Fuß) bis zur Reife annähernd gerade das Doppelte der Zahl der Mondsmonate beträgt. Das Gewicht dagegen fängt an, von nun an individuelle Verschiedenheiten zu zeigen und ist daher ein nicht so sicherer Maßstab wie die Länge.

Der Fötus hat in der 17. Woche (vom Scheitel bis zum Steiß) eine Länge von 5 ", in der 20. Woche von 6 "; die Höhe des Kopfes in der 17. Woche 2 ", in der 20. $2^1/_4$ ", die Länge der Unterextremität in der 17. Woche 3 ", in der 20. 3 " 10 "'; das Gewicht beträgt dort 7 Unzen, hier 9 Unzen.

Sechster Monat (21.—24. Woche).

Es erscheinen in diesem Monate die Kopfhaare, die Augenbrauen und die Cilien; die Nase wird etwas länger und schmaler, die Nägel fester. Die Frucht athmet in der Außenwelt und macht Bewegungen, ist aber noch nicht lebensfähig. Die Früchte aus diesem Monat zeichnen sich durch bereits vorhandenes richtigeres Verhältniß aller einzelnen Theile unter einander aus, die Hälfte des Körpers entspricht einem Punkte, der weniger hoch über dem Nabel liegt wie früher. Die Augenlider sind noch geschlossen, die Pupillarmembran deutlich gebildet vorhanden,

Herz und größere Gefäße vollständig entwickelt und namentlich die Gefäße des erstern unter einander mehr im Verhältniß stehend, das for. ovale vollkommen ausgebildet mit einem wulstigen Rande. Selten findet man in diesem Monate schon einen Hoden in den Bauchring oder gar in den Hodensack getreten; die Eichel des Penis bekommt ihre Vorhaut, welche früher nur als Falte erschien. Die Farbe der frischen Leiche ist eine schmutzig-zinnoberrothe, nach Orfila purpurrothe. Der Paniculus adiposus fängt an sich zu bilden, ist aber noch wenig entwickelt, weshalb die Formen des Fötus nicht die später bemerkbare Rundung zeigen, vielmehr ist die Haut runzlich.

Die Länge der Frucht mißt vom Scheitel bis zum Steiß 6—7 ", vom Scheitel bis zur Ferse 11—12 ", das Gewicht beträgt 10—20 Unzen.

Siebenter Monat (25.—28 Woche).

Die Frucht **kann**, getrennt von der Mutter, selbstständig fortleben.

Der siebente Monat des Fruchtlebens charakterisirt sich durch weiche, verschiebbare Kopfknochen, gespaltenes Stirnbein und die größtentheils verschwundene Hinterhauptsfontanelle. Der kleine Durchmesser des Kopfes von einem os bregm. zum andern beträgt nach Osiander (Handb. der Entbindungskunst 1819, Bd. 1, § 566) 2—3 ", meistens 2 " 6 "', der große Durchmesser 3 " 6 "'—9 "'.

Die rothe Haut des Fötus ist nebst dem Wollhaar mit einer dicken Schicht des Fruchtschleims (Vernix caseosa) überzogen. (Die todte Frucht, sobald sie kalt wird, bekommt ein blaues Ansehen.) Es ist dies eine fette, schlüpfrige, weißgelbe Masse, welche am Kopfe, den Achselhöhlen und Hüftbeugen am meisten angesammelt ist. Sie ist ein Secret der Haut und besteht beinahe durchgängig nur aus losgestoßenen Epitelialblättchen, welche in einer schleimigen Flüssigkeit suspendirt sind. Die runzliche Beschaffenheit der Haut verschwindet mehr und mehr mit der vermehrten Fettablagerung.

Bei Knaben findet man die Hoden dicht über oder schon im Bauchringe, selten im Hodensacke

Länge des Fötus vom Scheitel bis zum Steiß 7—9½ ", vom Scheitel bis zur Ferse 12—14½ ", Gewicht 10—38 Unzen (nach Burdach 2 Pfund Handelsgewicht)

Wird eine siebenmonatliche Frucht lebend geboren, so giebt sie ein Wimmern, unterbrochen durch feine, scharfe Töne, von sich. Die meiste Zeit schläft das Kind. Es kann die Mutterbrust wegen der schmalen Lippen und seiner rundern und spitziger zulaufenden Zunge nicht nehmen, und wegen Schwäche der Muskeln nicht saugen; was ihm aber in den Mund eingeflößt wird, schluckt es zuweilen hinunter. Das Athemholen ist sehr schwach, scheint mitunter ganz auszubleiben, beginnt dann aber mit einem tieferen Einathmen von Neuem. Kindspech und Harn gehen bald nach der Geburt ab. Herz- und Pulsschlag klein, schnell und ungleich; einige Schläge bleiben zwischendurch ganz aus, dann folgen wieder mehrere mit solcher Geschwindigkeit, daß sie nicht zu zählen sind. Dies steht gemeiniglich mit den ausbleibenden Athemzügen in Verbindung, und das Kind wird dabei blau, besonders im Gesichte. Bei der sorgsamsten Pflege lebt eine solche Frucht in der Regel nicht länger als ein paar Stunden und in seltenen Ausnahmen etwas länger, sie wird immer kälter und blauer, Athemzug, Herz- und Pulsschlag bleiben immer länger aus, es folgen leise Zuckungen im Gesichte, in Armen und Füßen, und so tritt der Tod ein. Die Leiche bleibt welk, ohne daß eine wahre Todtenstarre eintritt.

Achter Monat (29.--32. Woche).

Der Fötus erlangt mehr und mehr die Eigenschaften der Reife. Die Augenlider sind geöffnet, die Cornea wird durchsichtig, die Pupillarmembran verschwindet vom Centrum zur Peripherie, der Unterkiefer springt mehr hervor, die Fontanellen im Verhältniß zur Größe des Kopfes kleiner als früher. Ein — meistens der linke — Hode ist in das Scrotum herabgestiegen, während der andere im Bauchringe gefühlt wird. Clitoris noch stark hervorspringend, die Scheide noch klaffend. Die äußere Haut ähnelt der des reifen Kindes mehr, doch fehlt es noch an Fett, weshalb die Frucht noch mager, die Haut faltig aussieht, die Gesichtszüge scharf markirt erscheinen, wodurch eine greisenhafte Physiognomie entsteht. Die Nägel sind völlig gebildet, erreichen aber die Spitzen der Zehen und Finger noch nicht. Der Nabel steht in der Mitte der Länge des Fötus.

Länge vom Scheitel bis zum Steiß 9—10 ", bis zur Ferse 15—16 ", die der Unterextremität vom Hüftgelenk bis zur Ferse 5 "; das Gewicht 40—60 Unzen (3—4 Pfund nach Burdach).

Die in diesem Monat gebornen Kinder, namentlich aus dem Ende des achten Monats, können athmen und unter günstigen Verhältnissen fortleben, doch ist die Energie des Respirationsactes sowie die Wärmeentwicklung noch sehr gering. Die meiste Zeit schlafen solche Kinder und diese Neigung zum Schlafe scheint so lange fortzudauern, als sie noch im Mutterleibe bis zur völligen Reife hätten bleiben sollen. Wenn sie wach sind, wimmern und ächzen sie, schreien auch bisweilen laut mit einer feinen heisern Stimme. Die Mutterbrust fassen sie an, versuchen zu saugen, lassen jedoch sogleich wieder los. Das Schlucken geschieht begierig.

Neunter Monat (33.—36. Woche).

Der Fötus in diesem Monat unterscheidet sich von dem achtmonatlichen weniger durch auffallende Veränderungen einzelner Organe des Körpers, als vielmehr durch Zunahme an Größe und Schwere, sowie durch eintretendes immer richtigeres Verhältniß der einzelnen Theile unter sich. Die äußere Körperform anlangend, haben neunmonatliche Früchte, da sich Muskeln, Fett und Zellgewebe vorzugsweise entwickeln und ausbilden, ein volleres, runderes Aussehen, als früher, Falten und Runzeln verschwinden aus der Haut, so daß besonders das Gesicht ein freundliches, jugendliches Aussehen bekommt, welches dem jüngeren Fötus gänzlich mangelt. Die Kopfknochen nähern sich mehr, die Fontanellen und Nähte werden enger; das Kopfhaar vermehrt sich, wird länger und dunkler, während das Wollhaar vorzüglich am untern Theile des Körpers sich mehr und mehr abstößt. Meist sind beide Hoden bereits in den Hodensack herabgetreten. Die letzten Spuren der Pupillarmembran sind verschwunden. Die Haut ist noch sehr roth und an mehreren Stellen reichlich mit Hautschmiere bedeckt.

Länge vom Scheitel bis zum Steiß 10—11 ", bis zur Ferse etwa 17 ". Gewicht 60—80 Unzen (5—6 Pfund nach V.).

Zehnter Monat (37.—40. Woche).

§. 4. Die Merkmale einer reifen, gesunden und gutgenährten Frucht.

1. Das Gewicht des Kindes beträgt gewöhnlich 6—7 Pfund (Civil-Gew., Differenz 4—10 Pfund).

Mad. Lachapelle fand unter 7430 zeitigen Kindern 1 von 3 Pfund,

427 bis 4 Pfund, 1445 bis 5 Pfund, 2996 bis 6 Pfund, 1981 bis 7 Pfund, 477 bis 8 Pfund, 90 bis $9^3/_4$ Pfund und 13 bis zu 10 Pfund.

Nach Osiander (Handb. d. E. 1. Th. S. 638) „kann das Gewicht höchstens bis zu 10 Pfund gehen, welches ein sorgfältiges Wägen der auf dem Entbindungshospitale zu Göttingen in 26 Jahren gebornen etlichen 1000 zeitigen Kindern erweist, und woraus hervorgeht, daß alles Vorgeben von neugebornen Kindern, die 12—20 Pfund gewogen haben sollen, ganz falsch ist und entweder in einem sich auf fehlerhafte Wage und Gewicht gründenden Irrthum, oder in einer fraus pia, oder in einer unbesonnenen Aufschneiderei der Hebeammen und Geburtshelfer seinen Grund hat."

Ed. von Siebold (Lehrbuch der gerichtl. Medicin, S. 151) stimmt Osiander bei. Unter 1400 Geburten hatten nach ihm 23 Kinder ein Gewicht von 9 Pfd., 8 von $9^1/_2$ Pfd., 3 von $9^3/_4$ Pfd., 2 von 10 Pfd., und ein einziges wog $10^3/_4$ Pfd. „9pfündige Kinder gehören schon zu den Seltenheiten."

Auch Elsässer (Henke's Zeitschr. 42. Bd. S. 235) giebt als Durchschnittszahl neugeborner reifer Kinder 6 Pfd. 26 Loth an.

Bei 215 reifen Kindern betrug bei Casper (Lehrbuch der gerichtl. Medicin I. pag. 691) das Gewicht im Durchschnitt

bei 113 Knaben . . . . . . $7^1/_3$ Pfund,
bei 102 Mädchen . . . . . $6^4/_5$ Pfund,
also bei sämmtlichen 215 Kindern $7^1/_{14}$ Pfund.

„Kinder unter 6 Pfd. Schwere müssen wir zu den kleinern, und Kinder über 7 Pfd. zu den großen zählen." Güntz.

2. Die Länge 18—20 " vom Scheitel bis zur Ferse, vom Scheitel bis zum Steiß 12 ". Nach Casper betrug die Durchschnittszahl bei 215 Kindern $18^2/_3$ ".

3. Die Haut ist fest, überall angespannt und glatt und bildet nur wenige oder gar keine Falten wegen des reichlichen Fettpolsters und hat eine mehr blaßrothe Farbe; die Wollhaare sind meist ganz geschwunden.

4. Die Ohren stehen vom Kopfe ab, sind nicht mehr häutig, sondern fest und knorpelig; die Augen sind klar, die membrana pupillaris verschwunden (s. 9. Monat), die Hornhaut vollkommen durchsichtig.

5. Der Kopf ist mit Haaren bedeckt, die Fontanellen zeigen sich in der Regel bis auf die große geschlossen, die Kopfknochen fest und derb, die zwischenliegenden Nähte sind schmaler, so daß die Beweglichkeit der Kopfknochen gegen einander im Verhältniß zu den früheren Monaten bedeutend

verringert ist. Der Kopfumfang, von der kleinen Fontanelle über die Ohren bis zur Nasenwurzel gemessen, beträgt 13—15 ''; der gerade Durchmesser, von der Mitte der Stirn über der Nase (Glabella) bis zur kleinen Fontanelle 4—4½ '', der quere, von einem Scheitelbeinhöcker zum andern 3¼—3½ '', der diagonale, vom Kinn bis zur kleinen Fontanelle, 5 ''.

6. Die Hoden befinden sich, mit seltenen Ausnahmen, im Hodensacke, welcher derb und gerunzelt ist; die Schamlippen schließen die Schamspalte und bedecken fast ganz die kleinen Schamlippen.

7. Die Extremitäten sind gerundet; die Nägel an Fingern und Zehen sind hart und hornartig und erreichen das Ende ihrer Nagelglieder.

8. Der Knochenkern in der untern Oberschenkel-Epiphyse hat einen Durchmesser von 2—2½ Linien rhein., doch läßt sich aus der geringern Dimension desselben allein kein Schluß auf Unreife machen (cf. §. 6 f.).

§. 5. Beschreibung eines todten (nicht todtfaulen) Kindes gleich nach Geburt, von Güntz. [1])

„Dasselbe besitzt noch den Ueberzug von Käseleim, Meconium und Blut, welches aus den Zeiten der Schwangerschaft und Geburt herrührt. Der Käseschleim überzieht den Kopf, klebt das Kopfhaar an das Schädelgewölbe an, Rumpf und Gliedmaßen sind gleichfalls mit demselben überzogen. Besonders dick finden wir ihn auf dem Rücken, in der Leistengegend und am Damme. Scheidenschleim und Blutstreifen beflecken hier und da die Haut. Das ganze Kind ist naß und schlüpfrig. Der neugeborne Kindeskopf besitzt selten die reine Form des Menschenkopfs. Er stellt einen Kegel dar, dessen Basis das Gesicht bildet, und dessen Spitze, das Hinterhaupt, sehr verlängert ist. Die Höhe dieses Kegels beträgt oft 6 Pariser Zoll, die Breite der Grundfläche, quer über die Augen gemessen, 2½—3 Zoll, deren Länge vom Haarwuchse bis zum Kinn 3½ Zoll. Unter dem Finger erscheint der Kopf als ein harter Körper, dessen Ueberzug elastisch ist und bald dünner (Stirn, Schläfe), bald dicker (Backen, Lippen) den harten Kern bedeckt. Die weiche Decke läßt sich hin- und herschieben und in Falten aufheben.

Am Insertionspunkte des Nabelstranges ragen die äußern Bedeckungen verlängert hervor. Bei Knaben hängt der Hodensack blasenförmig

---

[1]) Der Leichnam des Neugebornen. Leipzig 1827. pag. 57.

hervor, bei Mädchen klaffen die äußern Schamlippen etwas auseinander und die Nymphen sehen hervor.

Der Grundton des Kopfes ist bleichroth, das Gesicht sieht heller aus, als die behaarte Seite. Die Ohren erscheinen dunkler, Stirn und Nase blässer und die Lippen sind gewöhnlich blaßviolett gefärbt. Die Farbe des Rumpfes und der Gliedmaßen gleicht der des Gesichts. Ausgezeichnet gefärbt sind die Warzen (braunroth), die Nägel (blauroth), der Nabelstrang (perlmutterfarben mit blauen Flecken) und die Geschlechtstheile (mehr hochroth bei Mädchen, mehr bläulichroth bei Knaben).

Die innern Organe bieten folgende Färbungen dar: Nach Eröffnung der Hirnhöhle und Wegnahme der harten Hirnhaut liegt ein schwarzes Venengeflecht, welches die Oberfläche des Gehirns bedeckt, vor uns. Schon Albr. v. Haller beschreibt das Gehirn kleiner Kinder ähnlich. Vorles. II. 2. pag. 21. 22.: „Bei der Kopföffnung muß man sich merken, daß das Gehirn bei einem Kinde ganz anders beschaffen ist, als bei erwachsenen Leuten; die harte Hirnhaut wächst bei Kindern so fest an, daß sie kaum loszutrennen ist, folglich muß man bei Ablösung der Schädeldecken viele Behutsamkeit gebrauchen und die Knochen ganz entblößen. Das Hirn kleiner Kinder ist sehr blutig und seine Kammern sind mit einem röthlichen Wasser angefüllt, welches der Ungeübte leicht für Geblüte ansehen kann.“

„Die Rindensubstanz des Gehirns zieht sich aus dem Milchweißen ins Bläuliche, und die Marksubstanz ist bräunlichroth gefärbt. Die Thymus finden wir blaßbraun, das Herz muskelfarben. Ein Adernetz überzieht seine Außenseite. Lungen, welche noch nicht geathmet haben, sehen dunkel leberbraunroth, ins Bläuliche spielend aus. Sie färben sich beim Zutritt der Luft schnell heller. Lungen, die geathmet haben, erscheinen blos rosenroth, mit einem Ueberzug ins Blauweiße. Die häutigen Eingeweide des Unterleibes sind blaßroth colorirt, und auf der Schleimfläche etwas dunkler als äußerlich. Die Milz hat eine schwarzblaue, die Leber eine dunkelkastanienbraune Farbe. Blaugrüne Flecke dehnen sich nicht selten auf der untern Fläche des letztgenannten Organs aus. Nieren und Gebärmutter gleichen in der Färbung der Muskelsubstanz.

Das Blut des Leichnams Neugeborner ist schwarzroth und hat durch den ganzen Körper nur Einen Ton. Beim Zutritt der Luft verwandelt es aber schnell seine Farbe und wird hochroth.“ —

§ 6. Die Entwickelung des Knochensystems.

B. S. Albin icones ossium foetus hum. Acced. osteogeniae hist. L. B 1737. 4 c. tabb. — Idem, de generatione ossium Annot. acad lib. VI et VII — Platner, de ossium conformat Lips 1738. — D Chr Hoffmann, disq de ossibus foetus, quatenus inserviunt, ejusdem determinandae aetati in casu suspecti infanticidii 1751 — Meckel, über die Entwicklung der Wirbel- u Schädelknochen Arch. f. d Phys. Bd I - P A Béclard, über die Bildung, das Wachsthum und die Altersabnahme der Knochen des Menschen Meckel's Archiv Bd. VI — J Howship, über Knochenbildung. Meckel's Archiv III. — Serres, über die Gesetze der Osteogenie — Nicolai, Beschreibung der Knochen des menschlichen Fötus Münster 1829 — Arnold, Handbuch der Anatomie. Bd II. 2. — Victor Bruns, Handbuch der praktischen Chirurgie Th. I. pag 208 et seqq — Köllicker, Handb d Gewebelehre 1852 pag 234 et seqq.

a) Entwickelung und Wachsthum des Hirnschädels.

Nach Arnold stellt sich der Schädel bei Embryonen aus dem zweiten Monat in Form einer häutigen Kapsel dar, welche die Hirnzellen umgiebt und an ihrer untern Seite mit weichem Blastem für das Antlitz versehen ist. An der Basis der Kapsel kommt vor der Verknöcherung am Ende des zweiten Monats eine knorpelige Masse zum Vorschein, welche sich in die Bildungsmasse des Gesichts verlängert. Der obere Theil der Kapsel, das künftige Schädelgewölbe, dagegen ist und bleibt rein häutig bis zur Verknöcherung. Der Schädel bildet sich somit aus 2 Elementen, nämlich 1) aus einer knorpeligen Masse und 2) aus einem häutigen Blastem.

Aus der knorpeligen Masse (Cartilago cranio-facialis nach Dugès, Primordialcranium von Jacobson) entstehen: der Körper, die Gelenkstücke und das untere Schuppenstuck des Hinterhauptsbeins, ferner der hintere und vordere Keilbeinkörper, die großen und kleinen Flügel des Keilbeins, die Felsenbeine, das Siebbein mit den untern Muschelbeinen.

Der häutige Theil des eigentlichen Schädels besteht beim Embryo im zweiten Monat aus einer weichen membranösen Schicht zwischen der Cutis und den Hüllen des Hirns, die eine Fortsetzung des knorpeligen Primordialschädels ist, und zwar dessen äußerer und innerer Knorpelhaut, aber keine den Knorpelkörpern ähnliche Gebilde enthält. Sie entspricht dem Endocranium und Pericranium. Zwischen diesen 2 Häuten, welche mit der äußern und innern Knorpelhaut des Primordialschädels continuirlich sind, entstehen die Knochen des Schädeldachs: die obere Hälfte der Hinterhauptsschuppe, die Scheitelbeine, das Stirnbein und die Schläfenschuppen. Diese Knochen, welche also nicht knorpelig vorgebildet sind, sondern erst nach dem knorpeligen Primordialschädel als häutige Ablagerungen zwischen Peri- und Endocranium entstehen, werden deshalb secundäre Knochen, Ergänzungs- oder Belegknochen genannt, weil sie, sich ringsum an den Primordialschädel anschließend, die Schädelhöhle von oben schließen.

Die Bildung dieser secundären Knochen erfolgt nach Bruns (l. c. pag. 209) in der Weise, „daß zuerst an gewissen Stellen, z. B. den künftigen Stirn- und Scheitelbeinhöckern entsprechend, ein ganz kleiner Knochenkern von rundlicher Form, aber ganz flach und häutig, entsteht, von welchem alsbald zwischen den beiden Knorpelhäuten nach allen Seiten hin hohle Knochenstrahlen auswachsen (die spätern Markkanälchen mit ihren Wandungen), welche mit ihrer Verlängerung zugleich auch seitwärts Aeste treiben, die sich mit einander verbinden. Somit findet anfangs ein überwiegendes Flächenwachsthum statt, und später erst zugleich auch ein Wachsthum in die Dicke, indem die anfänglich ganz dünne Knochenschicht durch neue, an ihrer äußern und innern Oberfläche sich ansetzende Knochenmasse an Dicke gewinnt, und zugleich auch dichter und compacter wird. Während auf diese Weise, durch immerfort an den Rändern und Flächen neu entstehendes und sogleich verknöcherndes Blastem, der Knochen in die Fläche und Dicke fortwächst, kommt im Innern durch nach bestimmten Gesetzen vor sich gehende Resorption, in seiner anfangs zuerst gleichmäßig compact gewordenen Substanz, nachträglich die Bildung der porösen Diploe zu Stande."

Bei Neugebornen ist die Verknöcherung und Entwickelung der Schädelknochen so weit vorgeschritten, daß das Gehirn schon ganz von einer knöchernen Kapsel eingeschlossen ist. Ebenso lassen die secundären Knochen, mit Ausnahme der Fontanellen, keine Zwischenräume zwischen sich und stoßen mit den Rändern dicht auf einander. Bemerkenswerth ist, daß das Pericranium beim Neugebornen nicht sehr innig dem Knochen anliegt, außer an den Rändern, wo es mit der harten Hirnhaut verwächst, und daß es sich daher leicht vom Knochen ablösen läßt. Darin liegt der Grund des leichten Entstehens von Ecchymosen unter dem Pericranium und der Kopfblutgeschwülste der Neugebornen.

Die Verwachsung ferner des Periosts und der harten Hirnhaut an den Stellen, wo später die Nähte entstehen, verhindert eine bedeutende Verschiebung der Schädelknochen. Am schlaffsten ist die Haut der Hinterhauptsnaht, und hier gestattet sie nur eine Annäherung oder Entfernung von 2—3 ‴. In geringerem Grade ist dies zwischen den beiden Scheitelbeinen der Fall. (Arnold pag. 1271.)

„Der Grad von Ausbildung und Entwickelung, welchen die Knochen des Schädelgewölbes zur Zeit der Geburt erreicht haben, zeigt übrigens sehr beträchtliche Verschiedenheiten. In der Regel beträgt die Dicke derselben auch an den dicksten Stellen, wie z. B. an den Scheitelbeinhöckern, kaum mehr als $^1/_3$—$^2/_3$ ‴, und nimmt von diesen aus nach der Peripherie allmählich ab, wo dann die Knochen in ganz dünne häutige Ränder mit feinen Spitzen auslaufen. Die Trennung der Knochensubstanz in 2 Tafeln mit dazwischen gelegener Diploë ist nur in den mittlern Theilen dieser Knochen mehr oder minder deutlich angedeutet. Die äußere Fläche hat ein strohliges oder strahligschuppiges Ansehn, entsprechend der Anordnung der Markkanälchen, die innere Oberfläche sieht mehr gleichmäßig und compact aus, besitzt noch kleine Eindrücke von den Blutgefäßen und den Hirnwindungen. Gegen die Ränder hin wird der Knochen sehr nachgiebig beim Fingerdruck und elastisch."

b) Anomalien der Knochenbildung in der Sphäre von mehr oder weniger gesundheitsgemäßer Entwickelung.

Von diesem Normalzustande kommen nach 2 entgegengesetzten Richtungen hin gradweise Abweichungen vor. In manchen Fällen findet man die Verknöcherung ungewöhnlich weit vorgerückt, die Scheitelbeine z. B. über eine Linie dick, die Trennung in 2 Tafeln und Diploë vollständig ausgesprochen, die äußere Fläche ganz glatt und eben, den Knochen sehr hart, dem Fingerdrucke nicht mehr nachgebend, aber leichter brechend; die Knochenränder überall dicht an einander stoßend. Auf der andern Seite findet man noch häufiger die Entwicklung dieser Knochen in verschiedenem Grade zurückgeblieben, die Dicke derselben sehr gering und obenein sehr ungleich, stellenweis nur $^1/_4$—$^1/_6$ ‴ betragend; in der Nähe der Ränder sogar oft wirkliche Lücken in der Knochensubstanz; die Trennung in Diploë und Tafeln noch gar nicht angedeutet, die Außenfläche sehr strahlig, mit ungleichen, langen, isolirt laufenden Strahlenspitzen an den Rändern, welche von denen der benachbarten Knochen durch größere

Zwischenräume geschieden sind, die Knochen selbst sehr weich und biegsam, so daß auf diese Weise ein allmählicher Uebergang von der normalen Verknöcherung zu der krankhaften unvollkommenen Verknöcherung hergestellt wird.

Dabei findet man noch sehr häufig an solchen Knochen an gewissen Stellen feine Spalten, welche von den Rändern aus mehr oder minder weit nach der Mitte hin sich erstrecken und anzeigen, daß die Verschmelzung der einzelnen Anfangstheile dieser Knochen noch nicht vollständig zu Stande gekommen ist. Solche Trennungslinien, welche schon öfter für Fissuren, durch äußere Gewalt bewirkt, gehalten worden sind, finden sich namentlich an dem Stirnbeine in der Mittellinie (auch am obern Rande des Scheitelbeins nach Arnold), am Schläfenbeine zwischen dem Schuppen- und Felsenbeine, an dem Hinterhauptsbeine oben an der Spitze der Schuppe und an jeder Seite derselben (Bruns).

Endlich ist der regelwidrigen Anwesenheit einzelner Knochen, oder des Getrenntseins eines Knochens in mehrere Theile, der Bildung der Nahtknochen, Zwickelbeine, Worm'scher Knochen zu gedenken. Diese Knochen entstehen nach Arnold (l. c. pag. 414. 415) entweder dadurch, daß einzelne Knochentheile, welche gewöhnlich zu einem Ganzen verschmelzen, getrennt bleiben, oder es entwickeln sich selbstständige Knochentheile auf eine regelwidrige Weise mehr oder weniger zahlreich zwischen den einzelnen Knochen in den Nähten, am häufigsten in den Fontanellen.

Zu der erstern Art gehört das Bestehen des Stirnbeins aus 2 Hälften und die Vereinigung beider durch eine Stirnnaht, welche mit der Pfeil- und Kranznaht ein Kreuz bildet, caput cruciatum, eine Form, die am wenigsten von der Norm abweicht. Bisweilen reicht die Stirnnaht bis zur Nasenwurzel, und es befindet sich am untern Ende der Naht ein abgerundeter oder ovaler Zwischenraum von 2—3 ''', ja selbst 6 ''' Breite. In seltenen Fällen ist ferner die Schuppe vom Felsenbein vollständig noch durch eine Naht getrennt.

Otto hat einen Fall der Art beobachtet und Valentin sah diese Erscheinungen an beiden Schläfenbeinen noch bei einem Erwachsenen. Am häufigsten kommen derartige Abweichungen beim Hinterhauptsbeine[1])

[1]) Bei der reifen Frucht besteht das Hinterhauptsbein aus 4 Stücken, der Schuppe, den beiden Gelenktheilen und dem Körper. Die Schuppe besitzt zwei seitliche und eine obere Spalte, welche mehr oder weniger tief in sie hinein sich erstrecken und Reste der ursprünglich bestandenen Trennung der Schuppe in eine obere und untere, eine rechte und linke Hälfte sind (Arnold l. c. pag. 1267).

vor. Eines Theils liegen dieselben in Abnormitäten der Hinterhauptsfontanelle. Dieselbe besteht bekanntlich in den meisten Fällen beim Neugebornen nur als ein dreieckiger Raum, der durch die Vereinigung der Scheitelbeine mit dem Hinterhauptsbein gebildet und durch den obern Winkel des letztern, über den die Ränder der Scheitelbeine vorspringen, ausgefüllt wird. Oefters nun trifft man die hintere Fontanelle insofern abweichend von ihrer gewöhnlichen Form und der vordern Fontanelle ähnlich, als der obere Theil der Hinterhauptsschuppe eine mittlere mehr oder weniger breite Trennung zeigt, die sich in manchen Fällen selbst bis zum Hinterhauptshöcker erstreckt. Andern Theils stellt öfters der obere dreieckige Theil des Schuppentheils einen eigenen dreieckigen Knochen — ein os interparietale — dar, oder es ist auf einer oder beiden Seiten ein Stück der Schuppe durch eine Naht getrennt; selten ist die Schuppe durch eine quere Naht, und noch seltener durch eine senkrechte in eine obere und untere oder rechte und linke Hälfte getheilt (Arnold pag. 387). —

Was die zweite Art, die eigentlichen Nahtknochen, betrifft, so stellen diese sich als rundliche, drei- oder viereckige und überhaupt verschieden gestaltete Knochen mit zackigen Rändern, durch die sie sich mit benachbarten Knochen verbinden, dar. Sie haben eine verschiedene Größe, von einer halben Linie bis über einen Zoll im Durchmesser. Sie liegen öfters symmetrisch und kommen vor am häufigsten und am zahlreichsten in der Lambdanaht, dann in der Zitzennaht und in der Schuppennaht, seltener in der Pfeilnaht und in der Kranznaht; am häufigsten werden sie im Allgemeinen da gefunden, wo am Schädel des Kindes die Fontanellen liegen, am öftersten an der Stelle der hintern, dann der vordern seitlichen und der hintern seitlichen, seltner der großen Fontanelle. Oefters liegen sie in der ganzen Länge einer Naht, bilden eine vollständige Reihe von eigenen Knochen und erzeugen dadurch doppelte Nähte, welche in der Lambdanaht nicht selten mit einem starken Vorsprung des obern Theils der Schuppe verbunden sind. Die Nahtknochen trifft man öfters bei ungewöhnlicher Größe des Kopfes, besonders bei zu beträchtlicher Entfernung der Schädelknochen, z. B. beim Wasserkopf, wo gewöhnlich die Nahtknochen in größerer oder geringerer Zahl vorkommen. Bemerkenswerth ist, daß diese regelwidrigen Knochen am Menschenschädel häufig, ja wohl meistentheils Wiederholungen einer Thierbildung sind, wie dies von Meckel, Otto und Andern nachgewiesen wurde.

In Bezug auf das Geschichtliche sei erwähnt, daß schon vor Worm, der Professor in Kopenhagen war, diese Nahtknochen gekannt waren, und zwar von Eustachius, Alberti, Severinus und Andern. Vergl. Tiedemann, über Nahtknochen, in der Zeitschr. f. Phys. B. III. H. 2. - Dietrich, Beschreibung einiger Abnormitäten des Menschenschädels. Basel 1842. — Arnold l. c. pag. 414. 415.

c) **Krankhafte, unvollkommene Verknöcherung der Hirnschale.**

Dieselbe kann auf zweierlei Weise sich darstellen, entweder ist die unvollkommene Verknöcherung von den gewöhnlichen und normalen Verknöcherungspunkten ausgegangen, oder von einer Menge abnorm entstandener.

Bruns (l. c. pag 214) beschreibt beide Arten folgendermaßen:

1) „Die Knochenbildung hat überall, oder doch an der Mehrzahl der normalen Verknöcherungspunkte, begonnen, und ist von diesen aus auch in normaler Richtung weiter fortgeschritten, hat aber namentlich an den flachen Knochen des Schädels nicht denjenigen Grad in Bezug auf Größe und Dicke derselben erreicht, den die Knochen normalmäßig am Ende des Fötallebens besitzen sollten. Solche Knochen sind daher nicht nur viel dünner als normale, nur von Papierdicke, zugleich auch viel weicher, biegsamer, wie angefeuchtetes Kartenpapier oder Pergament, nicht selten mit einzelnen Löchern versehen, sondern sie sind auch viel kleiner in ihrer Flächenausdehnung, und zeichnen sich besonders durch die eigenthümliche Beschaffenheit ihrer Ränder aus, welche in zahlreiche, isolirte, lange, dünne, platte Knochenspitzen auslaufen, welche sich allmählich zwischen den beiden Beinhäuten verlieren. In den höhern Graden erscheinen die häutigen Zwischenräume zwischen den einzelnen Knochen, besonders zwischen den Scheitelbeinen und zwischen diesen und den Hinterhauptsbeinen sehr breit, zugleich auch sehr unregelmäßig, indem die Verknöcherung der erwähnten Knochen an verschiedenen Stellen in sehr verschiedenem Grade gehemmt oder zurückgeblieben sein kann, und zuweilen auch nur einen Schädelknochen oder eine Seite des Schädels allein betrifft. Gleichzeitig bekommt auch der Schädel eine mehr rundliche Form, und in dem höchsten Grade erscheint das Schädelgewölbe als eine nahezu halbkugelförmige, größtentheils häutige Kapsel, welche dem übrigen Kopfe aufsitzt. Alle andern Texturabweichungen fehlen, und das ganze Ansehn solcher Schädel macht schon auf den ersten Anblick so bestimmt den Eindruck einer nicht gehörig weit vorgerückten Entwickelung der Knochen, daß jede weitere Nachweisung ganz überflüssig erscheint.

Als geringeren Grad dieser Anomalie kann man diejenigen Fälle betrachten, in denen sich in einzelnen Schädelknochen, namentlich in den Scheitelbeinen und in der Hinterhauptsschuppe, einzelne oder mehrere Löcher von verschiedener Größe, Form, Sitz und Anzahl vorfinden, während übrigens die betreffenden Knochen ziemlich normal gebildet sind oder die Zeichen einer geringen Entwickelung an sich tragen."

Die Ursache dieses localen Mangels der Verknöcherung hat man in einer fötalen Knochenaufsaugung gesucht.

2) „Die Verknöcherung der Schädelknochen ist nicht bloß der Menge, sondern noch mehr der Art und Form nach unvollkommen vor sich gegangen, in der Weise nämlich, daß die Entstehung der einzelnen Knochen des Schädelgewölbes, statt von den normalen wenigen Ossificationspunkten, von einer Unzahl einzelner Punkte ausgegangen ist.

Diese Punkte haben sich zu größern oder kleinern Knochenstückchen von höchst unregelmäßiger Gestalt ausgebildet, welche überall mit ihren feinzackigen oder gezahnten Rändern dicht an einander stoßen, und somit eine unzählige Menge unter einander zusammenhängender abnormer Nähte bilden, wodurch solche Knochen ein ganz „geographisches" Ansehn gewinnen, wie eine Landkarte mit zahlreichen abgetheilten und abgegrenzten Ländchen bedeckt."

Vergl. Bidloo, Opera omnia anatomico-chirurgica. Lugd. 1715. pag. 191. Tab. III. Fig. 1—3.

Sandifort, observationes anatomico-pathologicae. Lugd. 1779. Lib. III. Cap. X. pag. 132.

Baillie, A series of engravings etc. 2 ed. London 1812. fasc. X. Tab. III. Fig. 2.

Sandifort, Museum anatom. T. I. pag. 164. nr. 66. u. Tom. II, Tab. 34. fig. 6. 7.

Vrolik, tabulae ad illust. embryogenesin hom. Amst. 1849. Tab. 91. fig. 1. 2.

Bruns, Atlas. Abth. I. Taf. VI. fig. 1. 2. 3. 5.

Von den ältern Gerichtsärzten finden wir die Ossificationsdefecte nur bei Büttner beschrieben. Büttner (vom Kindermord. 1771. pag. 82) äußert sich darüber folgendermaßen:

„Da sich öfters am Stirn- und Hinterhauptsbein, ingleichen den beiden Wirbelbeinen (Scheitelbeinen), entweder deutliche Ritzen und Spalten, oder auch gar offene Löcher in der Knochensubstanz dieser Beine zu zeigen pflegen, welche man einen Defectum ossificationis nennt: so müssen Obducenten bei solchen Umständen sich nicht übereilen, viel weniger dieselbe, von äußerer Gewalt entstanden zu sein schließen. Daß bei Wahrnehmung eines solchen Knochenmangels keine Gewalt stattgefunden, wird damit bewiesen, wenn weder unter der Haut der Knochen des Kopfs, noch über und unter der Beinhaut der benannten Knochen Blutaustretungen, und in der Beinhaut keine Röthe oder Entzündung, sondern dieselbe ganz weiß, rein und fest auf dem Knochen sitzend, bemerkt wird, dahero alsdenn auch die Knochen selbst, an dem Ort, wo der Defectum ossificationis sich zeigt, ganz natürlich weiß und nicht roth aussehen, viel weniger unter sich ausgetreten Blut enthalten."

Auch Mende hat die angebornen Fissuren und Knochendefecte gesehen. Er beschreibt (Handb. der gerichtl. Medicin Th. III. pag. 160):

„Die Knochenspalten, die als Bildungsfehler vorkommen, haben in einer unvollkommenen Verknöcherung ihren Grund. Es giebt 2 Gattungen derselben. Bei der einen ist der Knochen, an dem sie sich befinden, aus mehreren Stücken, wie gewöhnlich, zusammengesetzt, die aber durch eine knorpelig häutige Substanz mit einander verbunden sind. Hierbei pflegen die anscheinenden Risse geradlinigt durch den ganzen Körper fortzulaufen und ihn regelmäßig, wenn auch nicht in gleich große Stücke zu theilen. Bei der zweiten Gattung fehlt stellenweise die Knochensubstanz, und die knorpelig häutige Grundlage der Knochen bildet Zwischenräume. Diese sind entweder rundlich und es findet sich auch wohl in der Mitte ein Knochenkern, ein Fall, der sich bei der Bildung der sogenannten Zwickelbeine ereignet, oder sie sind schmal, und laufen bald geradlinigt, bald gekrümmt eine Strecke lang durch den Knochen hin. Ein eigentlicher Bruch mit wahrer Trennung des Zusammenhangs findet in allen diesen Gattungen von Knochenspalten überall nicht statt. Am leichtesten kann jedoch eine Verwechselung damit am Hinterhauptsbeine geschehen, dessen Schuppe öfters an beiden Seitenrändern ungewöhnlich stark eingekerbt zu sein pflegt.

Außer diesen Abweichungen in der ersten Bildung sieht man auch die Folgen und Wirkungen einer besondern Krankheit schon an den Knochen der Frucht, die man wohl nicht mit Recht für Rhachitis gehalten hat (Seeligmann, de morbis foetus hum. Erlangen 1820).

Die Knochen werden dabei lockerer, rauher und brüchiger und man findet sogar Löcher darin."

Casper (l. c. pag. 797): „Man sieht den Defect meist und vorzugsweise in den beiden Scheitelbeinen, aber auch im Stirn-, am seltensten aber im Hinterhauptsbein. Hält man den betreffenden Knochen gegen das Licht, so sieht man sogleich dasselbe durch die mit dem Pericranio verschlossene Oeffnung durchscheinen. Der Ossificationsdefect zeigt sich dann, wenn man die Beinhaut abpräparirt, in Form einer runden oder unregelmäßig rundlichen, nicht leicht mehr als 3 Linien, oft aber auch weniger im Durchmesser haltenden Oeffnung, die mit unregelmäßigen, zickzackigen, strahlenförmigen Rändern versehen ist, die niemals, wie bei Fracturen wohl, deprimirt, niemals, so wenig wie ihre Umgebung, auch nur im Geringsten sugillirt sind." Endlich finde man beim Halten des Knochens gegen das Licht immer in geringerem oder größerem Umfange noch weitere Defecte in der Knochenmasse, d. h. den Knochen in diesem Umfange noch papierdünn und durchscheinend.

d) Diagnose der angebornen Knochendefecte und Knochenspalten von durch äußere Gewalt bewirkten Knochenspalten.

Für die gerichtliche Medicin war es von der größten Wichtigkeit, unterscheidende Merkmale zwischen den angebornen Knochendefecten und den durch Gewalt erzeugten aufzufinden. Hedinger (die Knochenverletzungen bei Neugebornen. Tübingen 1833. pag. 97—100) äußert sich in dieser Hinsicht folgendermaßen:

„Fissuren, Sprünge werden nur zu häufig mit von Pulsadern gebildeten Rinnen, noch häufiger aber mit noch von einander stehenden Knochenfibern verwechselt, welcher Irrthum um so unverzeihlicher ist, als bei jeder von irgend einer Gewaltthätigkeit entstehenden Fissur auch eine Blutergießung vorhanden sein muß, welche nie bei andern (bei angebornen) sich vorfindet.

Als Hauptmerkmale der eigentlichen Fissuren und Fracturen (gewaltsamen) dürften angenommen werden, daß beim wahren Bruche die Bruchränder rauh und ungleich sind und die umgebenden weichen Theile verändert angetroffen werden.

Fehlen alle diese Zeichen, ist sogar keine eigentliche Trennung des Zusammenhangs im Knochen wahrzunehmen, so daß nur hin und wieder da, wo Knochenmasse sein sollte, ein häutiger, knorpeliger Streifen und keine unebenen, sondern eingesogene glatte Ränder vorhanden sind, so ist dadurch diese Art von Knochenspalten von den durch Einwirkung einer äußern Gewalt entstandenen eigentlichen Fissuren oder Brüchen leicht zu unterscheiden."

Schürmeyer (Lehrb. I. Aufl. pag. 324):

„Die angebornen Knochenspalten

1) laufen mit den Knochenstrahlen parallel;

2) sie sind an ihren Rändern glatt, nicht zackigt;

3) es findet sich keine Blutaustretung oder Sugillation in ihrer Umgebung vor."

Friedreich (Die Knochen in forens. Beziehung. 1853. pag. 29) giebt dieselben Eigenschaften wie Schürmeyer an.

Casper (Vierteljahrsschr. Bd. V. Heft 1. pag. 190):

„Friedreich spricht einen ganz irrigen Satz aus, da gerade die angebornen Knochenspalten am Schädel Neugeborner aus natürlichen, im Ossificationsprocesse begründeten Ursachen immer und ohne Ausnahme zackigt, ja sehr ungleich gerändert zackigt sind."

Buchner (Deutsche Zeitschr. f. Staatsarzneik. III. 2. S. 396) sucht die Friedreich'schen Ansichten gegen Casper in Schutz zu nehmen, doch ist mir sein Aufsatz völlig unverständlich geblieben. So sollen die Schädelknochen, die in ihrem normalen Verknöcherungsprocesse etwas zurückgeblieben sind, auf ihrer Außenfläche mit ungleich langen, isolirt auslaufenden Strahlenspitzen versehen sein, welche an den Rändern Zwischenräume zwischen sich lassen, und doch sollen namentlich diese Ränder ein „glattes und ganz gleichmäßiges Ansehn" haben u. s. w.

Vergleicht man sämmtliche Abbildungen obiger (pag. 29) Werke, so stellt sich als Resultat heraus, daß die Ränder sämmtlicher Knochendefecte, die in einer Hemmungsbildung beruhen, wozu alle hydrocephalische Schädelformen, die unvereinigten Knochenstücke mit falschen Nähten, sowie die einzelnen Spaltbildungen an den Rändern der Schädelknochen gehören, ungleich, unregelmäßig erscheinend (küstenartig), zackigt, entweder in Strahlenspitzen oder mehr abgestumpften Spitzen auslaufend, erscheinen, während Knochendefecte, die durch Resorption beim Druck des betreffenden Knochens auf einen Beckenvorsprung der Mutter entstanden sind (Kölliker, Gewebelehre pag. 255. 256), glatte, egale Ränder zeigen. Zu den letztern gehören die runden oder ovalen Löcher inmitten von Schädelknochen, in der Regel der Scheitel- oder der Stirnbeine. In gerichtsärztlicher Beziehung sind jedoch die ausgeprägt hydrocephalischen Schädel, wie sie Baillie (plate III. fasc. X. fig. 1

und 2), Vrolick (tab. XXXIX. fig. 1 u. 2), ebenso die Worm'schen Knochen, wie sie Ed. Sandifort (observat. anat. pathol. lib. III. Tab. IX.), ebenso die enormen Knochendefecte, wie sie Bidloo (opera omnia anat. chir. 1715. pag. 192 tab. III.) in 3 Abbildungen und Bruns (Atlas Abth. I. Taf. VI.) darstellt, kaum diagnostisch wichtig, da derlei Abnormitäten selbstredend nicht für traumatische Verletzungen gehalten werden können. Dasselbe gilt von den runden oder ovalen Löchern (Sandifort, museum anat. tab. XXIV. fig. 6). Die Spaltbildungen dagegen können ebenso gut bei hinreichend entwickelten Knochen vorkommen, wie mit größern Knochendefecten zusammen, und im erstern Falle allein können die Schwierigkeiten für die gerichtsärztliche Diagnose entstehen. Die Configuration der Ränder der angebornen Spalten, die nach dem Gesagten ebenso unegal und ungleich ist, wie die der durch Gewalt erzeugten Fissuren, kann daher nicht zur Entscheidung benutzt werden.

Die Richtung angeborner Spalten ist die der Knochenstrahlen vom Rande des Knochens zu seinem Ossificationspunkte hin, während traumatische Spalten oftmals die Knochen der Quere nach trennen; ferner sind angeborne Spalten kurz und erreichen nicht den Ossificationspunkt, sind am Rande in der Regel weiter als weiterhin in der Knochenmasse, oftmals sinusartig zwischen die angrenzenden Knochenfasern hineingelegt, ihre Ränder fest mit der innern und äußern Beinhaut verwachsen, nach sorgfältigem Abpräpariren des äußern und innern Periosts deutlich das Fehlen des in den Sinus gehörigen Knochenstücks zeigend, während bei Fracturen nach Gewalt die fracturirten Ränder auf einander passen, und nichts fehlt, der Spalt, wenn er mit den Knochenstrahlen parallel läuft, oftmals nicht allein bis zum Ossificationspunkt, sondern noch über denselben hinaus an das entgegengesetzte Ende des Knochens geht und den letztern in zwei Theile theilt.

Zudem fehlen bei den angebornen Fissuren stets Blutextravasate an den Rändern, unter dem innern und äußern Periost, die bei traumatischen Fissuren in der Regel vorhanden sind. Einen Fall von Schädelfractur durch die Zange ohne Extravasat an der Bruchstelle erzählt Horstmann (de fissuris incranio neonat. congenitis 1854).

Die Diagnose wird außerdem noch dadurch gesichert, daß angeborne Spalten in der Regel mehrfach an einem Schädel vorkommen, oftmals zugleich mit jenen runden glatten Löchern inmitten der

Knochen. Vor Irrthümern in Erkennung falscher Nähte muß ferner die genaue Kenntniß der Entwicklungsgeschichte der Knochen und ihrer Abnormitäten schützen.

e) Die Entwickelung des übrigen Knochensystems in den einzelnen Schwangerschaftsmonaten.

Nach Orfila (Lehrbuch der gerichtl. Medicin, übersetzt von Krupp. 1848. Bd. I. pag. 61) entstehen zwischen dem 30.—45. Tage die ersten Ossificationspunkte im Schlüsselbein und Unterkiefer, womit Sömmering und Köllicker (l. c. pag. 256) ungefähr übereinstimmen, da nach ihnen in keinem Knorpel vor der 5.—6. Woche die Verknöcherung eintritt. Nach Béclard soll indessen dieselbe schon vor dem 30. Tage beginnen; er schätzt indessen einen 15 ‴ langen Embryo fälschlich auf 30—35 Tage. Nach dem letztern Autor findet folgende Reihefolge der Ossification statt: Schlüsselbein, Kiefer, Oberarm, Oberschenkel, Vorderarm, Unterschenkel, Rippen, Wirbel, Schädelknochen, Kniescheibe, Hand- und Fußwurzelknochen; nach Köllicker: Schlüsselbein, Unterkiefer, (5.—7. Woche), Wirbel, Oberarm, Oberschenkel, Rippen, Schuppe des Hinterhauptbeins.

Am Ende des zweiten und Anfang des dritten Monats treten (Köllicker) auf, die Stirnbeine, Schulterblätter, Vorderarm- und Unterschenkelknochen und Oberkiefer.

Im dritten Monat die übrigen Schädelknochen mit wenigen Ausnahmen, die Mittelhand- und Mittelfußknochen, die Phalangen.

Im vierten Monat die Darmbeine und die Gehörknöchelchen. Die Länge des Oberarms 8 ‴, Radius 8 ‴, der Ulna 8 ‴, des Femur 4—5 ‴, der Tibia 4—5 ‴.

Im vierten oder fünften Monat das Siebbein, die Muscheln, das Brustbein, die Schambeine und Sitzbeine.

Länge des Oberarms 13—15 ‴, Radius 12 ‴, der Ulna 13 ‴, des Oberschenkels 12 ‴, der Tibia und Fibula 12 ‴.

Im sechsten bis siebenten Monat das Fersenbein und Sprungbein.

Oberarmlänge 16 ‴, Radius 16 ‴, Ulna 17 ‴, Femur 17 ‴, ebenso die beiden Unterschenkel.

Im achten Monat das Zungenbein.

Oberarm 20—22 ‴, Radius 17 ‴, Ulna 18 ‴, Femur, Tibia und Fibula je 19—21 ‴.

Im Anfang des neunten Monats Oberarm 23—24 ''' lang, Radius 18—19 ''', Ulna 22—23 ''', Femur 24 ''', Tibia und Fibula 21—23 '''.

Bei der Geburt sich noch unverknöchert die Epiphysen aller Röhrenknochen mit Ausnahme der untern Epiphyse des Oberschenkels, ferner alle Handwurzelknochen, die 5 kleinern Fußwurzelknochen, die Patella, die Sesambeine, die letzten Steißbeinstücke.

Am wichtigsten ist

f) die Verknöcherung der untern Epiphyse des Femur.

Béclard (Nouv. Journ. de Méd., Chir. et Pharm. Paris 1819. Tom. IV. pag. 107) machte zuerst die Beobachtung, daß, während noch keine Epiphyse eines langen Röhrenknochens die Anfänge beginnender Ossification zeigt, zuerst in der zweiten Hälfte des letzten Monats der Schwangerschaft, also etwa 14—15 Tage vor der Geburt, in der untern Epiphyse des Femur ein Knochenkern wahrnehmbar wird.

Ollivier faßte die Wichtigkeit der Sache ins Auge und untersuchte 51 Kinderleichen, welche wenigstens 4 Tage gelebt hatten, auf die Größe des Knochenkerns, deren Resultate er in den Annales d'hygiène publique et de Médecine legale Tom. XXVII. pag. 342 veröffentlicht hat. Seine Ergebnisse waren folgende:

1) Bei 21 unreifen Gebornen . . . . . keine Spur von Ossification.
2) Bei 16 im neunten Schwangerschaftsmonat Gebornen ein Kern von . . . . $1/2$—$2^3/_{10}$ ''' rh.
3) Bei 6 reifen Kindern, die 13—26 Tage gelebt hatten . $2^3/_4$ ''' „
4) Bei 1 Kinde, das 21 Tage gelebt hatte . . . . . $3^1/_5$ ''' Dm.

Mildner, durch Ollivier aufmerksam gemacht, machte Untersuchungen über denselben Gegenstand. Seine Ergebnisse waren folgende, die in der Prager Vierteljahrsschrift Jahrg. 1850. Bd. 4. pag. 39 mitgetheilt wurden:

In 20 Fällen bei reifen und gut genährten Neugebornen war der Knochenkern

5) 2 Mal . . . . $2^1/_2$ '''
6) 18 „ . . . . 2 '''

In 10 abgemagerten Neugebornen

7) 4 Mal . . . . $1^1/_4$ '''

8) 3 Mal . . . . $1^3/_4$ '''
9) 3 „ . . . . 2 '''

Nach der Geburt war der Knochenkern in beständiger Zunahme begriffen, und zwar fand Mildner denselben:

10) Bei einem 9 Tage nach der Geburt an Atrophie verstorbenen Mädchen . . . . 2 '''
11) bei einem 10 Tage nach der Geburt an Lungenentzündung verstorbenen wohlgenährten Knaben . . . . $2^3/_4$ '''
12) bei einem 12 Tage nach der Geburt stark abgemagert verstorbenen Knaben . . . . 2 '''
13) bei einem 14 Tage nach der Geburt stark abgemagert verstorbenen Mädchen . . . . $2^1/_4$ '''
14) bei 2 am 14. und 17. Tage nach der Geburt abgemagert verstorbenen Kindern . . . . $2^3/_4$ '''
15) bei 2 am 19. und 20. Tage nach der Geburt an Rothlauf verstorbenen, gut genährten Kindern . . . . 3 '''
16) bei 3 am 21., 24. u. 26. Tage nach der Geburt stark abgemagert verstorbenen Kindern . . . . $2^3/_4$ '''
17) bei einem am 29. Tage nach der Geburt verstorbenen gut genährten Knaben . . . . 3 '''

während bei 3 frühreifen am 8., 14. u. 20. Tage nach der Geburt

18) verstorbenen Kindern der Knochenkern kaum . . . . $^1/_4$ '''

im Durchmesser zeigte.

Die Casper'schen Untersuchungen (Lehrbuch der gerichtl. Medicin. 1. Ausg. pag. 693) ergaben folgende Resultate:

19) Bei 23 im 7. und 8. Sonnenmonate gebornen Früchten keine Spur von Knochenkern.
20) bei 1 nicht ganz reifen, im 9. Sonnenmonat gebornen, gleich nach der Geburt verstorbenen Neugebornen . . . . . keine Spur
21) bei 1 nicht ganz reifen, über 8 Monate alten lebend gebornen Neugebornen . . . . 2 '''
22) bei 11 reifen, wohlgenährten Kindern . . . . 2—4 '''
23) bei 1 reifen, gelebt habenden Kinde . . . . 3 '''
24) bei 1 drei Monate alten Säugling . . . . 5 '''
25) bei 1 reif gebornen, 9 Monate alt gewordnen, sehr abgemagerten Kinde . . . . 3 ''''
26) bei 1 acht Tage gelebt habenden abgezehrten Kinde . . . . $1^3/_4$ '''
27) bei 1 gelebt habenden, sehr kräftigen reifen Mädchen . . . . 2 '''

28) Bei 1 sehr kräftigen reifen Knaben, der in der Geburt gestorben . $1^{3}/_{4}$ '''
29) bei 1 schon 10 Monate alten kräftigen Knaben . . . . . 3 '''
30) bei 1 im 9. Monat gebornen kräftigen Mädchen . . . . . $^{3}/_{4}$ '''
31) bei 1 nicht ganz reifen todtgebornen Mädchen. . . . kein Knochenk.
32) bei 1 reifen gut genährten Knaben, der drei Tage gelebt . . . $1^{1}/_{2}$ '''
33) bei 1 reifen Mädchen . . . . 1 '''
34) bei 1 reifen kräftigen Kinde, das in der Geburt gestorben . . $1^{1}/_{2}$ '''

Die neueste Abhandlung über diesen Gegenstand von Böhm in der Casper'schen Vierteljahrsschrift für gerichtl. u. öffentl. Medicin XIV. S. 28, giebt folgende an 39 Kinderleichen gemachten Ergebnisse:

35) Bei 8 im 7. und 8. Schwangerschaftsmonat Gebornen . kein Knochenk.
36) bei 1 im Anfang des 10. Monats todtfaul gebornen Frucht „ „
37) bei 1 reifen und lebensfähigen, 13 Tage gelebt habenden Frucht (17 " lang, $6^{1}/_{2}$ Pfd. schwer) . . . . „ „
38) bei 1 todtfaulen, etwa 38 Wochen alten Frucht . . . . . $^{1}/_{2}$ '''
39) bei 1 acht Monate alten todtfaulen Fötus . . . . 1 '''
40) bei 1 8monatl. Fötus. . . . . 1 '''
41) bei 1 reifen, $5^{1}/_{2}$ Pfd. schweren Kinde . . . . 1 '''
42) bei 1 todtgebornen 9monatl. Kinde . . . . 1 '''
43) bei 1 unreifen aber lebensfähigen, etwa 34 Wochen alten Frucht $1^{1}/_{4}$ '''
44) bei 1 9monatl. todtfaulen Frucht . . . . $1^{1}/_{2}$ '''
45) bei 1 $18^{1}/_{2}$ " langen, 5 Pfd. schweren, 8 Tage gelebt habenden Kinde . . . . $1^{1}/_{2}$ '''
46) bei 1 19 " langen, 7 Pfd. schweren Kinde. . . . . . . $1^{1}/_{2}$ '''
47) bei 1 $18^{1}/_{2}$ " langen, $5^{1}/_{2}$ Pfd. schweren, 8 Tage gelebt habenden Kinde . . . . $1^{3}/_{4}$ '''
48) bei 1 todtgebornen, 17 " langen, $5^{1}/_{2}$ Pfd. schweren Kinde . . 2 '''
49) bei 1 todtgebornen, fast ausgetragenen Kinde . . . . . . 2 '''
50) bei 1 reifen, 19 " langen, $7^{1}/_{2}$ Pfd. schweren Kinde, welches gelebt hatte . . . . $2^{1}/_{2}$ '''
51) bei 1 $7^{1}/_{2}$ Pfd. schweren, 20 " langen Kinde . . . . . . $2^{1}/_{2}$ '''
52) bei 1 $6^{1}/_{2}$ Pfd. schweren, 20 " langen Kinde . . . . . . $2^{3}/_{4}$ '''
53) bei 1 7 Pfd. schweren, $20^{1}/_{4}$ " langen, reifen Kinde . . . . 3 '''
54) bei 1 $6^{1}/_{2}$ Pfd. schweren, 18 " langen, 8 Wochen alten Kinde . 3 '''
55) bei 1 3 Tage alten, vollständig ausgetragenen Kinde . . . 3 '''
56) bei 1 $7^{1}/_{2}$ Pfd. schweren, 20 " langen, todtgebornen Kinde . . 3 '''
57) bei 1 8 Pfd. schweren, $19^{1}/_{2}$ " langen, todtgebornen Kinde . . 3 '''
58) bei 1 6 Pfd. schweren, 17 " langen, 3 Tage alten Kinde . . 3 '''
59) bei 1 reifen, 3 Tage alten Kinde . . . . 3 '''

60) bei 1 $2^1/_2$ Monate alten abgezehrten Kinde	. . . . . .	$3^1/_2$ '''
61) bei 1 6—8 Wochen alten, $21^1/_2$ '' langen Kinde	. . . . .	$3^1/_2$ '''
62) bei 1 3 Monate alten, reif gebornen Kinde	. . . . . .	$3^1/_2$ '''
63) bei 1 7 Pfd. schweren, 19 '' langen, in der Geburt erstickten Kinde		4 '''
64) bei 1 2 Tage alten, sehr kräftigen Kinde	. . . .	4 '''
65) bei 1 $7^3/_4$ Pfd. schweren, 20 '' langen, in der Geburt erstickten K.		4 '''
66) bei 1 9 Monate alten, an Atrophie gestorbenen Kinde	. . .	5 '''

Böhm zieht nun folgende Resultate aus den Beobachtungen Ollivier's, Mildner's und den seinigen:

1) Der Knochenkern ist noch gar nicht vorhanden beim Abortus, wie frühreifer Frucht, die noch nicht 38 Wochen alt geworden.
2) Der Knochenkern ist wie ein Hanfkorn oder Fliegenkopf ($^1/_2$ ''') bei einem gut genährten, in der Ausbildung nicht zurückgebliebenen Fötus im Anfange des 10. Schwangerschaftsmonats, zu Ende dieses Monats so groß wie eine Erbse oder Linse.
3) Der Knochenkern hat bei einem reifen, vollkommen ausgetragenen, gut genährten Kinde einen Durchmesser von 2—$2^1/_2$ ''' rh.
4) Die Größe des Knochenkerns steht in geradem Verhältniß zu dem Ernährungs und Ossificationsproceß.
5) Der Knochenkern, der über 3 ''' rh. Durchmesser zeigt, rechtfertigt den Schluß auf das Leben des Kindes nach der Geburt.
6) Die Größe des Knochenkerns nimmt zu, je länger das Kind nach der Geburt bei Gesundheit und guter Ernährung fortlebt.

Böhm zieht ferner folgende Lehrsätze für die gerichtliche Medicin aus diesen Veränderungen:

1) Das Fehlen des Knochenkerns beweist, daß die Frucht höchstens 36—37 Wochen alt geworden ist.
2) Sein Vorhandensein, und zwar in einer Größe a) von $^1/_2$ ''' ein Fruchtalter von 37—39 Wochen (wenn das Kind todtgeboren und nicht sehr schwächlich), b) von 1—3 ''' rh. ein Fruchtalter von 40 Wochen (wenn todtgeboren), und c) von über 3 ''' rh. beweist Leben nach der Geburt.
3) Seine Beschaffenheit widersteht lange der Fäulniß, und
4) Bei der Zerstörung der übrigen Körpertheile läßt sich aus dem nur aufgefundenen Oberschenkel einzig und allein das Alter (die fragliche Reife der Frucht) bestimmen.

Allein wenn diesem Zeichen der Ossification auch nicht der Werth überhaupt abgesprochen werden soll, so erregt doch zunächst die Neuheit der Sache selbst, die Zahl der bisherigen Beobachtungen (sie sind sämmtlich oben angeführt), und der Umstand, daß bisher noch von nur wenig Seiten Mittheilungen über diesen Punkt gemacht sind, Argwohn gegen die stricte Bestimmtheit der von Böhm aufgestellten Sätze. Eine genaue Untersuchung und Vergleichung mit den obigen Beobachtungen hat aber leider das Resultat ergeben, daß die Böhm'schen Sätze nicht aus jenen gefolgert werden können.

Gegen den ersten der Böhm'schen Sätze: daß das Fehlen des Knochenkerns beweise, daß die Frucht höchstens 36—37 Wochen alt geworden ist, spricht 1) die Beobachtung Nr. 37 von Böhm selbst, wo bei einem reifen und lebensfähigen 17 Zoll langen, $6^1/_2$ Pfund schweren, 13 Tage alt gewordenen Kinde der Knochenkern = Null war; 2) der Umstand, daß es schwer, ja unmöglich sein möchte, das Alter einer Frucht mit Bestimmtheit auf einzelne Wochen anzugeben, zumal gegen Ende der Schwangerschaft, wo das Wachsen des Fötus nicht im Hervortreten eines bestimmten Theils des kindlichen Organismus besteht, sondern in der Vervollkommnung schon vorhandener Kindestheile. Wenn es demnach auch Regel ist, daß etwa vor der 36. oder 37. Woche noch kein Knochenkern sichtbar zu sein pflegt, so folgt daraus nicht der bestimmte Satz, daß die Frucht höchstens 36—37 Wochen alt sei, da dazu eine ganz genaue Unterscheidung der Fötalwochen der Kindes möglich sein müßte, und um so weniger, als Böhm selbst durch seine Beobachtung Nr. 37 beweist, daß sogar geborne und reife Kinder bisweilen noch keinen Knochenkern haben. Wenn also Böhm behauptet, daß das Fehlen des Knochenkerns eine Frucht vor vollendeter 36. oder 37. Woche kennzeichne, und dies als ausnahmslosen Lehrsatz hinstellt, so ist er durchaus im Irrthum.

Als Beweismittel des zweiten Satzes a., daß ein Knochenkern von $^1/_2$ ''' ein Fruchtalter von 37—38 Wochen (wenn das Kind todtgeboren und nicht sehr schwächlich) beweise, befindet sich in sämmtlichen obigen Fällen nur Ein Fall, in welchem diese Größe des Knochenkerns zutraf, nämlich Nr. 38. Die Frucht war eine „todtfaule, etwa 38 Wochen alt" (also ganz bestimmt scheint Böhm die Diagnose des Alters selbst nicht!). Abgesehen davon, daß ein Fall gar nichts beweisen kann und zur Aufstellung eines so allgemeinen Satzes eine Vielzahl von Beobachtungen erforderlich ist, die jedoch vorläufig überhaupt noch fehlt, muß außerdem die Wahrheit dieses Satzes bestritten werden. In dem Casper'schen Falle Nr. 20 zum

Beispiel fand sich bei einem nicht ganz reifen, im 9ten (Sonnen-) Monat lebend gebornen Kinde kein Knochenkern. Von „sehr schwächlich" steht nichts in der Beschreibung. Es würde in diesen Falle wenigstens noch einige Wochen nach der Geburt erfordert haben, um einen Knochenpunkt von $1/2$ ''' Durchmesser zu bilden. Nimmt man an, daß das Kind 37 bis 38 Wochen alt war, als es geboren wurde — und so alt mußte es sein, wenn ihm das Prädicat „nicht ganz reif" zukommen sollte —, so brauchte es doch wenigstens noch 2—3 Wochen, um einen Knochenkern von $1/2$ ''' zu haben. Es wäre demnach 40 Wochen alt gewesen, während nach dem Böhm'schen Satze das Kind nur für 37—38 Wochen alt zu halten gewesen wäre. Ergo! Casper (l. c. I pag. 695) spricht in Anbetracht derartiger Erfahrungen deshalb den Satz weniger stricte aus, indem er sagt: „Der Anfang eines Knochenkerns, der sich wie ein Hanfkorn oder Stubenfliegenkopf groß zeigt ($1/2$ Linie), deutet auf ein Fruchtalter von 37—38 Wochen, vorausgesetzt, daß daß Kind todtgeboren worden;" und fügt hinzu: „In seltenen Fällen einer ungewöhnlich zurückgebliebenen allgemeinen körperlichen Entwicklung kann jedoch auch ein Kind von 40 Wochen nur einen erst so geringfügigen Knochenkern zeigen." Gewiß wird es der Fälle noch viele geben, wo der Knochenkern nur $1/2$ ''' Durchmesser hat, die Kinder aber schon älter wie 37 oder 38 Wochen sind und zwar ohne daß man sie schwächlich nennen könnte. Will man sich danach richten, ob schwächliche oder nicht schwächliche Kinder, so ist darauf zu entgegnen, daß dies ein zu relativer Begriff ist, dessen Grenzen nicht gut bestimmt werden möchten, als daher ein Criterium zu nehmen. Andrerseits ist der Satz Böhm's (Nr. 4): „Die Größe des Knochenkerns steht im geraden Verhältniß zu dem Ernährungs- und Ossificationsprocesse," ein vollständig unbewiesener und widerspricht vielfach der täglichen Erfahrung. Wer kennte nicht Kinder, die dick, wohlgenährt und stark sind und die dennoch schwache, dünne Knochen haben; wie oft bleibt gerade bei den starken Kindern die Knochenbildung bei der Zahnbildung äußerst lange aus, während gleichaltrige, erbärmliche Naturen schon viele Zähne haben und verwachsene Fontanellen 2c.

Daß endlich der Knochenkern die Größe von $1/2$ ''' Durchmesser schon früher als in der 37. oder 38. Woche erlangen kann, beweisen die Fälle von Ollivier sub Nr. 2, wo bei 16 im 9. Schwangerschaftsmonat gebornen Kindern sich schon ein Kern bis $2^3/_{10}$ ''' rheinisch fand, der doch also wenigstens im 8. Schwangerschaftsmonate schon sichtbar gewesen sein mußte in diesen Fällen.

Es kann daher nach den bisherigen Erfahrungen der Satz Böhm's 2a. nicht für richtig gelten, sondern ein solcher möchte etwa in folgender Fassung die Wahrheit treffen:

„In der Regel findet man den Knochenkern in der untern Oberschenkelepiphyse schon in den letzten Schwangerschaftsmonaten, doch kann sich derselbe auch erst im Leben nach der Geburt bilden. Ein sicheres Urtheil auf das Alter der Frucht ist aus einem Knochenpunkte von $1/2$ ''' bis 3 ''' Durchm. jedoch nicht möglich."

Der Satz Böhm's endlich 2c.: „Ein Kern von über 3 ''' beweist Leben nach der Geburt," ist unstreitig der wichtigste von allen, da er zweierlei — Reife und Athemleben — beweisen soll.

Schon oben sind bei Aufzählung der Ollivier'schen Fälle diejenigen Beobachtungen weggelassen, die an Kindern angestellt waren, welche ein Alter von $8^1/_2$, 9, 10, 11 Monaten, 1 Jahr und mehr nach der Geburt erlangt hatten, weil sie nur den unbezweifelten Satz darthun können, daß bei der Ossification des kindlichen Körpers nach der Geburt überhaupt auch der Ossificationspunkt in der untern Oberschenkelepiphyse zunimmt, nicht aber den obigen.

Zu den den obigen Satz beweisenden wären nun diejenigen Fälle zu zählen, bei denen der Knochenkern über 3 ''' hält. Es sind dies 1 Fall von Nr. 22, Nr. 4, 24, 60, 61, 62, 63, 64, 65; in allen diesen Fällen betrug der Kern über 3 ''' Durchmesser, aber in Nr. 63 und 65 waren die Kinder schon in der Geburt erstickt, hatten also kein Leben nach der Geburt geführt, und widersprechen diese 2 Fälle daher dem von Böhm aufgestellten Satze. Nur in den 6 übrigen Fällen war Leben nach der Geburt vorhanden gewesen und zwar in der Hälfte der Fälle ein $2^1/_2$ und 3 Monate langes nach der Geburt, wo der Knochenkern als diagnostisches Zeichen des Gelebthabens natürlich werthlos ist. Es folgt aus dem Gesagten also, daß ein Kern über 3 ''' D. nicht ein Leben nach der Geburt beweisen kann, sondern höchstens, daß ein Knochenkern über 3 ''' D. nach den obigen Erfahrungen nur bei Kindern gefunden ist, die die 40ste Woche überschritten hatten und also vollkommmen reif waren. Doch möchte auch dieser Satz noch zu wenig durch Erfahrungen gestützt sein, da die diesen Satz beweisenden Fälle noch sehr gering an Zahl sind, und zwar fehlen gerade solche Fälle hauptsächlich, in denen reife, 40 Wochen alte Früchte gleich nach der Geburt einen Kern von über 3 ''' zeigten. Andrerseits beweist der Fall von Boltolini (Casper's Vierteljahrschr. Bd. XV. Heft 1. 1859 S. 95), daß dieser Satz nicht ohne Ausnahmen besteht. Von der betreffenden Leiche im Falle von Boltolini waren nur vorhanden: der Kopf nebst einem Theile des Halses, an welchem durch einen Hautlappen der ganze rechte Arm mit dem Schlüsselbein hing; der Unterkörper, d. h. das ganze Becken nebst Unterextremitäten; am Becken befand sich noch ein Theil der rechten Bauchdecke mit dem unverletzten Nabel und der ganzen Nabelschnur; im Becken das etwa 6 Zoll lange Ende des Dickdarms, der Uterus und ein Theil der Blase.

Das Gewicht sämmtlicher Leichenüberreste betrug zusammen 4 Pfund 5 Loth, nämlich 1 Pfund 28 Loth der Kopf- und Halsrest, 11 Loth der Arm und 1 Pfund 30 Loth der Unterkörper.

Die Durchmesser des langgezogenen Kopfes waren: der quere 3½ " der lange 5 ", der senkrechte 3¾ ".

Die Gliedmaßen waren vollständig ausgebildet; die Haut an ihnen straff, wohlausgepolstert, von gewöhnlicher Hautfarbe; die Nägel an Fingern und Zehen vollständig ausgebildet; die Ohrknorpel vorhanden: Wollhaare fehlten.

Der Knochenkern in der untern Epiphyse des rechten Femur maß fast 4½ ''' rh., in der linken Epiphyse 4 '''. Er war also unzweifelhaft über 3 ''' im Durchm., und mußte also in diesem Falle entschieden bereits vor der Geburt eine Größe von über 3 ''' gehabt haben.

Es folgt aus dem Falle, wie B. sehr richtig bemerkt, „daß der obige Satz Ausnahmen erleidet, daß also das Maß von 3 ''' in Bezug auf jene Annahme zu niedrig gegriffen ist". Ebenso kann man nur den nachfolgenden Aeußerungen B.'s beistimmen: „Aber selbst zugegeben, obiger Satz erlitte keine Ausnahmen, so kann ich doch jenem Zeichen nicht den großen Werth beilegen, den man ihm beilegen zu müssen geglaubt hat. Es kann in gar keine Parallele mit der Athemprobe gestellt werden, sondern ist ein Zeichen ganz anderer Art. Letztere tritt beweisend ein von dem ersten Augenblicke des Lebens des Kindes nach der Geburt, es bestimmt scharf die Grenze zwischen dem Uterin- und Extrauterin-Leben — das kann aber niemals der Knochenkern; denn dieser kann immer nur weiter nichts bleiben, als ein bequemes, leicht aufzufindendes, der Fäulniß nicht unterworfenes Zeichen dafür, daß ein Kind schon längere Zeit nach der Geburt gelebt hat. Wenn ein Kind nur 10 Minuten, ½—1 Stunde gelebt hat, so wird dies ein Knochenkern niemals nachweisen können, denn er kann sich nicht so schnell entwickeln, daß man ein bestimmtes Verhältniß seiner Größe vor der Geburt und der gleich nach der Geburt feststellen könnte."

Die Beweiskraft der Größe des Knochenkerns verliert aber, selbst wenn jener Satz Böhm's wirklich richtig wäre, was, wie gezeigt, nicht der Fall ist, dadurch an Werth, daß unter den 90 an Zahl betragenden Beobachtungen obiger Liste (selbst Fälle wie Nr. 66 mit inbegriffen) nur 9 Fälle sich befinden, in denen der Knochenkern über 3 ''' nach vollendetem Fruchtzustande betrug, daß dadurch nur in seltenen Fällen dieser Beweis der Reife und des post-partum-Lebens vorhanden sein würde. Dagegen lehren gerade die Beobachtungen von Mildner und Ollivier (Nr. 3) ebenso die von Casper, daß sehr viele Kinder, die über den Fruchtzustand hinaus sind und nach der Geburt gelebt haben, einen viel geringeren Knochenkern aufweisen und daher zum Beweise des Gelebthabens nach der Geburt gar nicht benutzt werden könnten. Ein flüchtiges Durchgehen obiger Beobachtungen bestätigt das Ebengesagte.

Indem somit gezeigt ist, daß nach den bisherigen Erfahrungen nicht allein sehr selten sich gleich nach der Geburt ein Knochenkern von über 3 ''' Durchm. findet, und daß in den wenigen Fällen, wo derselbe vorhanden war, nicht immer Leben nach der Geburt stattgehabt hatte, so ist es nicht zu billigen, einen Satz, wie den Böhm'schen, als Lehrsatz für die gerichtlich-medicinische Praxis aufzustellen.

Die Resultate, die aus den bisherigen Beobachtungen über die Bildung und die Größe des Knochenkerns überhaupt bis jetzt gezogen werden können, möchten etwa folgende sein:

1. Ein Knochenkern kann fehlen bei Früchten in allen Schwangerschaftsmonaten, selbst bei reifen, nach der Geburt Gelebthabenden. Aus seinem Fehlen kann daher kein Schluß auf das Alter einer Frucht gemacht werden.

2. Der Knochenkern pflegt sich in den letzten Schwangerschaftsmonaten, doch bisweilen auch erst nach der Geburt zu bilden. Nach den bisherigen, jedoch nicht zahlreichen Beobachtungen waren in der Regel Früchte mit einem Kern von über 3 ''' reif.

   Aus einem Kern von $^1/_2$—3 ''' D. kann man schließen, daß man eine Frucht wenigstens aus den letzten Monaten ihrer intrauterinen Bildung vor sich hat, doch ist eine genaue Zeitbestimmung des Alters der Frucht aus dem Kerne nicht gerechtfertigt; auch könnte ein schon gelebt habendes Kind einen Knochenkern von nur diesen Dimensionen haben.

Ein Kern von über 3 ''' D. deutet in der Regel an, daß eine Frucht eine reife ist.

Beschreibung des Knochenkerns.

Mildner (l. c.) beschreibt: „Zu Anfang .... bemerkt man nämlich auf dem milchweißen, glatten und glänzenden Querdurchmesser des Knorpels gegen die Mitte zu eine dunklere, blutreichere Stelle, in welcher einige Blutgefäßchen geschlängelt verlaufen. Gleichsam eingesprengt in diese Stelle sitzt ein dunkelrother, sammetartiger Fleck von der Größe eines Mohnkorns oder Fliegenkopfs, der durch das Trocknen weich wird, strahlicht aussieht und nur mit freiem Auge sichtbar ist." Hat er die Größe einer Erbse oder Linse, so hat er folgende Charaktere: „Die durchaus poröse, blutreiche Knochensubstanz ist von einer dünnen Schale fester Knochenmasse wie ein kleines Ei eingeschlossen, liegt mehr nach oben und hinten als in der Mitte der Epiphyse, ja stößt zuweilen an die spongiöse Substanz des Schenkelbeins, von der sie nur durch die erwähnte Schale getrennt ist. Auf der Oberfläche ist sie höckrig und mit feinen Poren versehen; auf der Durchschnittsfläche und frisch als unregelmäßig runder, dunkelrother, zuweilen sammetartig glänzender, meistens aber durchaus poröser Fleck, der von einem weißen Streifen eingerändert ist. Die übrige Substanz der Epiphyse ist dabei mit einer größern oder geringern Anzahl unregelmäßig abgelagerter und geschlängelt verlaufender, dunkel- oder hochrother, sammetartiger Streifchen durchzogen."

Auffindung des Knochenkerns in der Leiche.

Casper (l. c pag. 692): „Man trennt die Hautbedeckung über dem Kniegelenk durch Horizontalschnitt bis auf den Knorpel, dann biegt man die Extremität stark im Gelenk, so daß die Knorpel hervortreten, und entfernt die Kniescheibe. Nun schneidet man horizontal dünne Knorpelschichten, anfangs dreister, dann aber und sobald man in der Mitte des letzten Segmentes einen gefarbten Punkt wahrnimmt, sehr vorsichtig Blättchen um Blättchen ab, bis man auf den größten Durchmesser des Knochenkerns gekommen ist. Dieser zeigt sich dann in der milchweißen Knorpelschicht auch dem unbewaffneten Auge als eine mehr oder weniger kreisrunde, hellblutrothe Stelle, in der man deutlich Gefäßschlängelungen wahrnimmt.

Den Einfluß der Verwesung auf die Veränderung des Knochenkerns kennen zu lernen, hat Böhm Versuche angestellt, und die den Knochenkern enthaltenden Knorpelscheiben theils in trockner, theils in feuchter Erde, an der Luft, sowie im Wasser faulen lassen. In den ersten 8—10 Tagen verändert sich sein Ansehn nur im Wasser, wo er eine wachsgelbe Farbe bekommt und durch Maceration eine matschige Consistenz erhält. Im trocknen Raume aufbewahrt, verändert er sich erst in der dritten Woche, in welcher er ein kalkartiges Ansehen erhält, sein diffuses, röthliches Aussehn verliert und je länger, je mehr zu einem festen, hervortretenden, runden Körper consolidirt, der jetzt erst eigentlich den Namen „Kern" verdient. Nun schrumpft die den Kern umgebende Knorpelscheibe immer mehr zusammen, wird gelber und enthält eine hornartige Farbe und Consistenz, die sie, ohne eine fernere Veränderung zu erleiden, 8—9 Monate und noch darüber behält. Feuchte, humusreiche Gartenerde vermag den Knochen vollständig aufzulösen.

g) **Längenmaße der Knochen eines reifen Kindes nach Günz, Beck, und einer im 10. Monat befindlichen Frucht nach Nicolai.**

Vorbemerkung: Die Messungen von Güntz sind an Knochen reifer Neugeborner angestellt, und zwar so, daß die Krümmungen und Aushöhlungen der Knochen übergangen und die Entfernungen in gerader Linie mit dem Zirkel gemessen sind. Nicolai's Messungsresultate sind gewonnen bei Früchten aus dem 10. Monat (Beschreibung der Knochen des menschl. Fötus ꝛc. mit 4 Tab. Münster 1829). Beck stellte die Messungen an einem 10monatlichen Kinderscelett an und bediente sich eines Maßstabs, welcher 16 ‴ auf 1 Pariser Zoll enthielt (Beck, Gutachten wegen eines vierfachen Kindermordes in Henke's Zeitschr. Erg. H. 38. S. 115).

	Güntz	Nicolai	Beck
Höhe der pars frontal. des Stirnbeins .	2 ″ 3 ‴	2 ″ — ‴	2 ″ 10 ‴
Breite derselben	1 ″ 10 ‴	— —	1 ″ 14 ‴
Länge der pars orbital.	1 ″ — ‴	— —	— —
Breite derselben	1 ″ — ‴	— —	— —
Scheitelbein vom vordern obern bis zum hintern untern Winkel	3 ″ 3 ‴	— —	— —
Scheitelbein vom vordern untern bis zum hintern obern Winkel.	3 ″ 3 ‴	— —	— —
Höhe des Scheitelbeins vom Temporal- nach dem Sagittalrande.	— —	3 ″ 3 ‴	3 ″ 6 ‴
Breite des Scheitelbeins vom Frontal- nach dem Occipitalrande	— —	3 ″ 6 ‴	2 ″ 14 ‴

	Güntz	Nicolai	Beck
Höhe des pars occipitalis des Hinterhauptbeins	2" —'''	2" 4'''	2" 5'''
Breite derselben	1" 10'''	2" 6'''	2" 5'''
Höhe des pars squamosa ossis temp. vom obern Rande des Gehörrings an . .	1" —'''	11—13'''	— —
Durchmesser des Gehörrings	—" 5'''	— —	— —
Höhe des Jochbeins	—" 6'''	7 — 8'''	— —
Breite des Jochbeins	1" —'''	9—10'''	— —
Höhe des Nasenbeins	—" 5'''	3½—4'''	— —
Breite des Nasenbeins	—" 3'''	2—2½'''	— —
Höhe des Oberkiefers vom proc. alveol. bis zur Spitze des proc. nas. . . .	1" —'''	11—12'''	— —
Länge des Oberkiefers von der spina nas. ant. bis zur Spitze des processus zygomat.	1" 1'''	13—14'''	— —
Länge jeder Hälfte des Unterkiefers . .	1" 10'''	1" 10'''	1" 12'''
Höhe des Unterkiefers	—" 7'''	5 — 6'''	— —
„ der 7 Halswirbel	1" 3'''	8½– 9½'''	— —
„ „ 12 Rückenwirbel	3" 9'''		
„ „ 5 Lendenwirbel	2" 3'''		
„ des Kreuz- und Schwanzbeins . .	2" 3'''		
Länge des Schlüsselbeins	1" 7'''	1" 8'''	1" 9'''
„ „ Schulterblatts	1" 6'''	1" 4'''	1" 6'''
Breite des Schulterblatts	1" 2'''	—" 11'''	1" 10'''
Länge des Oberarmknochens	3" —'''	2" 4'''	3" 6'''
„ der Ulna	2" 10'''	2" —'''	2" 10'''
„ des Radius	2" 8'''	1" 8'''	2" 8'''
„ „ os metacarpi primi . . .	—" 5'''	4 — 5'''	— —
„ „ „ „ III.	—" 7'''	—" 6'''	— —
„ „ „ „ V.	—" 6'''	—" 6'''	— —
„ „ Phalangenknochens des Daumens	—" 8'''	—" 6'''	— —
Länge des Phalangenknochens am Mittelfinger	—" 10'''	—" 12'''	— —
Länge des Phalangenknochens am kleinen Finger	—" 9'''	—" 8'''	— —
Länge des Oberschenkelbeins	3" 6'''	3" 6'''	3" 14'''
„ der knorpligen Kniescheibe . . .	—" 9'''	— —	— —
Breite der knorpligen Kniescheibe . . .	—" 8'''	— —	— —

	Günz	Nicolai	Beck
Länge des Schienbeins	3″ 2‴	2″ 4‴	3″ 2‴
„ „ Wadenbeins	3″ 1‴	2″ 4‴	3″ 2‴
„ „ os metatarsi I.	—″ 7‴	—″ 5‴	— —
„ „ „ „ II.	—″ 9‴	—″ 7‴	— —
„ „ „ „ V.	—″ 8‴	—″ 5‴	— —

h) Längenmaße der noch von Weichtheilen umgebenen einzelnen Theile eines reifen Kindes nach Günz.

	P. Zoll.	Lin.
Vom Scheitel bis zur Ferse in der natürlichen Lage des Kindes mit angezogenen Oberschenkeln und gebogenen Knieen . .	16	—
Vom Scheitel bis zur Ferse bei ausgestreckten untern Gliedmaßen	20—21	—
Durchmesser des Kopfes von der Protuberanz des einen Scheitelbeins bis zu der des andern	4	—
Durchmesser von der Nasenwurzel bis zur Hinterhauptsfontanelle	5	—
„ vom Kinn bis zu derselben Fontanelle	5	6
Höhe des Kopfes vom Scheitel bis zum Anfange des Halses .	4	—
Vom Anfange des Haarwuchses bis zur Spitze des Kinns . .	3	6
Breite des Gesichts in der Gegend der Augen	2	6
„ „ Gesichts in der Gegend der Backen	3	—
Höhe der Stirn vom Haarwuchse bis zur Nasenwurzel . . .	1	3
Breite der Augenliderspalte	—	11
„ des Zwischenraums zwischen den innern Augenwinkeln .	—	10
Länge der Nase	—	9
Breite der Nase von einem Nasenflügel bis zum andern . . .	—	10
Höhe des Zwischenraums zwischen Nase und Oberlippe . . .	—	5
Breite des Mundes	1	2
Höhe beider Lippen	—	4
Von der Unterlippe bis zur Kinnspitze	—	9
Länge jeden Ohres	1	6
Breite jeden Ohres	1	—
Länge des Halses von der Querfalte der Haut unter dem Kinne bis zum obern Rande des Manubr. st.	—	9
Länge des Halses vom Ende des Haarwuchses bis zum ersten Rückenwirbel	1	3
Länge des Rumpfes vom obersten Rückenwirbel bis zum After .	8	9
Vom obern Rande des Brustbeins bis zur Herzgrube	2	8
Breite der Schultern bei Knaben	5	—
„ „ Schultern bei Mädchen	4	6

	P. Zoll.	L.
Breite des Thorax in der Gegend der Achselgruben über die Brust gemessen	3	9
Breite des Thorax in der Gegend der Achselgruben über den Rücken gemessen	4	3
Von der Herzgrube bis zum Nabel	2	9
Vom Nabel bis zur Insertion des Penis	2	6
Vom Nabel bis zum obern Winkel der Schamspalte	2	8
Breite des Rumpfes in der Gegend des Hüftbeinkammes bei Knaben	3	8
Breite des Rumpfes in der Gegend des Hüftbeinkammes bei Mädchen	4	—
Länge des Penis	1	—
Senkrechter Durchmesser des Hodensacks	1	2
Querdurchmesser des Hodensacks	1	2
Länge der Schamspalte	1	2
Breite der Schamspalte mit den großen Schamlippen	1	—
Breite des Daumens	—	6
Länge jeder obern Extremität von der Schulter bis zur Spitze des großen Fingers	8	—
Länge des Oberarms	3	6
" " Unterarms	3	1
" der Hand	2	2
Breite der Hand	1	6
Länge des Daumens	1	—
" " Mittelfingers	1	3
" " kleinen Fingers	1	—
" jeder untern Extremität von der Gegend der Pfanne bis zur Ferse	8	—
Länge des Oberschenkels	3	9
" " Unterschenkels	4	3
" " Plattfußes	3	—
" der großen Zehe	—	10
" " zweiten "	—	11
" " kleinen "	—	6

§. 7. Die Verwesung der Frucht in utero.

Die Kenntniß der Verwesungserscheinungen des todten intrauterinen Fötus datirt aus dem vorigen Jahrhundert. Noch zur Zeit Zittmann's (med. forens. 1706 pag. 1303. Cas. LXXI) wurden Blutextravasate zwischen Cranium und der Haut bei einem in hohem Grade todtfaulen Kinde für Verletzungen gehalten, die ganz zweifelsohne durch den intrauterinen Verwesungsproceß bewirkt waren. Schurig's ganze Beschreibung des todtfaulen Kindes (Embryologie 1732. Sect. III. cap. II. §. 5) lautet:

„Foetus non modo epidermis per totum corpusculum a lenissimo contactu a subjacente cute separabatur, sed etiam cutis et partes carnosae hinc inde tam externe quam interne corruptioni atque putredini erant proximae; intestina etiam pariter nigricantia videbantur."

Die erste Arbeit von Wichtigkeit ist die Schrift von Mauriceau: „observations sur la grossesse et l'accouchement. Paris 1728." In Deutschland sind als Beobachter der intrauterinen Verwesung besonders zu nennen Alberti (de foetu mortuo), Röderer (ars obstetr. u. opusc.), Hebenstreit (Anthropologia forens); Chr. Friedr. Jäger sammelte die einzelnen Beobachtungen und veröffentlichte dieselben mit seinen eigenen in der ausgezeichneten Dissertation: observationes de foetibus recens natis, jam in utero mortuis et putridis, Tubingae 1767, in der er durch 4 genaue Beobachtungen die verschiedenen Grade der Verwesungserscheinungen des tödten Fötus anschaulich macht, und die in den Hauptsachen noch heute Werth hat. In neuerer Zeit hat dadurch die Kenntniß der intrauterinen Verwesung gewonnen, daß man nicht allein den chemischen Proceß der Verwesung überhaupt genauer kennen lernte, sondern auch die Bedingungen, unter denen der todte intrauterine Fötus putrescirt und die Erscheinungen, durch die er sich von dem extra uterum verwesenden Fötus gerade unterscheidet, genauer studirt hat. In dieser Hinsicht sind besonders die neuern Arbeiten und Aufsätze von Martin (mémoires de médecine et chir. pratique, 1835), Scanzoni (Lehrb. der Geburtshilfe Th. I. pag. 433) und Günz in der schon erwähnten Schrift schätzenswerth.

Daß der Abschluß der Luft vom intrauterinen Fötus durch die Eihäute und das Fruchtwasser auf den Verwesungsproceß des todten intrauterinen Fötus eine der Hauptbedingungen der Abweichungen vom gewöhnlichen Verwesungsprocesse abgeben, wußten schon Ruysch, Heister, Hebenstreit, Röderer, van Swieten, Sauvage und Morgagni. Die ersteren vier Beobachter nehmen sogar an, daß bei unzerrissenen Eihäuten gar keine Verwesung stattfinden könne, und

Schurig (Embryologie pag. 64) führt als Beweis dafür an, daß ein Fötus 16 Jahre ohne Verwesung im Uterus der Mutter aufbewahrt sei. Die in den einzelnen Fällen wahrgenommenen Verwesungserscheinungen bei todten Neugebornen seien erst nach Zerreißung der Eihäute und Abfluß des Liquor Amnii durch den Zutritt der Luft entstanden. van Swieten, Sauvage und Morgagni schrieben der Luft nur eine die Verwesung beschleunigende Kraft zu, der todte Fötus putrescire nach Zerreißung der Eihäute nur schneller. So sagt Sauvage (nosolog. method. T. III. p. I. p. 117): „foetus mortuus, si aquae elapsae sunt, magis putrescit intra biduum, quam intra quatriduum, vel extra uterum, vel intra amnium integrum."

Auch die andere Bedingung des specifischen intrauterinen Verwesungsprocesses, nämlich der Salzgehalt des Fruchtwassers, war den ältern Beobachtern nicht fremd. Mauriceau hielt das im Liquor Amnii enthaltene Salz für sal nitrosus (T. II. pag. 415).

Nach unserem heutigen Standpunkte müssen wir es verneinen, daß der todte in utero befindliche Fötus einem Fäulnißprocesse unterworfen ist; „dies wäre," sagt Scanzoni (l. c.), „nur dann zuzugeben, wenn man, dem Urtheile des gewöhnlichen Lebens zu Folge, den Begriff der Fäulniß auf jenen Zustand organischer Theile anwenden wollte, bei welchem diese eine solche Zersetzung erleiden, daß sie weich, anders gefärbt und übelriechend werden. Da aber der die Fäulniß bedingende chemische Vorgang darin besteht, daß sich der organische Körper des Sauerstoffs der atmosphärischen Luft bemächtigt, oder das ihn umgebende Wasser in Wasserstoff und Sauerstoff zerlegt und diese Substanzen dazu benützt, um Kohlensäure und Kohlenwasserstoff und, wenn er proteinhaltig ist, noch Ammoniak, Schwefel- und Phosphorwasserstoff entbinden zu können: so leuchtet ein, daß die Verhältnisse, unter welchen sich der abgestorbene Fötus in der Gebärmutterhöhle befindet, dem Zustandekommen eines derartigen chemischen Processes und somit auch der Fäulniß nichts weniger als günstig sind." Was zunächst die Bestandtheile des Fruchtwassers anbetrifft, so sind dieselben nach Scherer folgende:

	im 5. Monat.	Am Ende der Schwangerschaft.
Wasser	975,84	991,474
Feste Theile	24,16	8,526
	1000,00	1000,000

	im 5. Monat.	Am Ende der Schwangerschaft.
Albumin mit Spuren von Schleimstoff	7,67	0,82
Extractivstoffe	7,24	0,60
Salze	9,25	7,06
	24,16	8,48

Nach Wöhler soll auch Harnstoff in der Amnionflüssigkeit sein. Aus diesen Analysen und den ältern von Vogt geht zunächst hervor, daß die Menge der in dem Fruchtwasser enthaltenen Salze mit der Schwangerschaftsdauer abnimmt, ein Umstand, der außerordentlich wichtig für den Verwesungsproceß des todten intrauterinen Fötus, je nach seinem verschiedenen Alter, sein muß. Während also die Amnionflüssigkeit an den conservirenden Salzen in den ersten Schwangerschaftsmonaten sehr reich ist, wird sie gegen Ende der Schwangerschaft daran ärmer.

Hierin liegt hauptsächlich der Grund der höchst verschiedenen Erscheinungen des noch sehr jungen und des ältern todten Fötus. „Immer aber," sagt Scanzoni, „bleibt noch selbst am Ende der Schwangerschaft ein so bedeutender Salzgehalt zurück, daß er zur Hintanhaltung der Fäulniß vollkommen hinreicht, welche man beim abgestorbenen Fötus um so weniger anzunehmen berechtigt ist, als hier selbst eins der gewöhnlich für die Fäulniß als charakteristisch hervorgehobenen Zeichen, nämlich der eigenthümliche, durch das sich entwickelnde Kohlen-, Schwefel- und Phosphorwasserstoffgas bedingte, penetrante Geruch, mangelt. Ein abgestorbener und noch so lange Zeit in der Uterushöhle zurückgehaltener Fötus wird nie, wenn nicht in Folge einer vorausgegangenen Berstung der Eihäute der Zutritt der atmosphärischen Luft ermöglicht wurde, jenen den faulenden organischen Substanzen zukommenden, sondern nur einen eigenthümlichen, unangenehm faden Geruch verbreiten, ähnlich jenem, welchen Substanzen, die der schleimigen Gährung unterworfen sind, von sich geben. Wenn Fälle erzählt werden, wo der Fötus und seine Adnexa jenen fauligen, ein ganzes Zimmer verpestenden Geruch verbreiten, so war dies unsern wiederholten Erfahrungen zufolge gewiß nur dann möglich, wenn durch eine vorausgegangene Ruptur der Eihäute der Zutritt der atmosphärischen Luft und so die Bildung von Kohlen-, Schwefel- und Phosphorwasserstoffgas gestattet wurde."

Dieser Auseinandersetzung Scanzoni's ist nur hinzuzufügen, daß dieser penetrante, durch nichts zu verdeckende, eigenthümlich fade und süßlich-widerliche Geruch sehr schnell bei todtfaul gebornen Kindern an der Luft entsteht, da ein in dem Fruchtwasser längere Zeit macerirter Kindeskörper beim Hinzutritt der Luft sehr rapide in Verwesung übergeht (Jäger, l. c. pag. 74).

Die Veränderungen des todten Fötus, seinem verschiedenen Alter nach.

Stirbt ein Fötus innerhalb der beiden ersten Monate seines Fötallebens, so löst er sich in der Regel in dem Liquor Amnii vollkommen auf und man findet in dem abortirten, unverletzten Eie keine oder nur unbedeutende Reste des Embryo. Die Amnionflüssigkeit erscheint dicker und getrübt, schleimig, und kann, zwischen den Eihäuten eingeschlossen, lange so im Uterus bleiben.

Zwischen dem 3. und 5. Monate welkt und trocknet er zusammen, so daß er einer kleinen gelben Mumie gleicht oder einem lange in Alkohol aufbewahrten Fötus. Er erscheint etwas eingeschrumpft, die Haut faltig, die Muskeln verdichtet und härter. An dieser Vertrocknung nimmt die Placenta dann wohl hin und wieder Theil, der Liquor Amini fehlt dann oder ist durch eine dicke, um den Fötus eine Kruste bildende Flüssigkeit ersetzt (Schurig, Embryol. Sect. III. cap. II. § 1. pag. 214).

Nach dem 5. Monate charakterisiren sich nach Orfila todte Fötus, die mehrere Tage oder mehrere Wochen nach ihrem Tode noch im Uterus gelegen haben, durch die kirschrothe Farbe der Haut, des Zellgewebes und der meisten Organe, von denen mehrere gleichzeitig der Sitz einer serös-sanguinolenten Infiltration sind. Der ganze Cadaver nimmt an Umfang zu, ist angeschwollen, sämmtliche Organe sind erweicht, die Epidermis stößt sich ab, bildet Bläschen von verschiedener Größe und läßt sich ohne Mühe in beträchtlichen Placques abziehen. Die weichen Bedeckungen des Schädels sind weich, lax, faltig, oftmals sackartig herabhängend, unter ihnen blutig-seröses, geléeartiges Coagulum, das Pericranium von den Schädelknochen getrennt, die Knochen selbst nackt, unter sich nur leicht an den Rändern zusammenhängend, sehr beweglich, die Dura mater gleichfalls vom Knochen abgelöst, das Gehirn breiig zerfallen (Jäger pag. 48). Auch Orfila (l. c. II. pag. 162) sah bisweilen bei Fötus, die mehrere Tage vor der Geburt im Uterus abgestorben waren, eine dem caput succedaneum ganz ähnliche Ecchymose. Jäger warnt vor Verwechslung dieser Verwesungsecchymose mit der traumatischen; die durch den Verwesungsproceß des Periost's beraubten Knochen seien aber „nitida et albicantia,“ während nach Hebenstreit (Anthrop. p. 422) rubentia ossa suspicionem violentiae externae rechtfertigen. In den Höhlen, den größern Bluthaltern entwickeln sich Luftblasen und machen sonst solide innere Organe, Leber, Milz, Lungen schwimmen. In dem Falle 3 bei Jäger, in welchem der Fötus „valde putridus“ war und die übrigen Eingeweide auch über Wasser schwammen, hatte die schwimmende Lunge unter ihrer äußersten Membran eine Menge Luftblasen, die durch Druck fortbewegt werden konnten; diese Lnftblasenentwickelung hatte erst an der Oberfläche der Lunge — wie stets — begonnen, im Innern der Fötus-Lunge fand noch keine solche statt, deshalb sanken diese Lungen, nachdem durch Einschnitte in diese Luftbläschen und Compression die Luft entfernt war. Daß diese Luftentwicklung stets an der Oberfläche der Lunge beginnt und das erste Verwesungssymptom der Lunge ausmacht und dabei im Innern die vollkommene Solidität der Fötallunge noch fortbesteht, wußte schon Bössel (Commerc. Litt. Noric. An. 1736 p. 3). Vergl. übrigens über die Verwesung der Lunge das unter Athemprobe Gesagte.

Daß endlich Fötallungen langsam und spät faulen, wußten schon die älteren Beobachter (Hebenstreit, Anthrop. for. pag. 409 und 410), die neuern Forscher haben nachgewiesen, daß Lungen überhaupt, selbst wenn sie geathmet haben, langsam faulen und noch dann recht wohl sich erhalten vorfinden, wenn sich äußerlich am Kindesleichnam die entschiedensten Zeichen der Verwesung schon eingestellt haben (cf. Roese, Beiträge. 1. Stück 1798. pag. 163).

Das Bild eines ziemlich reifen, etwa 8—14 Tage im Uterus todt gelegen habenden Fötus entwirft Güntz in folgenden Worten:

„Der Körper ist (außer mit Käseschleim und Blut) mit einem grünlichen übelriechenden Schafwasser benetzt. Die Ohren liegen wie angeklebt an, die Augenlider sind locker geschlossen. Der Mund klafft etwas auf und die Zunge reicht mit der Spitze bis an die Zahnränder vor. Das Gesicht ist faltenlos. Auch am Rumpfe liegt die Lederhaut fast überall glatt an, nur die Epidermis ist hin und wieder gerunzelt und an einigen Stellen (Unterleib) sogar gelöst. Der Penis klebt fest am Scrotum an und dieses hängt schlaff am Mittelfleische herab. Die äußern Schamlippen bilden eine enge Spalte und die Nymphen hängen innig an einander. Der After steht offen, die Extremitäten sind nur wenig gekrümmt. Die Formen zeigen nichts Eigenthümliches, doch ist der Kopf vorzugsweise in die Länge und die Nase breit gedrückt. Alle Gelenke sind sehr beweglich. Der Kopf fällt über. Die obern Knochen des Schädelgewölbes schieben sich leicht hin und her. Die Epidermis löst sich bei der leisesten Berührung, und ebenso leicht gehen die Haare aus. Die Cutis läßt sich am Kopfe in großen Falten aufheben. Weniger gut kann dies an andern Stellen des Körpers geschehen (z. B. am Bauche). Das Nabelstrangende ist sehr welk und das Gewölbe des Unterleibes breiartig (selten elastisch) anzufühlen. Fingereindrücke hinterlassen in den allgemeinen Bedeckungen keine Gruben.

Der Umfang des Kindes gleicht dem eines lebenden Neugebornen. Nur die Augäpfel haben eine Verminderung des Volumens erlitten. Hingegen ist der Bauch meistentheils etwas aufgetrieben und das Scrotum oder das Paar der großen Schamlippen angeschwollen.

Das Gewicht des Leichnams finden wir etwas geringer, als das eines lebenden Neugebornen. Meconium, Schleim und Blut sind verloren gegangen. Der Körper sinkt im Wasser unter.

Die Farbe des Leichnams ist auf der Oberfläche etwas dunkler, als die eines lebenden Kindes — nach Casper mehr kupferroth —, dabei stellenweise rein fleischfarben. Die gelöste Epidermis sieht gelblich aus. Einzelne Stellen der Cutis erscheinen, wo sie von der Oberhaut entblößt sind, braunroth. Die Hornhäute schimmern ins Graue, so daß man die Pupillen nur undeutlich erkennen kann. Das Weiße der Augäpfel hat eine röthliche Färbung angenommen. Die Lippen sind braun, die Brustwarzen braunroth. Eine gleiche Farbe zeigt der Insertionspunkt des Nabels und das Nabelstrangende. Das Scrotum spielt ins Blaue. Die äußern Schamlippen sehen röthlich aus. Die Umgebung des Anus ist schwarzgrün gefärbt. Die Fingernägel sehen dunkelroth aus; die Zehennägel haben einen helleren Ton.

Der Leichnam verbreitet einen faden, ekelhaften, jedoch nicht eigentlich fauligen Geruch" und hat nach Casper das Bestreben, sich abzuflachen und auseinanderzugehen, so daß z. B. die Physiognomie widerwärtig entstellt wird, indem die Backen nach beiden Seiten auseinander laufen und die Nase ganz einsinkt.

„Im Innern sind die weichen Theile aufgelockert, zerreißlich und sehr locker mit einander vereinigt. In den Organen der Höhlen, vorzüglich in den Lungen und der Leber hat bereits Luftentwickelung begonnen. In seltnern Fällen bietet aber das Parenchym der Lungen eine zähe, säftearme, im Volumen sehr beschränkte Masse dar. Die häutigen Organe des Unterleibs sind zusammengefallen. Am besten erhalten finden wir Nieren und Uterus.

Was die Färbung betrifft, so erscheint das Innere durchaus dunkler, als wir es in frischen Leichen Neugeborner anzutreffen pflegen. Die Lungen sehen dunkelbraun aus und sind häufig mit schwarzem Blute punktirt."

§ 8. Die Verwesungserscheinungen der Neugebornen.

Noch zu Anfang des vorigen Jahrhunderts unterließ man Sectionen, wenn der Leichnam schon weiter in der Verwesung vorgeschritten war. Man hatte theils Furcht vor den für giftig gehaltenen Ausdünstungen der Leichen, theils hielt man dafür, daß solche Sectionen überhaupt keinen Nutzen haben könnten. So sagt Teichmeyer (instit. Jenae 1723. pag. 184): „nec medicus ejusmodi putridum corpus, cum dispendio sanitatis ac propriae salutis, inspicere tenetur" und stützt sich auf Bohn (de off. med. pars II. pag. 582): „qui in duplici casu ob foetorem sectionem postulatam renuit"; als Grund fügt Teichmeyer hinzu: „talis inspectio nullius est usus!" Auch der große Albrecht von Haller (Vorles. über gerichtl. Arzneiwissenschaft. Bern 1784. Bd. 2. Th. 1. pag. 344) äußert sich dahin: „Die Verwesung verändert den Körper so ganz und gar, daß man gar nichts Gewisses mehr in den Bericht bringen kann. Ein Kind, welches niemals gelebt hat, wird unter solchen Umständen gleichfalls eine Lunge haben, die im Wasser oben schwimmt." Auch Foderé erklärt, daß ein Arzt, wenn es sich um die Obduction einer längere Zeit nach dem Tode ausgegrabenen Leiche handle, seinen Beistand verweigern könne. Bei solchen Ansichten konnte man allerdings keine Kenntniß der Verwesungserscheinungen erhalten und man kann sich daher nicht wundern, in den ältern Gutachten bei Zittmann, Alberti rc. die gröbsten Fehler in Beurtheilung der Verwesungserscheinungen zu finden. Vor Allen gebührt Orfila und Lesueur das zwiefache Verdienst, sowohl die Unschädlichkeit nachgewiesen zu haben, wenn einzelne Leichen selbst in den höheren Verwesungsgraden aus ihren Gräbern ausgegraben und untersucht werden, ja daß selbst mit Vorsicht allgemeine Gräber ohne große Gefahr geöffnet werden können, als auch die genauesten und sorgfältigsten Untersuchungen über die Verwesungserscheinungen selbst angestellt und veröffentlicht zu haben (Vergl. Handb. zum Gebrauche bei gerichtl. Ausgrabungen rc. von Orfila und Lesueur, übersetzt von Güntz. Leipzig 1835. Th. II. pag. 449). In seinem Lehrbuche der gerichtl. Medicin, übersetzt von Krupp, Leipzig 1849. Bd. II. pag. 65. äußert sich Orfila dahin: „Zuerst wurden die Ausgrabungen auf dem Kirchhofe des Innocens mit allen bekannten Vorsichtsmaßregeln unternommen, später aber wurden alle diese Maßregeln vernachlässigt und es traten keine üblen Folgen ein (Rapport sur les exhumations du cimetière par Thouret. 1789. pag. 10).

Die ersten genauern Studien über die Leichenerscheinungen datiren so erst aus dem Ende des vorigen und Anfang dieses Jahrhunderts. Vorzüglich waren es die Chemiker, welche die Bedingungen und den eigentlichen Proceß der Verwesung aufklärten. Ihnen galt es jedoch meistens gleich, ob sie thierische oder menschliche Leichen, ob feste oder flüssige Theile, ob ganze Körper oder nur Stücke zu ihren Versuchen wählten. So hoch deshalb auch die Ergebnisse und Untersuchungen dieser Männer anzuschlagen sind, so trugen sie doch wenig dazu bei, den Leichnam in seinen physischen Erscheinungen, in Bezug nämlich auf Umänderung des Todten in Betreff der Form, des Aggregatzustandes, seiner Farbe, des Geruchs ꝛc. und zwar besonders in Bezug auf das Verhalten des ganzen todten Körpers in seinen einzelnen Verwesungsepochen kennen zu lernen, was gerade für gerichtlich-medicinische Zwecke von großer Wichtigkeit ist. Der erste, der in den zwanziger Jahren dieses Jahrhunderts es sich zur Aufgabe machte, speciell den Kindesleichnam in seinen physischen Verwandlungen genau zu beobachten, war Güntz in Leipzig, der an der Leipziger Entbindungsanstalt Gelegenheit fand, Kindesleichen resp. Neugeborne zu diesem Zwecke zu benutzen. Er sammelte zugleich die wenigen Beobachtungen, die vor ihm besonders gerichtliche Aerzte über die Verwesungs- resp. Leichenerscheinungen einzelner Organe gemacht hatten, und legte die Resultate in seiner classischen Schrift: „Der Leichnam des Neugebornen in seinen physischen Verwandlungen. Leipzig 1827" nieder, die nach Casper's Urtheile sämmtlich volles Vertrauen verdienen. Gleichzeitig mit ihm strebten in Frankreich Orfila und Lesueur nach gleichem Ziele, die ihre Beobachtungen — von denen jedoch nur ein sehr kleiner Theil sich auf die Verwesung Neugeborner bezieht — in der Schrift: „Traité des exhumations juridiques, et considérations sur les changemens physiques que les cadavres éprouvent en se pourrissant dans la terre, dans l'eau, dans les fosses d'aisance et dans le fumier; par M. Orfila et M. O. Lesueur Paris 1831" veröffentlicht haben und die Güntz mit Zusätzen versehen übersetzt und unter dem Titel: „Handbuch zum Gebrauche bei gerichtlichen Ausgrabungen und Aufhebungen, 2 Theile, Leipzig 1832," herausgegeben hat. Außer den genannten Forschern sind besonders noch Devergie und Casper zu nennen, die beide gleichfalls werthvolle Untersuchungen über die Verwesung menschlicher Leichname überhaupt gemacht haben, die auch manches Wichtige in Betreff der Lehre von der Verwesung der Neugebornen enthalten.

a) **Die specifischen Verwesungsbedingungen der Leichname von Neugebornen.**

Die Verwesung der Neugebornen unterscheidet sich von der Erwachsener in so vielfacher Beziehung, daß es vollkommen gerechtfertigt erscheinen muß, bei der Wichtigkeit dieses Gegenstandes in Betreff des Kindermordes, dieselbe ausführlich darzustellen und vorzugsweise die Unterschiede darzulegen, welche zwischen der Verwesung der Neugebornen und der der Erwachsenen bestehen. Die Bedingungen dieses verschiedenen Verhaltens liegen hauptsächlich in Folgendem:

1) in der verschiedenen anatomischen und physiologischen Beschaffenheit Neugeborner und Erwachsener. Die Gewebe des Neugebornen, der erst kürzlich den warmen mütterlichen Uterus verlassen hat, wo die umgebenden Fruchtwässer längere Zeit macerirend und erweichend auf die äußern Bedeckungen des Fötus wirkten, sind zart, saftig, von vielem Fett durchsetzt; die äußere Haut, die in Bezug auf ihre epidermoidalen Bedeckungen in den ersten Tagen nach der Geburt bedeutende Veränderungen erleidet, trocken, rissig wird und eine derbere Beschaffenheit annimmt, ist bedeckt mit Fruchtschleim und Blut, zwei Substanzen, die leicht in Verwesung übergehen; die Knochen noch vielfach knorpelig 2c. Diese Erscheinungen geringerer Cohäsion der Weichtheile und geringerer Festigkeit der soliden Körpertheile setzen dem Verwesungsprocesse nur geringen Widerstand entgegen und daher kommt es, daß die Verwesung Neugeborner ungemein schneller von Statten geht, als die Erwachsener. Schon nach 3 Monaten fand Güntz die Weichtheile von Neugebornen in der Erde zerstört, geruchlos 2c., während nach Orfila bei Erwachsenen dazu 2—3 Jahre nöthig sind. In entgegengesetzter Weise ist das Verhalten der fötalen Lunge zu erwähnen. Das solide, blutarme Gewebe derselben, vorzüglich wenn es in dem unverletzten Brustkasten eingeschlossen ist, verwest im Verhältniß zum ganzen Körper weit später, als die Lungen Erwachsener, die, besonders wenn sie gesund sind, oft noch unversehrt gefunden werden, wenn andere Körpertheile, selbst das Herz und dessen Umgebung, bereits in voller Fäulniß begriffen sind (Schmalz, gerichtsärztliche Diagnostik. pag. 155).

2) In äußern Verhältnissen, unter denen in gerichtlichen Fällen

die Verwesung ihren Eintritt und Fortschritt nimmt. Neugeborne, an denen ein Verbrechen begangen ist, werden in der Regel nackt und ohne Hüllen den verwesenden Medien ausgesetzt; da es aber die Erfahrung bestätigt hat, daß, je mehr ein Leichnam durch passende Hüllen vor dem Eingreifen der äußern Agentien gesichert ist, desto langsamer die Verwesung vorschreitet, so werden nackte Neugeborne schnell dem Verwesungsprocesse unterliegen (Siebenhaar's Encycl. Handb. pag. 466).

Endlich 3) wird oftmals durch das Beiseiteschaffen des kindlichen Leichnams an heimliche Orte Hunden, Katzen, Schweinen, Raben ꝛc. Gelegenheit gegeben, den Leichnam zu verletzen, und je mehr derselbe durch solche Angriffe beschädigt wurde, desto schneller fault er. Derartige Umstände treten natürlich bei Neugebornen gerade häufiger ein, als bei Erwachsenen, und geben eigenthümliche Bedingungen für den Verwesungsproceß Neugeborner ab.

b) Den Verwesungsproceß selbst

theilt Güntz in 5 Phasen ein. Die erste ist die Turgescenz der allgemeinen Bedeckungen, welche der Körper als Erbschaft des Lebens kurz nach dem Tode besitzt. Der Leichnam ist warm und in den Gelenken biegsam. Eindrücke mit der Fingerspitze in die Oberfläche der Weichtheile gemacht, hinterlassen keine Gruben, sondern gleichen sich augenblicklich aus. Die zweite Phase beginnt mit der Gerinnung der Fetthaut. Gleichzeitig ersteifen die Gelenke. Die Fingerspitzen hinterlassen bleibende Abdrücke in den allgemeinen Bedeckungen. Die dritte Phase erneuert den Schein des Belebtseins. Gasentwickelung macht die Oberfläche turgid. Die Gelenke sind geschmeidig. Die Haut ist elastisch, wollig, aber nicht wärmer, als die Umgebung. Die Spur des Fingereindrucks verschwindet schnell. Die vierte Phase zeigt uns Abschälung der Oberhaut und Verfallen aller Form der Weichtheile. Die fünfte endigt mit der Auflösung der Gelenkverbindungen und der Zerstreuung des Knochengerüstes.

α) Die Verwesung in der Luft.

Nachdem noch kurze Zeit (mehrere Stunden) der entseelte Leichnam warm geblieben, werden zunächst Ohren, Nasenspitze, Finger kühl, die Lippen blaßviolett, die Fingernägel blauroth. Todtenflecke entstehen beim Vorhandensein einiger Wärmegrade, besonders an der Rückenfläche als blaurothe Inseln. Das Nabelstrangende behält jedoch seinen Perlmutterglanz noch bei, der von schwarzblauen Flecken unterbrochen wird.

Hierauf tritt die Gerinnung der Fetthaut ein, die allgemeinen Bedeckungen behalten die Spur des Fingereindrucks, alle Gelenke sind nach und nach steif geworden, die Kopfknochen lassen sich nicht mehr verschieben. Die Augen sind gebrochen, die Hornhäute weißgrau mit durchschimmernder graublauer Iris. Der Umfang des Körpers hat eine bedeutende Verminderung erfahren, wenn die Temperaturgrade niedrig sind. Ist die Temperatur unter Null, so fängt der Körper an steif zu frieren und verharrt in diesem Zustande, bis niedrigere Temperaturgrade eintreten. Die inneren Theile des Todten weichen von denen eines frischen Leichnams nicht merklich ab. Die Schnittflächen und der Ueberzug aller Organe der Höhlen färben sich unter den Händen des Beobachters heller. Das schwarze Blut nimmt schnell ein Hochroth an. Die Lungen schwimmen, wenn das Kind bereits geathmet hatte, trotz der größeren Dichtigkeit ihres Parenchyms in Folge des Gefrorenseins, in tropfbar flüssigem Wasser von jeder Temperatur, und erhalten auch das anhängende Herz mit dem Herzbeutel schwebend. Fötallungen hingegen sinken unter. Der Nabelstrang hat etwas an seinem Perlmutterglanz verloren.

Bei einer Temperatur über Null überziehen den steif gewordenen Leichnam sehr bald blaurothe Todtenflecke; das Nabelstrangende gelblich, hellleimfarben, in den Aderstellen dunkler, in der Schnittfläche vom Blute hochroth, Fingernägel dunkelblauroth, ins Schieferfarbene übergehend. Die durch Fingerdruck vertieften Stellen der Todtenflecke sehen weißlich aus, färben sich aber langsam wieder blauroth. Die Lungen sinken, wenn sie noch nicht geathmet haben, schneller und schwimmen, wenn sie bereits mit Luft angefüllt waren, weniger leicht als in der ersten Periode.

Die Dauer dieser Periode ist bei niederen Temperaturgraden 2 bis 3 Wochen, bei höhern 2 bis 3 Tage.

In der nun folgenden Zeit (der dritten Periode von Güntz) ist in den äußern Bedeckungen Luftentwickelung eingetreten, Fingereindrücke verschwinden schnell, die Knochen des Schädels leicht verschiebbar, der Bauch gespannt und aufgetrieben, das Nabelstrangende welk und zähe, die Gliedmaßen beweglich. Am längsten bleiben die untere Kinnlade und die Finger steif.

Grundfarbe der Haut schmutzig weiß, die Todtenflecke beginnen zu verschwinden, und ziehen sich mehr ins Braunblaue. Die Hornhaut ganz trübe, das Weiße der Augen blaßbraun. Der Insertionspunkt des Nabelstrangs, ingleichen auch die Inguinalgegend erscheint mennigroth, der vertrocknende Nabelstrang bräunlich, das rechte Hypochondrium gelbgrün. Hodensack und Penis schimmern ins Rothblaue, und die äußern Schamlippen färben sich zinnoberroth. Der Leichengeruch beginnt.

Im Innern bilden sich im Paniculus adiposus Luft und Wasser, ebenso in den mürben Muskeln. Blut dünnflüssig, Gehirn breiartig, unter dem Ueberzuge der Lungen finden sich zuweilen Blasen. Das Herz schwimmt ebenso wenig als die Lungen, welche noch nicht geathmet hatten. Solche Lungen sind immer noch leberartig, zähe und nur in den Einschnitten mit reihenweisen Luftbläschen besetzt. Lungen, die geathmet, sind locker, sehr zerreißlich, beim Schneiden knisternd und tauchen nicht im Wasser unter. Der Darmkanal, vom Magen an, wird von Luft ausgedehnt, wenn das Kind schon Nahrung zu sich genommen; war das nicht der Fall, so liegen diese Eingeweide zusammengefallen, denn das Meconium allein fault noch nicht. Leber und Milz sehr weich und zerreißlich, doch schwimmen sie nicht.

Die Knochen sehen gelblichroth aus, ihre Epiphysen roth; die Lungen sind dunkler geworden, leberbraun, wenn sie noch nicht geathmet hatten. Der fast violett schillernde Ton ist verloren gegangen. Ausgetretenes Blut steht in kleinen Tröpfchen auf der Oberfläche und bildet schwarze Punkte, deren Mitte, die Spitze des Tropfens, sich bei der Berührung der Atmosphäre schnell hochroth färbt. Luftlungen sind weniger hellroth als vorher, auch hier bisweilen dunkle Blutpunkte. Der Darmkanal röther. Nieren, Harnblase, Pancreas und innere Geschlechtstheile scheinen nicht verändert zu sein. Bei mittlerer Temperatur (etwa 15 ° R.) beträgt die Dauer der dritten Periode etwa 8 Tage.

In der nun folgenden (vierten) Periode umschwärmen zahlreicher als im vorigen Zeitraume verschiedene Fliegenarten den Leichnam. Auf seiner Oberfläche, und vorzüglich in den Augenwinkeln und in den Gehörgängen, kriechen Larven hin und her. Lösung der Oberhaut und Bersten derselben in Folge des größern Volumens der Theile durch Gasentwickelung oder Gewürm macht einzelne Hautstellen naß. Zimmetbraunes Wasser fließt aus der Nase, nicht selten haben Maden Gruben in die allgemeinen Bedeckungen gegraben. Solche Stellen finden wir besonders zwischen den Falten am Halse, in den Achselhöhlen und in der Inguinalgegend; an solchen Stellen sind die Weichtheile breiartig und lassen sich mit dem Messerhefte wegstreichen. Die Haare gehen leicht aus, die Kopfknochen verschieben und senken sich beim Druck, ohne Widerstand zu leisten. Die Augäpfel haben ihre Wölbung völlig verloren, ja sie sind jetzt sogar in der Gegend der Hornhäute vertieft und bisweilen auch durchbohrt. Ohren, Nase, Lippen und Zunge sind zusammengeschrumpft.

Der Bauch ist zum Zerplatzen gespannt und öffnet sich auch im Verlaufe dieser Periode. Der Insertionspunkt der Nabelschnur drängt sich konisch hervor, das Nabelstrangende liegt bandartig am Bauche an.

Der Nabelstrang sitzt ganz locker in seinem Insertionspunkte, ist um das Fünffache dünner, als er in der ersten Periode war, und sieht braunroth aus.

Die Färbung der Lederhaut ist an den Stellen, wo die Oberhaut noch sitzt, weißröthlich, graugrün aber und rothbraun überall, wo die Epidermis abgestreift wurde.

Das Innere. Während die Epidermis leicht zerreißt, ist die Cutis derber und trockner als früher; das Fettpolster ist sehr weich und fächerig, die Muskelsubstanz eine klebrige, breiartige Masse; die Sehnengewebe haben noch ihre Festigkeit, die Gelenkverbindungen werden lockerer. In der Nähe der Knochen ist die Gasentwickelung lebhaft, und die Blasen gehen die Röhrenknochen entlang im Zellgewebe hin, bis sie auf eine Oeffnung in den Weichtheilen stoßen und den Körper verlassen können. Die Organe der Höhlen sind insgesammt weich und aufgelockert. Das Gehirn läßt kaum noch die Bestimmung der Hemisphären zu. Zahlreiche Gasblasen quellen aus seinem Innern hervor. Das Herz, gewöhnlich geschwollen, schwimmt ganz und stückweise auf das Wasser gelegt. Lungen, welche noch nicht geathmet haben, schwimmen jetzt noch leichter als solche, welche bereits zur Respiration gedient hatten. Diese sind im Parenchym weicher, flockiger, trennbarer und von geringerem Umfange als die erstern. Milz und Leber schwimmen gleichfalls. Im weitern Verlaufe dieser Periode verwandeln sich die Formen des Leichnams außerordentlich. Die Oberhaut geht verloren, die Cutis immer mehr durchbohrt, das Fettpolster trocknet etwas zusammen, das Muskelfleisch büßt durch Madenfraß und Gasentwickelung an Masse ein, Augenlider, Nase, Lippen und äußere Geschlechtstheile vertrocknen gleichfalls. Die Hirnhöhle öffnet sich in die Augenhöhlen oder am Hinterkopfe, das Gehirn fließt aus. Die Brusthöhle ergießt durch die Rippenzwischenräume ihre Feuchtigkeit, die Bauchhöhle platzt, der Nabelstrang fällt ab, die häutigen Eingeweide dringen vor.

Dauer dieser Periode ungefähr 2 Monate bei mittlern Temperaturgraden.

Die fünfte und letzte Periode stellt den vollständigen Verfall des Leichnams dar. Das Gewicht der Reste des Leichnams beträgt wenig mehr als $^1/_6$ der Schwere des Neugebornen. Eine schlaffe, ziemlich trockne Haut überspannt die Knochen; zwischen beiden Theilen ist halbtrocknes Fett und schmierige Muskelsubstanz geschichtet. Die Fetthaut ist überhaupt am besten erhalten. Sie widersteht der Zersetzung am längsten und wird nur ungern von dem Gewürm verzehrt. Ohne die starre Form des Knochengerüstes würde jede Form des menschlichen Gerüstes entschwunden sein. Eine anatomische Betrachtung ist unmöglich. Nach und nach trocknet die Masse noch mehr zusammen; die Larve des Dermestes lardarius verzehrt noch die Ueberbleibsel der Weichtheile. Das Knochengerüst wird grau, die einzelnen Knochen verlieren ihr Periost, fallen aus den Gelenken und bleichen mit der Zeit, bis sie, ihres Leims beraubt, zerbröckeln und gleichfalls zerfallen.

Die Dauer der fünften Periode zieht sich ins zweite Jahr hinaus, je nachdem Temperaturverhältnisse den Proceß aufhalten oder befördern.

β) Die Verwesung im Wasser

ändert den eben beschriebenen Verlauf vorzüglich in Folgendem ab:

1) Die Nabelschnur wird bei mittlern Temperaturgraden des Wassers nach 8 Tagen zunächst etwas zäher und verliert das Durchscheinende, Glänzende, ihre Farbe spielt etwas ins Röthliche, ihre Schnittfläche hat den hochblutrothen Ton verloren und erscheint jetzt blaßroth. Nach einigen Wochen wird sie schleimig, schlaff, ihr Insertionspunkt sieht hellblutroth, sie selbst graugelb, ihre Schnittfläche hellbräunlich aus. Schon nach 1 Monate (Orfila II. pag. 197), wenn sich die Bauchhöhle öffnet, löst sich der Nabelstrang aus dem Nabelringe und bildet der Nabel eine große, ungleich aufgerissene Oeffnung.

2) Die Färbung und Beschaffenheit der Haut. Nachdem die Haut 8—10 Tage ihre gewöhnliche Leichenfärbung beibehalten, wird sie allmählich gelblich weiß. Die Todtenflecke fehlen ganz. Die Oberhaut, deren Runzeln an den Spitzen ein Milchweiß angenommen haben, welches sich nach und nach der ganzen Epidermis mittheilt, wird leicht zerreißlich und streift sich leicht von der Cutis los. Nach 3—4 Wochen ist sie größtentheils abgelöst, die entblößte Lederhaut unter Wasser zeigt eine bleich-

rothe, frische glänzende Farbe, auf welcher selten hin und wieder grünliche Flecken verbreitet sind. Stellen aber, welche über Wasser liegen, haben sich ockergelb, bräunlich, röthlich gefärbt, und werden selbst da, wo noch etwas Oberhaut aufliegt, grün- und weißfarbig graubraun. Nach 2 Monaten, vom Beginn der Verwesung an gerechnet, hat entweder die Fettwachsbildung oder die gänzliche Zerstörung die anatomischen Beschaffenheiten der Haut vernichtet.

3) Der Charakter der Turgescenz der allgemeinen Bedeckungen mit dem Scheine des Lebensturgors mangelt der Verwesung im Wasser bei den gewöhnlichen (mittlern und niedern) Temperaturgraden; bei höhern Temperaturgraden, die jedoch selten vorkommen, tritt eine solche ein, jedoch nicht so markirt, wie bei der Verwesung in der Luft. An der Stelle dieses Phänomens finden wir hier ein schwaches Runzeln der Oberhaut. Die Cutis hingegen bildet keine Falten.

4) Der eigentliche Leichengeruch tritt erst bei Wasserleichen dann ein, wenn der Körper durch Gasauftreibung im Innern an die atmosphärische Luft gehoben wird, dann aber sehr intensiv und sehr schnell. Vor dieser Zeit hat der Leichnam nur einen schwachen Geruch, welcher dem des verdorbenen Röhrwassers ähnlich ist, wenn es Holz ausgelaugt und in schlecht verschlossenen Gefäßen wochenlang gestanden hat.

5) Die Fettwachsbildung. Nachdem die Lederhaut ausgelaugt, sehr dünn, an manchen Stellen ganz verzehrt ist, finden sich an deren Stellen die allgemeinen Bedeckungen mit dem Fettpolster verschmolzen und das letztere ist stellenweise in Fettwachs verwandelt. Man bemerkt, wie das Gewebe des Fettes das Schmierige verliert, anfangs körnig, dann auf dem Schnitte brüchig wird, sich mit den Nägeln trennen läßt und Spalten zeigt, aus denen hin und wieder Bläschen aufsteigen. Allmählich wird der Aggregatzustand dieser verwandelten allgemeinen Bedeckungen immer starrer und ähnelt, auch in der Zerbrechlichkeit, dem Gypse. Die verseiften Theile bröckeln leicht unter den Fingern und kleben, wenn man sie reibt, nur wenig an der Haut an; eine Vertiefung durch Fingerdruck läßt sich nicht in die Masse machen, sondern endigt mit Sprüngen in der Substanz. Ist die ganze Hülle des Leichnams in Fettwachs verwandelt, so stellt die Masse einen unförmigen, plumpen Körper dar, der schmutzig weiß aussieht und ohne Geruch ist. Das Volumen der in Fett umgewandelten einzelnen Körpertheile scheint größer zu sein, als beim reifen Fötus. Alle Theile des Körpers, die Fett und Blut enthalten, mit Ausnahme der

Knochen, können in Fettwachs übergehen, in der Regel findet man aber nicht den ganzen Körper verseift. (S. Abbildungen von Orfila, Handb. zu Ausgrabungen und Aufhebungen, übers. v. Güntz Th. II.; Güntz, der Leichnam des Neugebornen, Casper l. c. pag. 47).

In Bezug auf die Zeit, in der die Saponification einzutreten pflegt, äußert sich Casper dahin: „daß die Todtengräber auf dem Kirchhofe des Innocens in Paris weit vom Ziele abirrten, wenn sie einen Zeitraum von 30 Jahren annahmen, ist zweifellos. Es bildet sich, wenn es sich bildet, sehr viel früher.

Devergie meint, es erfordere Ein Jahr, um den ganzen Leichnam eines Ertrunkenen, und ungefähr 3 Jahre, um einen in der Erde liegenden Leichnam zu saponificiren. Ich habe indeß unter meinen selbstbeobachteten Fällen von Verseifung den Fall eines neugebornen Kindes anzuführen, das erst 13 Monate in einem Garten, der sehr feuchten Boden hatte, in grober Packleinwand eingehüllt, vergraben gewesen, und das bereits etwa zu einem Drittheil des ganzen Körpers saponificirt war. In weniger als einem halben Jahre im Wasser und Einem Jahre in nasser Erde dürfte wohl Adipocire-Bildung in größerem Umfange nicht zu Stande kommen In größerem Umfange, denn Anfänge zu ihrer Entwickelung findet man auch schon früher."

γ) Die Verwesung in der Erde, unter Dünger rc.

Durch den theilweisen oder gänzlichen Abschluß der Luft, mechanischen Druck des den Leichnam bedeckenden Materials und durch dessen chemische Eigenthümlichkeiten erleidet der oben geschilderte Verlauf der Verwesung einige Abänderungen, die jedoch meist nur die Oberfläche des verwesenden Körpers, mit der dieses Material in unmittelbarer Berührung steht, betreffen. Im Uebrigen gilt in Bezug auf das Zeitverhältniß, in denen in den verschiedenen Medien der Verwesungsproceß einen Leichnam bis zur vollständigen Auflösung bringt, der von Casper (l. c. pag. 42) aufgestellte Satz: „daß bei ziemlich gleichen Durchschnittstemperaturen eine Woche Aufenthalt der Leiche in freier Luft zwei Wochen Aufenthalt derselben in Wasser und acht Wochen Lagerung auf gewöhnliche Weise in der Erde entspricht."

Die Veränderungen an der Oberfläche des in der Erde rc. verwesenden Leichnams sind nach Orfila (l. c. pag. 241) folgende:

Die Oberhaut hat eine auffallende Neigung, sich zu zersetzen. In der ersten Zeit wird sie dünner und weicher, und hängt gern mit dem Leichentuche zusammen, oder verschmilzt auch, wenn der Leichnam nackt begraben wurde, mit dem Erdreiche. An Stellen, wo die Epidermis, nach Entfernung der Erde, noch sitzen bleibt, ist sie gefaltet, aufgehoben, und leicht in dünnen, durchsichtigen, graulich weißen Lappen lösbar. Letztere Farbe finden wir selbst am Unterleibe, wo die Cutis ein grünes Colorit besitzt. In der Handfläche und auf den Fußsohlen ist sie jedoch trockener, weniger durchscheinend, weiß, sehr gefaltet und den Stellen ähnlich, welche längere Zeit mit einem erweichenden Umschlage bedeckt waren.

Etwas später stellt sich in den Resten der Oberhaut, die sich noch nicht gelöst haben, allmählich eine merkwürdige Umwandlung ein. Diese Parthien werden oft fettartig und hängen mehr und mehr mit der bedeckenden Erde oder dem Leichentuche zusammen; sie bilden nun röthlichgelbe oder braune, aus mehreren kleinen, rundlichen Höckern, die linsenartig und confluent sind, zusammengesetzte Schichten. Bisweilen findet sich auch, anstatt dieser Pockenschichten, ein klebriger und fetter Schleim, der zum Verbindungsmittel zwischen einigen Organen zu dienen scheint. So kittet er z. B. die innere Seite der Arme gar oft an den Brustkasten. Nicht minder kommt auch in einzelnen Fällen statt des fetten und pechartigen Ueberzugs ein trockner vor, welcher der Rinde eines getrockneten Käse sehr ähnlich sieht. Auf den eben geschilderten Ueberzügen lagert nicht selten ein weißer, flockiger Moder, der bisweilen einer weißen Gelée gleicht. In einer noch spätern Periode ist die Oberhaut völlig verschwunden.

Die Nägel erweichen anfangs, nehmen eine grauliche Farbe an, werden undurchsichtig, und schon nach 20—30 Tagen nach dem Einscharren kann man sie leicht ausreißen. Späterhin vertrocknen sie und fallen ab.

Die Lederhaut. Anfangs, wenn die Oberhaut auf ihr ist, erscheint sie gelblich, etwas ins Rosa spielend, zeigt aber hier und da grüne, röthliche und violette Flecke. Uebrigens ist sie kaum erweicht. Späterhin finden wir sie bisweilen mit kleinen sandartigen Granulationen, die aus phosphorsaurem Kalk bestehen, bedeckt. Um diese Zeit hat sie sich in Folge der Fäulniß am Rücken fast abgelöst und bildet hier eine Art Tasche, wie es an der Haut der Kröten der Fall ist. Noch späterhin beginnt die Cutis zu vertrocknen, wird dünner und färbt sich allmählich, zwischen Falbgelb, Gelb bis zum Orange und Braun wechselnd. Auf der Haut begegnet uns jener Ueberzug, dessen bereits bei der Epidermis gedacht ist. An einigen Stellen lagert auch Moder, letzterer jedoch nicht an den feuchtesten Stellen, wie etwa am Rücken, wohl aber da in Menge, wo die Theile trocken sind. Die Austrocknung schreitet täglich weiter vor, die Hülle der Bedeckungen wird wie gegerbt und das Ganze allmählich so derb, daß, wenn man mit dem Messerhefte hier und da auf den Leichnam klopft, es fast den Ton giebt, als klopfe man auf eine Pappschachtel. In diesem Zustande der Cutis kann man deutlich, wenn man sie einschneidet, eine Neigung zur Verseifung wahrnehmen. Tritt nunmehr keine Verseifung ein, so vertrocknet und verschwindet die Haut immer mehr. Die trockensten Stellen sind die vordern Parthien des Körpers; hier ist die Cutis bisweilen aufs Aeußerste ausgedürrt, während sie auf der Rückenfläche noch sehr feucht und dabei sehr verdünnt, auch zum Theil durch Madenfraß zerstört ist. Die Farbe der Cutis wird mehr und mehr braun oder schmutziggelb; doch behält das Gebilde, ob es gleich an manchen Orten bereits zerstört und wie angefressen ist, noch ziemliche Festigkeit. Endlich erreicht das Schwinden der Haut einen so hohen Grad, daß sie allmählich verloren geht. Die Zerstörung des Hautorgans schreitet an den Stellen, welche weder vertrocknet, noch in Fett verwandelt sind, weit schneller vor sich. —

δ) Beobachtungen über die Verwesung der Neugebornen in der Luft, in der Erde und im Wasser.

Beobachtung von Verwesung in der Luft.[1])

Das Kind der B. Ein am 1. Mai 1824 früh 9 Uhr in Folge des Vorfalls der Nabelschnur todtgeborner Knabe, welcher von der Placenta kunstmäßig getrennt, im Nabelstrange unterbunden, gebadet, gebürstet und mit andern Belebungsmitteln fruchtlos behandelt worden war, verhielt sich, 2 Stunden nach der Geburt in eine Gartenlaube gebracht, bei 15° R. folgendermaßen:

Der Körper lag auf dem Rücken, der Kopf hing etwas über, die obern Extremitäten, im Ellenbogen und den Fingern leicht gebogen, liefen mit dem Rumpfe parallel, und die untern, in den Knien gebeugt, in den Füßen weder gebeugt noch gestreckt, sanken, in den Patellen am weitesten von einander entfernt, nach rechts und links vom Körper ab. Die Haare, halb getrocknet, kräuselten sich, die Ohrenknorpel klafften etwas ab, die

---

[1]) Güntz in Orfila's Handbuch für Ausgrabungen und Aufhebungen Th. II. pag. 37.

Lippen waren locker geöffnet und die Kinnladen geschlossen. Das Nabelstrangende klebte zur Seite des Bauches an, der Penis lag auf dem welken Hodensacke und der After stand offen. An wenigen Stellen, namentlich in einigen Falten des Rückens und in der Inguinalgegend, klebte etwas Käseschleim. Auf der Schnittfläche des Nabelstranges stand ein Tröpfchen Blut. Die allgemeinen Bedeckungen fühlten sich wollig an und duldeten beim Eindrücken keine Fingergruben. Alle Gelenke waren beweglich und der Kopf fiel, wenn man seine Stütze wegzog, seitlich und rückwärts über, Stirnfontanelle und Bauch erschienen mehr glatt als gespannt; die Brust besaß nur eine mäßige Wölbung.

Anlangend die Färbung, so überzog den Körper fast allenthalben ein bleiches Weißroth. Nur in der Nähe der Ohren, zwischen den Schulterblättern und an den Hinterbacken standen einige blaurothe Todtenflecke. Die Iris sah graublau aus und umschloß eine linsengroße Pupille, welche durch die klare Hornhaut deutlich 'gesehen werden konnte. Das Weiße des Auges war ein reines Weiß ohne Geäder und Blutpunkte. Die Lippen färbte ein Blaugrau; dieselbe Farbe hatten auch die Brustwarzen. Der Nabelstrang sah perlmutterweiß aus mit einem leichten Schimmer ins Bläuliche. Der Hodensack zeigte ein hellrothblaues, weißlich gestreiftes Colorit. Die Fingernägel erschienen blaßroth mit bläulichen Strahlen, die Zehennägel etwas lichter.

Temperatur. Der kleine Leichnam fühlte sich allenthalben kühl an. Im Hinterkopfe und in der Magengegend bestand aber noch einige ererbte Wärme. Stirn, Nasenspitze, Kinn, Finger und Zehen hatten eine wahre Marmorkälte.

Der Geruch war schwach animalisch.

In der Lage, die der Strömung der Luft und dem Zutritte der Insekten völlige Freiheit gestattete, die Regenstürze aber und die Raubvögel abhielt, blieb der Körper vier Wochen lang liegen. Die Temperatur schwankte in dieser Zeit zwischen 8 und 14 ° R. Der Gang der Verwandlung des Leichnams war inmittelst folgender.

Vier bis sechs Stunden nach dem Tode begann der Leichnam zu erstarren. Glieder und Kopf wurden unbeweglich, oder ließen sich doch nur unter Anwendung einer ziemlichen Gewalt beugen und wenden. Die Seitenflächen des Kopfes, insbesondere die Ohrmuscheln, dann Oberarme, Rücken und Unterschenkel, am meisten aber die Kehrseite des Körpers, wurden mit blaurothen Todtenflecken bedeckt. Die Augenlider klafften etwas mehr als früher, die Hornhaut trübte sich und das Weiße des Auges wurde unrein. Die Lippen waren leicht verklebt und röthlich braun. Der Nabelstrang welkte und färbte sich grünlich gelb. Der Penis lag fester am Hodensack an und das Scrotum verklebte mit dem Damme.

Drei Tage nach dem Tode, am 4. Mai, begann in dem Zellgewebe unter der Haut eine lebhafte Luftentwickelung. Die allgemeinen Bedeckungen wurden wollig und elastisch, die Gelenke beweglich, die Todtenflecke bleich, bräunlich, blaugrau, verwischt. Die Augenlider lagen straff an dem Bulbus an und hatten in die Hornhaut zwei leichte Furchen gedrückt. Das Segment der Cornea, welches zwischen diesen Furchen und daher unbedeckt lag, erschien trocken und runzlich. Im Weißen des Auges fanden sich schmutzig röthliche Flecken. Die Nase sah glänzend wachsgelb aus. Der Mund stand in den Lippen weiter offen als früher; letztere waren trocken und graubraun. Die Zunge feucht, weich, graublau, lag unmittelbar hinter dem obern Alveolarrande, der jetzt leicht durch Niederdrücken der untern Maxille sichtbar gemacht werden konnte. An den Ohrmuscheln bestand keine merkbare Veränderung. Das Nabelstrangende hatte durch Vertrocknung an Umfang und Elasticität verloren. Es sah gelbgrün aus und hatte die welke Geschmeidigkeit eines halbverdorrten Spargelstengels. Hodensack und Penis erschienen braunblau; ersterer unterlag offenbar einer emphysematösen Anschwellung. Die Extremitäten boten einige Vertrocknung und blaugraue Nägel, sonst keine auffallende Umwandlung dar. Aus dem After war etwas Kindespech geflossen. Der Geruch begann faulig zu werden. Es schwärmten bereits einige Schmeißfliegen in der Umgebung des Leichnams; von Eiern und Larven war jedoch nichts wahrzunehmen.

Am 19. Mai. Der kleine Leichnam ist mächtig verändert. Seine Haltung erscheint flacher, gedrückter, gleichsam hingegossen. Der Aggregatzustand ist viel weicher und lockerer als früher. Die Oberhaut selbst leicht zerreißlich, trennt sich in großen Lappen. In der fast speckartig aufgelockerten Cutis finden sich große Madennester. Das Fettpolster ist schmierig und fächerig, mit kleinen Blasen versehen. Die Muskeln haben im Allgemeinen noch Zusammenhang, zerreißen aber leicht. In den Gelenkverbindungen hat noch keine Trennung stattgefunden und die Höhlen sind noch uneröffnet. Die Form des Leichnams fällt mit der Haltung zusammen. Alle Theile sind weniger gewölbt und rund, als vorher; dies gilt besonders vom Gesichte, dem Bauche und den Geschlechtstheilen Die Färbung der allgemeinen Bedeckungen war, wo die Oberhaut noch ansaß, ein schmutziges Grauweiß, in welchem eine Anzahl anderer Töne, namentlich blaue, schwärzliche, rothe, lehmgelbe, modergrüne Flecken, theils scharf begrenzt, theils verschwimmend, sich abgelagert hatten. Die von der Epidermis entblößten Cutisstellen waren olivengrün und weinhefenroth colorirt. Die Lippen sahen braunroth, die Fingernägel rothblau, die Zehennägel gelbgrau, der Hodensack schwarzblau, das Nabelstrangende leimfarben aus. Der Geruch des Todten ist höchst widerlich faulig.

Am 28. Mai war in den nun geschilderten Verhältnissen fast nichts verändert; doch hatte der Substanzverlust durch Madenfraß und Austrocknung einigermaßen zugenommen. Man öffnete heute die Höhlen und fand, daß alle Organe derselben, obwohl mehr oder minder gut, noch darstellbar waren. Das Gehirn erschien breiartig, graugrün, fast homogen gefärbt und stank abscheulich. In der Brusthöhle begegnete man einiger blutigwässeriger Feuchtigkeit. Die Lungen sahen hell braungelb aus und ließen mit dem Finger sich zerdrücken. Auf Wasser gelegt, schwammen die einzelnen Theile ziemlich leicht. Man sah an ihnen deutlich kleine Luftblasen hängen, nach deren Absonderung das Parenchym tiefer sank. Das Herz und der Herzbeutel hatten nur Erweichung erfahren. Dasselbe galt von den Eingeweiden der Bauchhöhle. Alle behaupteten ihre Lage und Form; dagegen ließen eine gewisse Magerkeit und starke Auflockerung sich nicht verkennen. Das Meconium schien noch ganz frisch zu sein.

Der Geruch des Leichnams war vorstechend ammoniakalisch.

Beobachtung von Verwesung in der Erde. [1])

Das Kind der H., ein Mädchen. Es wurde in Folge zu früher Trennung der Plazenta den 4. Juni 1828 todt geboren, war reif, wohlgebildet und ohne Spur der Wirkung des Geburtsdranges. Käseschleim klebte hinter den Ohren, in den Augenwinkeln, am Rücken, auf dem Damme und in der Inguinalgegend. Vorzüglich dick geschichtet fand man ihn zwischen den großen Schamlippen und der Schenkelfalte. Die Nabelschnur war, 5 " vom Kinde entfernt, abgeschnitten nnd leicht unterbunden, alle Gelenke ließen sich beugen und strecken, die allgemeinen Bedeckungen besaßen vielen Turgor, der Bauch fühlte sich aber welk und das Nabelstrangende knorpelig hart an. Augenlider und Lippen lagen an einander

[1]) Orfila, Handbuch. Th. I. pag. 179.

und die Ohren standen wenig vom Hinterkopfe ab. Die Hautfarbe, ein bleiches Weißroth, überzog den Körper gleichmäßig. Nur auf der Rückenseite hatten sich mehrere blaurothe Todtenflecke gebildet. Das Kind war noch warm an den Stellen, wo bedeckte Vertiefungen sind (Achselgruben, Inguinalgegend), 16 ° R. Kalt fühlten sich Nasenspitze, Lippen, Finger und Zehen, Stirn und Nabelstrang an. Der Leichnam roch schwach animalisch.

In diesem Zustande wurde der Körper in ein geräumiges, drei Fuß tiefes Grab gelegt, welches im Gartenlande frisch gegraben worden war. Dort lag der Körper auf dem Rücken und der rechten Seite. Der Kopf fiel nach rechts über, die Extremitäten waren leicht gekrümmt, der linke Schenkel lehnte sich über den rechten, Ellenbogen und Knie bildeten stumpfe Winkel, die Finger standen locker eingeschlagen, die Plattfüße gingen in rechten Winkeln von den Unterschenkeln aus, die Zehen beugten sich ein wenig nach der Sohle hin. Man warf nun 1 Fuß hoch Erde über den Leichnam und öffnete das Grab am 5. Junius wieder. Die Temperatur des Erdreichs stand in der Tiefe 9 ° R. Der Leichnam war ersteift, alle Gelenke starrten unbeweglich, die allgemeinen Bedeckungen ließen sich nicht in Falten aufheben, sondern nahmen Fingergruben an, und die Knochen des Schädelgewölbes standen fest. Die Lage des Todten war einigermaßen verändert. Den Kopf fand man noch mehr nach rechts und die Oberarme vom Thorax abgedrängt. Zwischen den untern Extremitäten hatte sich reichlich Erde angesammelt, sie stopfte auch die Vertiefungen des Todten aus. Ellenbogen und Knie schienen weniger gekrümmt zu sein, als am vorigen Tage.

Der Kopf war von beiden Seiten etwas zusammengedrückt. Auch die Nase und Lippen zeigten Spuren von Druck. Der linke Oberarm hatte seine Cylinderform verloren, und die Fläche des Unterleibes bildete eine kleine Vertiefung. Der weiche Grund des Grabes gab die Form der untern Körperhälfte wieder.

Die Farbe des Kindes war bleicher als gestern. Einzelne Stellen (Augenlider und Nase) sahen mehr gelbweiß aus, und andere (rechter Hinterbacken, rechte Schulter) fand man mit dunkelbraunen Schmutzflecken überzogen. Die Umgebung des Nabels spielte ins Mennigrothe, die Augen wurden trübe, die Lippen blaßbräunlich, die Brustwarzen braunblau gefärbt, Finger- und Zehennägel erschienen blaß rothblau.

Der Körper roch wenig und die Ausdünstung schien mehr von den anhängenden Erdtheilen als von der animalischen Masse herzurühren. Die Temperatur der letztern schien etwas höher zu stehen als der Wärmegrad der Grabwände.

Man legte, als diese Data aufgezeichnet worden waren, den Leichnam wieder in das Grab und warf die ganze Masse des ausgegrabenen Erdreichs darauf. Das Grab blieb den Abwechselungen der Witterung bloßgestellt.

Den 6. August. Die Temperatur der Luft hat während dieses Zeitraums zwischen 15 und 20° R. geschwankt. Am heutigen Tage stand das Thermometer auf 20° R., sank jedoch in der Tiefe der Erde auf 14° R. Der erste Fuß des weggenommenen Bodens war ziemlich trocken, der zweite frischer und der dritte sogar einigermaßen feucht. Zunächst der Masse des Todten glich das Erdreich einem Ameisenhaufen; so durchlöchert und belebt erschien es. Tausende von Aleocharen liefen durch die Gänge. Den Leichnam selbst fand man noch im Zusammenhange, aber beträchtlich verwandelt. Das Ganze hatte sich mehr ausgebreitet. Erde war in die Zwischenräume des Körpers gedrungen. Die obern Extremitäten lagen weiter vom Truncus und die untern standen mehr von einander ab als früher. Kopf, Rumpf und Gliedmaßen, mit einem Worte, der ganze Leichnam erschien zusammengepreßt, der Kopf, welcher auf der rechten Gesichtshälfte gelegen hatte, von beiden Seiten, der Rumpf von vorn nach hinten und die Glieder von verschiedenen Richtungen, je nachdem eine Extremität diese oder jene Stellung gehabt hatte. Die Formen der Weichtheile waren völlig zerstört, die Gesichtszüge verwischt, die Cavitäten geöffnet. Fetzen und Zotten verschiedener Eingeweide hingen aus den Oeffnungen hervor. Der Körper zeigte keine Spur von Elasticität. Die Haare lösten sich leicht, die Kopfknochen klebten kaum noch zusammen, Ohr und Nasenknorpel fielen ab, die Oberhaut, welche fast allenthalben fehlte, hing nur da noch, aber ganz locker, an, wo Haut auf Haut gelegen hatte, die Cutis, allenthalben aufgerissen, höckrig, wie mit Warzen bedeckt, besaß ein schmieriges Gefüge und das Fett schien aus zweierlei Masse zu bestehen; denn es war an manchen Stellen fast weich, bröcklich, an andern hingegen weich und klebrig. In der Muskelsubstanz fanden sich hin und wieder Bläschen. Am reichlichsten ging die Gasentwickelung in den Zwischenräumen der einzelnen Muskeln und in der Nähe der Knochen vor sich. Das Fleisch selbst fühlte sich klebrig an und zerriß unter den Fingern; fester und besser erhalten zeigten sich Sehnen, Häute und Bänder, Knochen und Knorpel hingen noch an einander. Einige Phalangen der Finger waren abgetrennt. Das Innere der Höhlen blieb ununtersucht.

Das Aeußere des Todten zeigte folgende Farben. Die Oberhaut sah schmutzig milchweiß aus, die Cutis unter ihr marmorirt, grauroth und graugelbweiß, glänzend, wo die Epidermis aber verloren gegangen war, röthlichbraun. Hin und wieder saßen gelbe und grüne Pilze (verschiedene Sporotricha) an. Das Fett erschien weißröthlich, an der innern Fläche mehr roth als nach der Cutis hin. Diejenigen Parthien dieser Masse, welche mehr zerreiblich waren, besaßen ein weißes Colorit. Das Muskelfleisch fand man röthlich, ins Braungelbe spielend, dort aber, wo es sehr dick lag, hellroth, ins Rosenfarbene übergehend. Die breiten Kopfknochen, von welchen die Cutis losgeschält war, hatten ein braungelbes, ins Röthliche schimmernde Aeußere; dunkle Schmutzpunkte fleckten die Grundfarbe. Was von den Eingeweiden durch die Risse in den Wänden der Höhlen heraushing, sah braunroth aus.

Der Geruch dieses Cadavers hatte etwas Brenzliches, nicht eben Widerliches. Näherte man aber die Nase denjenigen Partien, wo die Muskelschichten noch dick lagen, so verrieth sich die faulige Ausdünstung. Das Grab konnte man selbst schon von Weitem an dem starken Geruche nach frischer Erde auffinden.

Temperaturverschiedenheit läßt der Leichnam nicht erkennen.

Man füllte die Grube von Neuem zu.

Den 30. September. Die Wärme der Atmosphäre betrug heute 17° R. Zwei Fuß in der Tiefe der Erde fiel aber das Quecksilber auf 10° R. Als das Grabscheit in der Gegend, wo die Leiche verscharrt liegen mußte, ankam, entdeckte man, trotz aller Untersuchung, keinen Theil des Kindes. Nur klumpiger und feuchter war der Boden, und Gänge in der Dicke eines Rabenkiels schlängelten sich durch. Plötzlich stieß man auf ein Büschel Haare. Es schien ein Theil des Haupthaars zu sein, welches locker in einem Lappen der Kopfschwarte hing, die weiß, dünn, bröcklich, geruchlos erschien. Um die Reste nicht zu verletzen, stach man den ganzen Raum, in dem sie muthmaßlich verborgen lagen, ab und hob ihn aus der Tiefe. Nun schritt man zur Untersuchung.

Der große Klumpen Erde theilte sich, als er auf ein Brett gelegt wurde, noch selbst durch Risse in mehrere kleine Brocken. Jeder der Brocken enthielt ein Stück der kindlichen Reste. An den Stellen, wo die Erdklumpen an einander gesessen hatten, war die Substanz des Kernes, die

Leiche, in irgend einem Durchschnitte sichtbar. Welche Theile aber jeder einzelne Klumpen enthielt, konnte nicht bestimmt werden. Nur die Lage der Wirbelsäule ließ sich durch die Bogen der Wirbelknochen, welche zwar zertrennt waren, aber doch durch Erde und Fett zusammengehalten wurden, ausmitteln. Für die Extremitäten sprachen die Röhrenknochen, für Hände und Füße insbesondere die Knochen der Phalangen. An der Stelle des Kopfes lag ein Gerüst in Stücke getrennt. Auf den Knochen der Schädelhöhle klebte etwas Gehirn. Die Substanz dieses Organs hatte eine schmierige Consistenz. Seine Farbe war bleichroth, mit weißen und bräunlichen Streifen durchwebt. Von weichen Theilen schien wenig übrig geblieben zu sein. Anstatt der Cutis und des Panniculus adiposus zeigte sich etwas Fettwachs. Dieses zerbröckelte leicht, sah weiß aus und wechselte den Grundton nur hin und wieder mit röthlichen und gelben Massen. Auch blauschwarze Flecke kamen im Fette vor. Diese Schalen schlossen, wo früher die Extremitäten gelegen hatten, ein moosartiges Fasergewebe ein. Es schien aus Resten der Gefäße, aus Häuten und Sehnen zu bestehen. Seine Grundfarbe bildete ein Braun, welches bald ins Lehmgelbe, bald ins Schwarze überging. Weiße und grüne Pilze saßen gruppenweise an. Die Knochen sahen schmutzig gelb, an den Epiphysen aber braun, zum Theil schwärzlich aus. Von den Organen der Brusthöhle und des Unterleibes war keine Spur.

Der Geruch des Ganzen glich der frischen Gartenerde.

Beobachtung von Verwesung im Wasser.[1])

Am 12. März 1830 wurde ein neugebornes, 8 Tage altes, vor 36 Stunden gestorbenes Kind in eine große, mit Seinewasser fast bis zum Rande gefüllte Wanne gelegt. Die Farbe des Leichnams war um diese Zeit natürlich; nur erschien die hintere Fläche des Rumpfes leicht violett gefärbt, das rechte Ohr roth und die Nägel bläulich.

Am Nagel des linken Zeigefingers bestand eine Eiterung; übrigens waren Schwere, Umfang und Masse des Kindes normal.

13. März. Der Körper sieht mattweiß aus. Augenlider und Ohren sind bleich rosa gefärbt. Am Rücken findet sich kaum noch eine Spur des erwähnten Violett. Die Oberhaut der Glieder, mattweiß, beginnt, besonders an Händen und Füßen, sich zu runzeln, löst sich jedoch nicht. An der vordern Fläche des Rumpfes bemerkt man kleine, weiße Plättchen, wirk-

---

[1]) Orfila, Handb. Th. II. p. 125.

liche Schuppen, die von der ersten noch nicht abgegangenen Epidermis herrühren.

14. März. Das rechte Knie ist der einzige Körpertheil, welcher aus dem Wasser vorragt; es hat einen rosenfarbenen Ton.

17. März. Letztere Färbung ist leicht gelblich geworden. Der Bauch wird etwas aufgetrieben. Die Oberhaut löst sich nur in der Umgebung des ulcerirten Nagels.

20. März. Der Leichnam schwimmt nahe an der Oberfläche des Wassers. Sein Grundton ist ein Weiß, welches sich in ein sehr lichtes Violett zieht. Beide Kniee ragen aus dem Wasser vor, sind blaßgelblich rosa, schwächer als an den vorigen Tagen gefärbt. An den Händen ist die Oberhaut gehoben.

24. März. Der größte Theil des Unterleibes sieht grünlich aus und schwimmt seit zwei Tagen über dem Wasser. Die Epidermis der Handflächen und der Fußsohlen zerreißt sich leichter.

25. März. Die Kniee, welche in Folge der Berührung mit der Luft roth geworden waren, sind jetzt völlig entfärbt; der linke Schenkel erscheint rosenfarben, der Bauch und der untere Theil des Thorax grün.

26. März. Hals und obere Hälfte des Thorax bieten einen violetten, Augenlider, Nase und Lippen einen gelblichen Ton dar. Die untern Extremitäten sind, mit Ausnahme der vordern Fläche der Schienbeine, gleichmäßig rosa gefärbt.

27. März. Der Leichnam schwimmt immer noch nahe an der Oberfläche des Wassers; Bauch und ein Theil des Thorax, endlich die Kniee tauchen allein auf.

28. März. Der Bauch, durchgängig grün, hat einen schieferfarbenen Fleck, der im größten Durchmesser etwa 6 Linien hält. Hals und Thorax werden tiefer violett; die obern Gliedmaßen nehmen denselben Ton an, erscheinen aber heller.

30. März. Die rechte Hand ragt aus dem Wasser hervor und sieht grünlich aus; derselbe Ton zeigt sich auch über dem rechten Knie, unmittelbar zunächst der Parthie, die der Luft ausgesetzt ist, mithin an einer Stelle, welche kaum von dem Wasser überhaupt bespült wird. Die vordere Fläche der Unterschenkel nimmt schon ein Rosa an.

1. April. Die Kniee sind gelb und fast vertrocknet; obwohl fast immer der Luft ausgesetzt, haben sie doch niemals einen grünen Ton angenommen.

3. April. Unterleib und Brustkasten schwimmen fortwährend über dem Wasser und sehen grün aus. Der Hals hat ein Rothviolett, das Gesicht ein Kupferroth. An der linken Seite des Kopfes findet sich eine Geschwulst vor, die von Auftreibung der Oberhaut durch Gase herrührt. Die untern Extremitäten sind, mit Ausnahme der Kniee, roth. Die verschiedenen Färbungen hängen nicht von der Oberhaut ab: denn letztere erscheint, wo man sie abzieht, ungefärbt. Uebrigens löst sich die Epidermis, obwohl sie noch ansitzt, bei der geringsten Reibung.

4. April. Alle ihrer Oberhaut beraubten Parthien, die gestern roth aussahen und unter dem Wasser blieben, erscheinen heute fast ungefärbt.

5. April. Die nur genannten Hautstellen sind elfenbeinweiß. Das Zellgewebe unter der Haut ist schon beträchtlich durch Gase ausgespannt.

8. April. Der Bauch, der mit der Luft in Berührung steht, zeigt eine weit größere Auftreibung und eine weit geringere Färbung, obwohl er noch mit Epidermis bedeckt ist. Der Theil, welcher aus dem Wasser hervorragt, ist mit kleinen gelblichen Wärzchen umgeben, die, weich und wie schleimig, sich leicht wegnehmen lassen. Alle von Epidermis entblößte Stellen, welche untertauchen, bleiben noch immer farblos. Den linken Arm und die hintere Fläche der untern Gliedmaßen findet man mit kleinen Flecken bedeckt.

9. April. Die ganze Parthie des Thorax und Unterleibes, auf welche die Luft einwirken kann, ist vertrocknet. Die Oberhaut hängt noch fest an; an den Füßen hingegen liegt sie zwar noch auf, läßt sich aber mit dem leisesten Zuge losmachen. Jene, gestern aufgefundenen kleinen Flecken treten heute deutlicher hervor. Das Zellgewebe erscheint nicht sehr emphysematös. Die Gliedmaßen behalten ihre sämmtlichen Gewebe und man fühlt, wenn man ins Fleisch eindrückt, wie die Muskeln noch ziemlichen Widerstand leisten.

11. April. Am linken Arme, und zwar genau da, wo, wie erwähnt, ein verdächtiger Fleck bestand, wird eine Corrosion sichtbar.

15. April. Der Leichnam ist noch ganz und taucht etwas mehr auf. Alle Parthien, die bisher unter dem Wasser und weiß gewesen waren, sehen nun, seit sie mit der Luft in Berührung stehen, schmutzig gelb, leicht ockerfarben aus. Kopf und Arme sind mit andern Corrosionen, aus welchen ein blutiges Serum fließt, versehen. Dieser Substanzverlust ist überall, wo Flecke bestanden, vorhanden. Der Bauch, trocken, mit seiner Epidermis bedeckt und wie früher gefärbt, schwimmt noch immer außerhalb des Was-

sers. Letzteres gilt auch seit 2 Tagen von der vordern Hälfte des Halses. Sie ist emphysematös und, obwohl früher weiß, jetzt schmutzig roth gefärbt und spielt ins Rosa. Die Füße überzieht noch, jedoch sehr locker, ihre Oberhaut.

17. April. Die vorhandenen Corrosionen haben sich sehr vergrößert; eine besonders, auf der rechten Seite des Brustkastens, ist außerordentlich umfangreich und läßt Muskelreste, entblößte Rippen und ein Stück Lunge austreten. .

Am folgenden Tage drangen aus anderen, am Unterleibe aufgebrochenen Oeffnungen Theile der Baucheingeweide in Form von Jauche hervor.

Zweiter Theil.

Gerichtliche Thanatologie der Neugebornen.

§. 9. Der Begriff „Neugeboren" und die Bestimmung des preußischen Strafgesetzbuchs (§. 180) „in oder gleich nach der Geburt".

Der Begriff des Neugeborenseins hat von jeher Juristen und Aerzten viel zu schaffen gemacht, und bis in die neueste Zeit war es nicht gelungen, eine allgemein gültige und allgemein angenommene Erklärung dieses Begriffs aufzustellen. Und doch schien eine solche in legislatorischer Beziehung nothwendig, da man es allgemein anerkannte, daß eine Mutter, die noch durch Schmerzen, Gemüthserregungen und Alienationen der Nerventhätigkeit in Folge der Entbindung in hohem Grade leidend war und in diesem krankhaften Zustande ihr eben gebornes Kind tödtete oder dessen Tod nicht verhinderte, weniger zurechnungsfähig also minder strafbar sei, als eine solche, bei der sich diese Störungen durch die Geburt bereits wieder ausgeglichen hatten. Diejenigen, welche Definitionen des Begriffs aufstellten, hatten entweder den eben erwähnten Zustand der Mutter im Auge. So erklärt Grollmann (Grundsätze der Criminalrechtswissenschaft. 3. Aufl. Gießen 1818 §. 276), es sei ein Kind so lange ein neugebornes „als der schreckliche Kampf zwischen den natürlichen Gefühlen einer Mutter und der Furcht vor der bevorstehenden Schande noch nicht gekämpft worden ist", Mittermaier (Neues Archiv des Criminalrechts Bd. 7), als die durch die Geburt bei der Mutter hervorgebrachte krankhafte Nervenaufregung dauere und sie deshalb zu vernünftiger Ueberlegung unfähig sei. Ohne weiter auf die sonstigen Mängel dieser Erklärungen einzugehen, sei nur erwähnt, daß diese Bestimmungen des Begriffs in dem Worte „Neugeborensein" gar nicht enthalten sind. Die wesentlichen Bestandtheile des Begriffs liegen allein in dem Producte der Geburt, dem gebornen Kinde.

Oder die Erklärer des Begriffs faßten den Zustand des Kindes nach der Geburt auf, meistens eine seiner besondern Eigenthümlichkeiten. So nennt der Justinianische und Theodosianische Codex die Kinder so lange Neugeborne, als sie noch „sanguinolenti" sind, Tittmann (Handb. der Strafrechtswissenschaft Bd. 1. §. 168), „wenn die Körpertheile, welche zur Zubereitung der Säfte oder des Nahrungsstoffes dienen, ihre Functionen zu verrichten noch keine Kraft besitzen", Ollivier, „sobald der Nabelstrang noch nicht vom Nabel getrennt ist", Froriep (Casper's Wochenschrift 1835 No. 47), wenn das Kind noch nicht gereinigt und gepflegt sei und der Nabelstrang noch vorhanden, Günz und Mende (Bd. 3), „wenn die Kinder noch die Spur des kaum beschlossenen Uteruslebens, das Nabelstrangende, an sich tragen", Wildberg und Klose, wenn der Nabelstrang wenig oder nicht vertrocknet gefunden werde; oder endlich es wurden zur Begriffsbestimmung Erscheinungen vom Kinde und der Mutter zugleich genommen, so Gans (Verbrechen des Kindermords, Hannover 1824), „es war ein Neugebornes, so lange es nicht genährt und gekleidet war, die Mutter noch an den unmittelbaren Folgen der Entbindung litt, und außer derselben, ihren Eltern oder dem Schwängerer Niemand Kenntniß von seinem Dasein hatte".

Alle diese Definitionen legen willkührlich in den Begriff des Neugeborenseins hinein, was gar nicht darin liegt. Der Begriff des Neugeborenseins besteht in der Ausschließung jeglichen Alters des Gebornen.

Neugeboren ist daher nur ein Kind unmittelbar nach der Geburt, nur im ersten Augenblick nach der Geburt, schon ein paar Stunden nach derselben kommt ihm der Begriff des Alters zu. Bedenkt man, wie schnell die Veränderungen des gebornen Kindes eintreten, wie das extrauterine Leben des eben Gebornen von Stunde zu Stunde in physiologischer wie physikalischer Beziehung in immer größere Differenzen mit dem intrauterinen Leben tritt und dadurch immer mehr sich der eigentliche Zustand des wirklichen Neugeborenseins verliert und bedenkt man, daß nicht deshalb eine geringere Zurechnungsfähigkeit der Mutter vorhanden ist, weil das Object der gerichtlichen Untersuchung ein sogenanntes Neugebornes ist, sondern weil in Folge der Geburt der Gemüths- und Körperzustand ein solcher geworden daß die Mutter nicht „sui compos" ist, so ist der Begriff des Neugeborenseins aus der gerichtsärztlichen Praxis ganz zu streichen, da, wenn man den wirklichen Begriff „Neugeboren" festhält, der sehr kurze Zeitraum des Neugeborenseins keinen praktischen Werth haben kann, und im andern Falle es der Willkühr jedes Einzelnen überlassen bleiben muß, sich den Zeitraum des angeblichen Neugeborenseins nach Belieben zu begrenzen. Selbstredend ist es in letzter Beziehung, daß solche Unbestimmtheiten bei Gesetzen ganz verwerflich sind. Die Verfasser des Neuen Preußischen Strafgesetzbuchs, die das Ebengesagte wohl gefühlt haben mögen, haben deshalb auch das Wort „Neugeboren" ganz gestrichen und dafür gesetzt „in oder gleich nach der Geburt" (§. 180). Diese Bestimmung ist jedoch gleichfalls, und zwar besonders aus zwei Gründen, unzulänglich. Zunächst erlaubt der Ausdruck „gleich nach der Geburt" eine beliebige Dehnung des Zeitraums nach der Geburt. Man kann mit gleichem Rechte unter diesem Ausdruck zwei Stunden, zwei Tage nach der Geburt verstehen. Wie weit, fragt es sich daher, geht die Grenze?

Zweitens wird in dieser Bestimmung der geringer zurechnungsfähige Zustand der Mutter von dem Alter des Gebornen abhängig gemacht, ein Nothbehelf zur Ausmittlung eines zweifelhaften Gemüthszustandes, der viele Nachtheile hat. Es soll durchaus nicht geleugnet werden, daß der Vorgang der Geburt in der Regel die Gebärenden so körperlich und geistig schwächt und alterirt, daß wirklich die Annahme einer geringeren Zurechnungsfähigkeit vollkommen gerechtfertigt wird, zumal in den Fällen der gerichtlich-medicinischen Praxis, die es in der Regel mit außerehelichen und von vielen ungünstigen Umständen Bedrängten zu thun hat und bei denen die Schilderung von Wigand [1]) (Kopp's Jahrb. der Staatsarznei-

---

[1]) Wigand äußert sich in dieser Hinsicht folgendermaßen:

„Erstlich entstehen nach den ausgemachten Erfahrungen, die meisten von den überschnellen, oder sogenannten präcipitirten Geburten, von einem starrkrampfigen Zustande der Gebärmutter (tetanus uteri); den Beweis für diesen Satz werde ich in meiner Schrift sehr ausführlich geben.

Zweitens lehrt die Erfahrung, daß dieser Starrkrampf der Gebärmutter durch nichts so schnell und leicht, als durch Schrecken, Angst oder Furcht erweckt werde. Auch diesen Satz werde ich durch mehrere Thatsachen, besonders aber durch jenen, vielleicht jedem Geburtshelfer schon einmal vorgekommenen Umstand beweisen, daß schon die bloße Angst der Gebärenden, beim Weggehen eines, seine Zange holenden Geburtshelfers, die langsamste Geburt plötzlich in die präcipitirteste zu verwandeln im Stande ist.

Drittens endlich zeigt uns die Erfahrung, daß im Augenblicke des Starrkrampfes in der Gebärmutter, und selbst ganze Viertelstunden nach der Geburt des Kindes, sich consensuell ein ganz eigenthümlicher Zustand im Gehirn entspinne, wobei die Kreißenden oft wie rasend werden, aus dem Bette springen wollen, um sich schlagen, Messer kunde Jahrg. 9. S. 116 pp.), von Naegele[1]) (Erfahrungen u. Abhandl. aus dem Gebiete der Krankheiten des weiblichen Geschlechts pp.), Hunter (Ueber die Beweise des Kindermords in der Samml. auserles. Abhandl. 1785 p. 193—213) und des gemüthreichen Busch (Das Geschlechtsleben des Weibes 1. Bd. 1839 § 170) zutrifft. Allein die tägliche Erfahrung lehrt gleichfalls, daß Entbindungen — natürlich eheliche wie uneheliche — ganz leicht und ohne alle Störungen im Gemüthe verlaufen können, daß ferner gerade Kindsmörderinnen aus dem niedern Stande wegen Stumpf-

fordern, um sich den Leib aufzuschneiden, den Umstehenden in die Arme beißen und sich überhaupt so geberden, daß hier durchaus an keiner temporären Abwesenheit des Geistes zu zweifeln ist Ich kannte mehrere, sehr gebildete, rechtschaffene und fromme Frauen, die im ersten Aerger, oder in der Wuth über die erlittenen letzten heftigen Geburtsschmerzen halbe und ganze Stunden lang nach der Entbindung, weder ihren sonst so zärtlich geliebten Gatten, noch das so heiß ersehnte Kind vor Augen leiden mochten.

Nach diesen Vordersätzen fällt nun Jedem die nachfolgende Frage von selbst ein:

Da die Kindesmörderinnen gewiß immer unter großer Angst und Furcht gebären, da sie ferner, wie wenigstens alle meine bisherigen, darüber angestellten Untersuchungen es ausweisen, ganz ungewöhnlich schnell gebären, so entsteht die Frage: ob dieses schnelle Gebären, nicht wenigstens neunmal unter zehnmal, die Folge eines durch Schrecken und Angst erweckten starrkrampfigen Zustandes der Gebärmutter ist? Da dieses aber mehr als zu wahrscheinlich und der Starrkrampf des Uterus jedesmal von einer gewissen Geistesabwesenheit, Heftigkeit, Wuth oder ähnlichen sonderbaren Gemüthszuständen begleitet wird, so frägt es sich endlich: ob der unglücklichen Mutter der gleich nach der Geburt unternommene Mord ihres Kindes jemals zu imputiren sei? — ob sie denselben nicht in einem Augenblicke begehe, wo wenigstens eben so viel auf die zufällige, höchst sonderbare und unglückliche Verstimmung des Gemüthes geschoben werden kann, als auf ihren bösen moralischen Willen? — und ob man endlich in diesen Fällen nicht die Kindermörderin eben so gut zu entschuldigen habe, als man eine Person entschuldigen und von der Todesstrafe freisprechen würde, die in einer wirklichen, ganz offenbaren Mutterwuth (furor uterinus) ihren Geliebten umgebracht hätte." —

[1]) Naegele: „Auffallend ist die Erhöhung der Empfindlichkeit und die Neigung zu Anomalien in der Nervenwirkung während der Schwangerschaft. Bei der Geburt spricht sich die Alteration im sensibeln Systeme deutlich aus in den plötzlichen Veränderungen und Bewegungen im Gemüthe von übrigens verständigen und nicht verzagten Frauen, welche Veränderungen oft gar nicht im Verhältniß mit ihrem Charakter stehen. Dahin deuten der fremde, wilde Blick der Augen, die veränderten Gesichtszüge, das Zucken, das Hüpfen der Sehnen, die spasmodischen Bewegungen, der heftige Frost, das Erbrechen u dergl Die dritte und vierte Geburtsperiode gleichen oft wahrhaft einem Anfalle von Wahnsinn. Die Aeußerungen zeigen, daß das Weib aufhört, seiner Sinne mächtig zu sein. Zuckungen und Convulsionen und Irrereden ereignen sich zuweilen, ohne vorhergegangene, wahrnehmbare Anlagen, und dauern nicht ganz selten nach der Geburt noch fort." —

heit und Torpidität ihrer Gefühle, und wenn sie dem „gebildeten" Stande angehören, wegen großer Raffinirtheit und Gemüthlosigkeit durchaus nicht das Prädikat „alienirt im Gemüthe" und zwar in dem Grade zukommt, daß sie das Verbrecherische ihrer Handlung verkennen sollten, wenn sie dem Kinde an das Leben gehen. Ja Hübener (D. Kindestödtung pag. 32) erklärt: „Wenn Gans sagt, Physiologie und Psychologie lehrten uns, daß es nicht möglich sei, daß die uneheliche Mutter, die während dem Gebären oder gleich nach der Geburt ihr Kind tödtete, mit Ueberlegung gehandelt habe, so muß ich mich entschieden dagegen erklären, indem wir keineswegs befugt sind, die Verwirrung des Geistes als Regel bei jeder Geburt anzunehmen." Wenn aber Entbindungen an sich nicht die ausnahmslose Gemüthszerrüttung zur Folge haben müssen, sondern diese Gemüthszerrüttung die Folge einer Combination von Geburt, Umständen, Eigenthümlichkeiten einer concreten Person ist, so ist es einseitig, wenn ein Gesetz alle Fälle unter die Schablone bringt, deren Wesen und alleiniges Criterium in dem Alter des Geborenen liegen soll. Indem so einerseits eine specielle Auffassung und Beurtheilung des Einzelfalls ganz unnütz ist, wenn zur Strafmilderung nur der Nachweis gefordert wird, daß die Geburt erst kurze Zeit vorbei ist, und somit alle Qualitäten des Gemüthszustandes unberücksichtigt bleiben, so werden andrerseits ganz analoge Fälle, wo die Mutter noch längere Zeit nach der Geburt sehr leidend war und Anfälle von vollkommener Geisteszerrüttung — gleichfalls alles in Folge der Geburt — zu erdulden hatte, von der Species Kindermord getrennt, bei denen ein gleiches Recht auf Verminderung des Strafmaßes aus gleichen Gründen wie in jenen vorhanden ist. Man mag milde sein gegen die Kindesmörderinnen, wenn dieselben es verdienen. Verdienen sie es nicht und wirft ein Gesetz beide Klassen von Kindesmörderinnen in eine Klasse, so ist es ein ungerechtes und unvollkommenes.

Wenn nun aber dieser Vorwurf den § 180 des N. Preuß. Strafgesetzbuchs trifft, so fragt es sich, ob dem nicht abzuhelfen sei. Gewiß. Man mache aus dem Kindermord keine Unterspecies zum allgemeinen Morde, sondern lasse in Fällen von Kindermord das Princip der Strafmilderung in Folge des alienirten Gemüthszustandes durch die Geburt — soweit derselbe nachgewiesen werden kann aus dem Geburtsverlaufe und den bei der Geburt stattgehabten ungünstigen Umständen oder sonstigen Charakterbesonderheiten — gelten. Will man aber einen speciellen Paragraph durchaus haben, so könnte er nur so lauten:

„Wenn in Fällen von Kindestödtung aus der Geburt „und den vor und bei der Geburt stattgehabten Umstän„den oder sonstigen Charaktereigenthümlichkeiten der „Inculpatin erhellt, daß der Gemüthszustand der In„culpatin zur Zeit der That in Frage gestellt werden „muß, so —".

a) Die Zeichen der Neugeborenheit.

„In der Regel" sagt Hübener (l. c. pag. 31) „dauert der Zustand der Aufregung nicht weit ins Wochenbett hinein, und wo das dennoch der Fall ist, dessen Vorkommen von mir keineswegs geleugnet werden soll, dann wird von der Umgebung schon dafür gesorgt werden, daß das Kind sich außer dem Bereiche der Mutter befinde und der Gesetzgeber wird mithin nur die Zeit während und kurz nach der Geburt in Erwägung ziehen dürfen, wenn von Milderungsgründen bei der Kindestödtung die Rede sein soll. Ging die Mutter nach beendigter Geburt an ihre gewöhnlichen Berufsgeschäfte, hatte sie sich bereits des Kindes angenommen, gab sie ihm z. B. Nahrung und tödtete es dann erst, zeigte sie mithin, daß sie bereits einer vernünftigen Ueberlegung fähig war, so hat sie sicher, wie Mittermaier mit Recht behauptet, keinen Anspruch auf mildere Behandlung. Wenn die Aufgeregtheit aufgehört hat, ist der Grund zur mildern Bestrafung hinfällig und die Mutter wird nun mit Sicherheit als Verbrecherin zu behandeln sein."

Die an dem Kinde wahrnehmbaren Zeichen, daß seine Geburt noch nicht lange vorbei ist, sind:

1) Der käsige mit Blut vermischte Schleim (Vernix caseosa), der die ganze Oberfläche des Kindeskörpers überzieht und besonders auf dem Kopfe, in der Leistengegend und dem Rücken wegen seiner schmierigen Beschaffenheit fest anhaftet. Casper (l. c. I. pag. 672) sagt: „Auf dies Criterium ist mit Recht schon seit den ältesten Zeiten Werth gelegt worden, weil es auf den Gemüthszustand der Mutter zur Zeit des etwanigen Kindermordes einen Bezug hat. War sie nach der Entbindung schon so weit gekräftigt und beruhigt, daß sie das Kind sorgfältig reinigen konnte, und mordete sie es erst nachher, so kann bei ihr der Gemüthszustand, wie der billige Richter ihn bei der Kreißenden annehmen mag, nicht mehr angenommen und zu ihren Gunsten angerechnet werden."

Wildberg (Pneobiomantie pag. 4) sagt: „Wären todtgefundene Kinder allemal solche, die gleich nach der Geburt zur Untersuchung kämen, so würde die Beschaffenheit der Haut mit der ihr allemal mehr oder weniger anhängenden käsigten Schmiere im Stande sein, das Kind als ein neugebornes zu bezeichnen. Die zur gerichtlichen Untersuchung kommenden Kinder werden aber nicht allemal gleich nach der Geburt gefunden, noch weniger kommen sie gleich nach der Geburt zur Untersuchung, auch nicht so, wie sie bei der Geburt waren; sie sind entweder verdeckt oder in etwas gehüllt, oder in etwas gesteckt, oder in eine Flüssigkeit gebracht, wodurch die Haut verändert, die käsigte Schmiere abgewischt, abgewaschen, oder durch fremde an die Oberfläche des Kindskörpers gerathene Dinge, als Erde, Dünger, Sand u. dergl. unkenntlich gemacht wird. Dieserhalb kann der Zustand der Haut nicht als allgemein geltendes Merkmal zur Unterscheidung angenommen werden."

Nach Elsässer (Henke's Zeitschr. Jahrg. 22. 1842. Heft 2. pag. 221) ist für gerichtliche Untersuchungen die Thatsache wichtig, daß viele neugeborne reife Kinder beiderlei Geschlechts auch nicht eine Spur von Kindesschleim mit auf die Welt bringen, und ihre Haut so rein ist, wie nach einem Seifenbad. Unter 600 Fällen hatten 247 Kinder Käseschleim, dagegen fand man bei 353 keine Spur von demselben. Ebenso sei die Gegenbemerkung unrichtig, daß in Fällen, wo der Kindesschleim fehle, derselbe unter der Geburt abgerieben sei, da vorhandener Kindesschleim, wenigstens an den faltigen Hautstellen z. B. unter den Achseln, unmöglich unter der Geburt abgerieben werden könne.

Es müssen deshalb die Worte Hohl's (Lehrb. der Geburtshilfe pag. 1110) als leitend betrachtet werden:

„Die Vernix caseosa ist keine constante Erscheinung an den neugebornen Kindern, und kann daher aus dem Fehlen derselben weder auf das Alter des Kindes, noch auf ein Abgestorbensein desselben im Uterus geschlossen werden. Ist sie vorhanden, so giebt sie ein Zeichen der Neugeburt des Kindes ab."

2) Der Nabel und der Nabelstrang. Wildberg hält es für das constanteste und am leichtesten erkennbare Merkmal der Neugeborenheit, wenn an dem Nabel des Kindes noch ein entweder ganz frisches oder doch erst wenig vertrocknetes Ende der Nabelschnur befindlich ist, unter der Voraussetzung, daß die Nabelschnur natürlich nicht aus dem Nabelringe ausgerissen ist.

Auch Siebold (gerichtliche Medicin pag. 161) führt die Veränderungen am Nabel und am Nabelstrange als Zeichen der Neugeborenheit auf. Es ist jedoch unter Hinweisung auf das in dem §. 10 c. dieser Schrift Gesagte zu erwähnen, daß nur die Abwesenheit jedes Zeichens von Abstoßung aus dem Nabelringe die Neugeborenheit darthun kann, während Veränderungen in der Consistenz und Farbe des Stranges, eitrige, kreisförmige Absonderung aus dem Nabelringe erst einige Zeit nach der Geburt auftreten.

Es sei, um einen Irrthum zu vermeiden, hier daran erinnert, daß „an der Insertionsstelle des Nabelschnurrestes, selbst bei dem todtgebornen Kinde, auf der dicht anliegenden und jene Stelle umgebenden Bauchhaut ein 1—2 Linien breiter rother Ring" (Hohl) bemerkt wird, der nicht für das Zeichen der beginnenden Abstoßung gehalten werden darf und mit dem Ringe verwechselt werden darf, welcher während der Abstoßung entsteht, aber wulstig ist und gleichsam nach außen gebogen wird und im Verlaufe der ersten 24 Stunden nach der Geburt zu entstehen pflegt. (Elsässer l. c. pag. 243.)

3) Ein ebengebornes Kind zeichnet sich durch eine röthere Färbung der Haut vor ältern Kindern aus; diese Röthe wird gegen den dritten Tag hin mehr gelblich und geht dann erst in die weiße Farbe über. (Siebold). Diese Erscheinung verliert natürlich ihren Werth, wenn Leichenfärbungen auftreten.

Elsässer: „Unmittelbar nach der Geburt ist die Hautdecke bei den meisten Kindern über den ganzen Körper dunkelroth gefärbt. Diese intense Röthe nähert sich aber schon innerhalb der ersten Lebensstunde einer mehr helleren Röthe, welche sofort am 1. und 2. Tage nach der Geburt sich gleich bleibt. Entweder am Ende des 2. oder bestimmt am 3. Tage zeigt sich die Hautröthe wieder dunkler, meistens braunroth — wie Gerberloh — seltner hellroth wie beim Scharlach, oder blauroth, wie bei sehr niedriger Temperatur. In der Regel dauert diese dunkle Röthung der Haut 3—4 Tage, wenn keine Gelbsucht bemerkt wird. Am 6. oder 7. Tage nimmt die Haut ihre bleibende weißröthliche, reine Farbe an."

4) Die Kopfgeschwulst kann theils ganz fehlen, theils durch Verwesung zweideutig werden; zudem findet man bei lebenden Kindern oft nach 8—14 Tagen noch Kopfgeschwulst, wo sie natürlich schon lange keine Neugeborne mehr sind. Ihre Beweiskraft ist also gleich Null.

5) Der Magen des Neugebornen, der noch keine Nahrung zu sich

genommen, ist leer und enthält nur eine kleine Menge, nach Casper, „ganz weißen, glasartigen, selten etwas blutigen, geruchlosen", nach Elsässer (Untersuchungen über die Veränderungen im Körper der Neugebornen. Stuttgart 1853 pag 74) „eiweißähnlichen, gelblichen, röthlichen" Schleim. In einem Falle unter 86 Todtgebornen war etwas Luft im Magen, bei einer andern Untersuchung war in 170 Fällen 30 Mal Luft im Magen; zuweilen fand Elsässer den Schleim schaumig. Auch Meconium und Fruchtwasser fand Casper im Magen. Hat ein Kind noch keine Nahrungsmittel (Milch) im Magen, so ist's als Neugebornes zu betrachten.

6) Wenn endlich Siebold die Beschaffenheit des einem Neugebornen abgehenden Darmunraths, der in den ersten Tagen schwarzgrün gefärbt sein müsse (Kindspech, Meconium), als Zeichen der Neugeborenheit angiebt, so ist darauf zu entgegnen, daß dieses Zeichen unentschieden läßt, ob seit der Geburt 1, 2, 3 oder 4 Tage vergangen sind und daß andrerseits in manchen Fällen der Mastdarm leer und ohne Kindspech, in noch andern Fällen das Kindspech von heller, gelber Farbe angetroffen wurde. (Elsässer l. c. pag. 36. 37.)

7) Die Fötalwege. „Die früher gewöhnliche Anschauungsweise, wornach es als etwas abnormes angesehen wurde, wenn dieselben bei der Geburt noch offen gefunden wurden, braucht keine Widerlegung mehr. Vielmehr ist bekannt, daß die Verschließung der Fötalwege erst nach Wochen vollendet ist, also zu einer Zeit, wo ohnedies aus der Nabelnarbe 2c. die Entscheidung über längeres Leben außerhalb des Uterus sehr leicht ist. Der Werth dieses Criteriums ist also Null, da es gerade, wo eine Entscheidung wichtig und schwierig ist, nämlich bei einem bloß ein paar Minuten oder Stunden dauernden Leben, nichts entscheidet; später aber braucht man es nicht mehr zur Unterscheidung." (Elsässer l. c. pag. 64.)

§. 10. Von den Beweisen des Lebens und des Todes der Neugebornen.

a) Die Athemprobe.

Unter Athemprobe (Docimasia pulmonum) versteht man den Nachweis der Erscheinungen, die als nothwendige Folge des Athmens nach der Geburt bei einem Kinde eintreten und daher sein nach der Geburt stattgehabtes Leben beweisen.

Der Vorgang beim Athmen ist nach Hübner's Beschreibung (l. c. pag. 58 und 59) folgender: „Wenn das Athmen zum ersten Male beginnt, dann bemerkt man an den Mundwinkeln und den Nasenflügeln zuckende Bewegungen, welche allmählich stärker und häufiger werden, bis sich der Mund unter Herabziehen des Unterkiefers öffnet. Besonders deutlich bemerkte Friedheim diese Vorboten des Athmens, wenn scheintodte Kinder die ersten Lebenszeichen gaben. Der Brustkasten erweitert sich, die Rippen treten weiter aus einander, der Durchmesser von vorn nach hinten wird vergrößert, die beiden Seiten des Brustkastens heben sich und erscheinen in einem größeren Bogen, die ganze Brust wird mehr gewölbt. Das Zwerchfell drängt sich gegen die Bauchhöhle, wodurch es den Anschein nimmt, als athme das Kind vorzugsweise mit dem Bauche. Der Kehldeckel, der bei dem Fötus dicht auf der Stimmritze hängt, wird durch das Einathmen von dieser entfernt, indem der Kehlkopf etwas herabsinkt, er ist wie zusammengefaltet, so daß sein mittlerer Theil als schmaler Rücken nach oben steht, die Stimmritze, die vorn ein wenig geöffnet, hinten aber durch das Zusammenschließen der Santorinischen Knorpel und der Stimmritzbänder beim Fötus völlig geschlossen ist, erweitert sich; die Falten der hintern Wand der Luftröhre gleichen sich aus und die Quermuskeln zwischen den Knorpelringen derselben werden gespannt. Nach Petit verhält sich die Weite der Luftröhre vor dem Athmen zu der nach begonnener Respiration im geraden Durchmesser wie 1 : 2, im queren wie 1 : 1,50. Der linke Bronchienast, dessen Lage von dem über ihm liegenden Aortenbogen bedingt ist, stellt sich mehr schräg und kommt fast eben so weit nach vorn zu liegen, als der rechte. Die Falte, die man da, wo die Luftröhre sich in ihre beiden Aeste theilt, sieht, wird beim Athmen bedeutend kleiner. Am meisten werden die Lungen verändert. Die bei dem Fötus sehr kleinen Lungen werden bei einem sehr kräftigen Einathmen in wenigen Minuten von Luft durchdrungen, das Parenchym der Lungen dadurch aufgelockert und bedeutend vergrößert. Man sieht die Enden der feinen Luftröhrenzweige an ihrer Oberfläche als mit Luft gefüllte Bläschen! Die dunkelrothe und violette Färbung der Lungen des Fruchtkindes verwandelt sich in eine hellrothe mit zinnoberrothen Punkten und Streifen. Wird die ganze Lunge von der Luft durchdrungen, so verbreitet sich diese Färbung auch auf die ganze Lunge. Bleiben aber einzelne Stellen der Luft unzugänglich, so behalten auch diese die Färbung der Fötuslunge. Die Lungen bleiben, wenn die Respiration erfolgt ist, auch nach dem Tode des Kindes von der Luft ausgedehnt, wodurch sie specifisch leichter werden, so daß sie auf dem Wasser schwimmen. Hält man sie, in Stücken zerschnitten, unter Wasser, so entwickeln sich Luftbläschen und sie knistern beim Drucke; aus den Gefäßen quillt eine schäumende blutige Flüssigkeit hervor, durch die Lungenarterien strömt mehr Blut ein, da sie durch Erweiterung des Brustkastens mehr Raum gewinnen, und da durch den ductus arteriosus Botalli weniger Blut in die Aorta descendens fließen kann. Die Lungengefäße werden erweitert und verlängert. Der Umfang und das Gewicht der Lungen nehmen zu. Vor dem Athmen sind die Lungen völlig dicht, compact, zusammengezogen und reichen mit ihren vordern Rändern nur bis an das Herz, ohne es zu bedecken; ihre untere Fläche läßt den vordern Theil des Zwerchfells unbedeckt. Nach dem Athmen sind sie schwammig, locker, weiter ausgedehnt, so daß sie mit ihren vordern Rändern die Seitenfläche des Herzens und mit ihrer untern Fläche das Zwerchfell bedecken; übrigens bleibt auch bei Neugebornen, die geathmet haben, ein Theil des Herzbeutels, in der Regel auf der linken Seite, unbedeckt. — Nach Bernt verdrängen die Lungen eines reifen Fötus von mittlerer Größe 1,7, bei einem Neugebornen von gleicher Größe nach dem Athmen 3,3 Kubikzoll Wasser; das Volumen der Lungen nimmt demnach durch das Athmen $1^3/_5$ Kubikzoll zu. Nach Güntz wird ihre größte Höhe von 2″ 10‴ auf 3″ 3‴, ihre größte Dicke von 1″ auf 1″ 3‴ und die Breite eines Flügels von 2″ auf 3″ 3‴ gebracht. Fast in gleichem Maße, in welchem sich das specifische Gewicht der Lungen vermindert, vermehrt sich das absolute derselben durch größern Zudrang des Blutes zu denselben und es erfolgt gleichfalls eine Zunahme ihres relativen im Verhältniß des ganzen Körpers."

Diese eben beschriebenen Veränderungen durch den Eintritt des Athmens waren theilweise schon den ältern Aerzten bekannt, obwohl die von Galen gegebene Beschreibung der Lungen (de usu part. Lib. XV. cap. 6, pag. 145—146) „ob eam caussam substantia carnis pulmonis ex rubra, gravi, densa, in albam, levem, ac raram transfertur". sich nur auf Thierlungen bezieht. Allein erst durch Harvey's Entdeckung des Blutumlaufs (exercitat. de generatione anim. Lond. 1651) lernte man die ganze Bedeutung des Athmungs-Vorganges kennen. Nach Bartholinus (Daniel Comment. de infant. nuper nat. umbilico et pulmonibus. 1780 pag. 94) sollen im Jahre 1663 nicht allein alle Anatomen gewußt haben, daß die Lungen im Fötus roth wären und sänken, sondern auch daß sie „in adultis pallerent et natarent". Der Erste jedoch, der auf den schon von Galen aufgestellten Lehrsatz (l. c.) „in confesso est, respirationem a vita et vitam a respiratione separari non posse, adeo ut vivens omnino spiret et spirans omnino vivat" und „quomodo vivere possint, quae nihilo omnino spirant?" also auf die Identität von Athmen und Leben den Beweis gründete, daß wenn eine Lunge nicht geathmet, ein Kind auch nicht gelebt habe, daß mithin das Schwimmen der Lungen das Leben nach der Geburt beweise, war Rayger, Physikus zu Posen. Schreyer (Erörterung und Erläuterung der Frage: Ob es ein gewiß Zeichen, wenn eines todten Kindes Lunge im Wasser untersinket, daß solches im Mutterleibe gestorben? Halle 1725) führt folgende Aeußerung desselben aus den Miscell. natur. curios. in Germ. ann. VI (1677) Dec. I. S. 299 an: „Kleine winzige, nicht sehr rothe Lungen, die wie das Leberparenchym aussehen und wie Stückchen Fleisch zu beiden Seiten des Herzens liegen, sinken ins Wasser gelegt plötzlich unter, woraus folgt, daß ein Kind im Uterus nicht respirire (andrerseits von Luft nicht ausgedehnt gewesen sind) und daß dasselbe vor der Geburt todt gewesen, denn wenn es nur einmal außerhalb des Uterus Athem geholt, wird Luft in den Lungen zurückgehalten und verhindert das Sinken. Zur größern Sicherheit des Experiments haben wir Schaflungen auf Wasser gelegt, welche geschwommen haben, obgleich sie eingeschnitten waren und die Luft mit aller Gewalt ausgepreßt worden war. Die Lungen des Fötus aber sanken. Dann nachdem irgend ein Fötus nach dem Tode geboren ist und die Lungen stets, so oft sie aufs Wasser gelegt wurden, untergesunken sind, haben wir einen Fötus genommen, und durch die Luftröhre Luft eingeblasen, wodurch die Lungenlappen sich sofort ausdehnten und bald, nachdem jeglicher Versuch, die Luft auszudrücken, gemacht war, schwammen sie nichts desto weniger und konnten nicht zum Versinken gebracht werden. Ein unzweifelhaftes Argument, die Wahrheit bei einem Kindermord zu erhellen, ob ein Kind im Uterus gestorben oder erst nach der Geburt auf irgend eine Weise ums Leben gekommen ist."

Die erste praktische Anwendung des Galen'schen Satzes vor Gericht machte jedoch erst Schreyer, Stadt- und Landphysikus zu Zeitz im Jahre 1683, indem er in einem Falle von Kindermord bei einem in dem zwischen Leipzig und Zeitz gelegenen Dorfe Greitsch ausgegrabenen Kinde sein ärztliches Gutachten dahin abgab, daß das betreffende Kind todt geboren sei, weil die Lungen desselben im Wasser untersänken, was nur bei todtgebornen Kindern der Fall sei.

Dieser Beweis, der von dem Kinde selbst hergenommen war, war ein ganz neuer, da man nach der peinlichen Halsgerichtsordnung Kaiser Karl's V. — damals in allgemeiner Anwendung — nur den Zeugenbeweis zur Ausmittelung des Lebens bei heimlich Gebornen kannte und diesen letztern allein bei Anwendung des betreffenden §. 131 der peinlichen Halsgerichtsordnung (s. denselben oben) hatte gelten lassen.

Die Nachricht über das geschehene Experiment und seine Anführung als Beweismittel durch Schreyer hat Christian Thomasius, der damals Rechtsconsulent in Leipzig und in dem betreffenden Falle der Anwalt der des Kindesmords angeklagten Mutter war, in seinen „Gedanken und Erinnerungen über allerhand juristische Händel. Halle 1720. 1 Th. Nr. I." uns überliefert. Thomasius benutzte sofort den von Schreyer gegebenen Beweis zur Vertheidigung seiner Clientin und wegen der Wichtigkeit der Sache holte er von 3 Universitäten, und zwar von der Leipziger, Wittenberger und Frankfurter a. d. O., Facultäts-Gutachten darüber ein, ob untersinkende Lungen ein sicheres Zeichen eines todtgebornen Kindes seien.

Die Leipziger Facultät gab folgendes Gutachten:

„Es ist unstreitig und jederzeit zu erweisen 1) daß ins gemein alle Lungen, sowohl von Menschen als auch anderer Thiere, sobald sie Athem geschöpft, im Wasser nicht untersinken, sondern allezeit schwimmen, man werfe sie ganz oder stückweise hinein.

„2) Ist auch dieses gewiß und durch vielfältige experimenta erwiesen, daß, so man eines Thieres, so entweder todt geboren oder auch aus Mutterleibe geschnitten und in seinen membranis gestorben, Lungen aufs Wasser werfe, sie alsbald untersinken. Wie denn hiervon D. Carl Raygeri observation, die er in zwei unterschiedenen todtgebornen Kindern gehabt, und in miscell. nat. curiosor in Germ. ann. VI. obs. 202 s. 299 zu finden, deshalben unter andern zu lesen, daß man des Spigelii und andere Autorität anzuführen nicht nöthig hat, damit aber Jedermann sehe, worauf sich diese experimenta gründen und aus was Ursachen sie jederzeit unfehlbar folgen, wollen wir unsere wohlgegründete und der Natur gemäße rationes mit anführen.

Was denn (1) anlanget pulmones viventium extra uterum, so darf es keinen großen Beweises, warum selbe auf dem Wasser schwimmen, sintemahl die durch die respiration geschöpfte Luft, welche sich gutes

Theils, auch post respirationem in den cellulis pulmonum aufhält, so wenig dieselben in Wasser sinken lässet, als etwa sonst eine mit Wasser angefüllte Blase.

Nun respirirt aber (2) die Frucht, so lange sie im Mutterleibe liegt, ganz im geringsten nicht.

Denn 1) kann man ad oculum demonstriren, wenn die Frucht aus Mutterleibe geschnitten wird, daß die geringsten keine Luft in dem Amnis oder Häutlein, so immediate die Frucht umschleußt, sondern dergleichen Liquor zu finden sei, welcher, so er inter inspirandum (wie es denn wohl nicht anders sein könnte) in die Lungen eingezogen würde, ungereimt und der Natur allerdings zuwider wäre.

2) kann auch dieses alle Tage demonstrirt werden, daß, so lange der Fötus in seinen involucris verschlossen liegt, selber entweder sich gar im Geringsten nicht bewegt, oder doch, wenn es sich gleich im übrigen rege, dennoch thoracem nicht movire, ohne welches doch die respiration keineswegs geschehen kann.

3) Hätte sich die Natur vergeblich bemüht, und sowohl das For. ovale, als auch anastomosin arteriosam in embryone formirt, damit das Geblüte die Lungen gehen könne, und durch selbige nicht dürfe circulirt werden, wenn die Lungen durch die respiration expandiret, die ordentliche circulationem sanguinis zuließen.

Wenn demnach einzig und allein wegen Mangel an Luft, die Lungen foetus in utero extincti den andern zuwider, welche außer Mutterleibe gelebt, im Wasser untersinken, ein Kind aber den Augenblick, wenn es zur Welt geboren wird, alsobald zu respiriren anfängt, so muß auch das unstreitig folgen, daß, welche Lungen im Wasser sinken, von keinem animali sein herkommen, so außer Mutterleibe gelebt habe."

Leipzig, d. 10. Nov. 1683. **D. Rivinus.**
Dr. **Lange.**

Als gegen dieses Gutachten erwähnt wurde, daß Luftlungen stückweise auf das Wasser geworfen untersänken, so erklärte dieselbe Facultät kurze Zeit darauf:

„Nachdem er (der Defensor) von uns zu wissen begehret: ob, wenn ein Stück von der Lunge eines todten Kindes, zumal etliche Tage nach der Geburt, im Wasser untersinken, daraus abzunehmen, daß das Kind im Mutterleibe und noch vor der Geburt todt gewesen, oder ob solches aus anderen Ursachen, ungeachtet das Kind lebendig zur Welt kommen, sich mit der Lunge gleichfalls zutragen könne — so geben wir hiermit zur dienstlichen Antwort, daß, obgleich nicht allein die damals angeführte Rationes auch allerdings auf diesen Fall sich extendiren, wir dennoch, zu mehrerer Versicherung dessen, unterschiedener Experimente angestellt, und die Lunge von einem Kalbe, so lebendig geboren worden, so lange in die Erde vergraben, eine andere ins Wasser gelegt, eine andere in die Luft gehenkt, bis sie insgesammt zu faulen und zu stinken angefangen; es ist aber eine sowohl, als die andere, ganz und stückweise oben geschwommen, eben wie zuvor, da sie noch frisch gewesen. Wenn dann unstreitig ist, daß Lungen, so einmal Luft geschöpft, weder durch Fäulniß noch durch andere Art und Weise können dazu gebracht werden, daß sie untersinken; als bleibt jederzeit auf festem Grunde stehen: daß, wenn die Lunge eines todten Kindes, oder ein Stück davon, auch etliche Tage nach der Geburt untersinket, dieses aus keiner andern Ursache, als daher rühren könne, daß das Kind noch vor der Geburt im Mutterleibe todt gewesen."

Geschehen Leipzig, den 19. Juli 1684.

Dr **Aug. Quirin Rivinus.**
Dr **Christian Joh. Lange.**

Die Frankfurter Facultät gab in gleichem Sinne ihr Gutachten ab.

Die Wittenberger Facultät dagegen erklärte, sub 30. Aug. 1684, daß, wenn auch propter putredinem eine Lunge, so einmal Luft geschöpft, außer im höchsten Verwesungsstadium (totalis resolutio mixti) nicht sinken werde, da doch noch etwas Luft in ihr bleibe, sie dennoch das Schwimmen nicht für ein argumentum indubitatum et universale halten könne, daß ein Kind post partum geathmet habe, denn ein Kind könne gleich in und kurz nach der Geburt getödtet werden, ehe es Athem geholt. Ferner könne ein Kind extra uterum leben, ohne daß es athme, wie allen Wehmüttern bekannt sei; solche Kinder hätten Puls, bewegten sich. Es sei in diesen Fällen

1) Nase und Maul bisweilen verstopft, oder das Geblüte und die Wässer der Mutter schössen zu stark nach; ebenso könnten die Lungen viel Schleim bei sich haben und Nase und Maul anfüllen, daß keine Luft eingeathmet werden könne;
2) die um den Hals umschlungene Nabelschnur könne das Kind am Respiriren verhindern;
3) könnten Kinder in der verschlossenen Eihülle zur Welt kommen.
4) Ebenso könnte Kindern, ehe sie respirirt, das Köpfchen eingedrückt oder das Genick gebrochen sein.

Ein Kind könne deshalb doch noch nach der Geburt gelebt

haben, selbst wenn die Lungen untersänken. Es erlange daher die Lungenprobe nur bei Erwägung der circumstantiae Beweiskraft.

So hatte sich gleich bei der Entdeckung der Lungenprobe als forensisches Beweismittel eine Opposition gegen ihre Beweiskraft gebildet, die, wenngleich Schreyer durch sein oben erwähntes Schriftchen, das etwa 9 Jahre nach jenem Rechtsfalle erschien, seine Lungenprobe vertheidigt und die Grundlagen derselben genauer auseinandergesetzt hatte, schon im Jahre 1700 besonders durch Bohn's mit Scharfsinn formulirte Einwürfe es so weit brachte, daß sich einzelne Facultäten offen gegen die Beweiskraft der Lungenprobe aussprachen oder ihre Anstellung wegen Mangel an beweisender Kraft für gleichgültig hielten. So erwähnte im Jahre 1701 die Gießener Facultät in einem Falle von Kindermord nicht einmal die vom Physicus unterlassene Lungenprobe (Valentin novell. med. leg. cas. 47.) und die Leipziger Facultät im J. 1693 (Zittmann med. for. pag. 1289) äußert sich: „ja auch die supernatio pulmonum in aquam injectorum könne nicht allezeit vor ein absolutum indicium infantis vivi in lucem editi gehalten werden" und Leyser (Med. ad pand. Vol. IX. Lips 1740. 4. sp. 601 pag. 705) spöttelte folgendermaßen: „Istius modi ambiguis medicorum responsis homines immolare non audemus, quia nec tormenta semper ex iis decernimus, sed reas nonnunquam ad jurandum saltem adigimus, imprimis quando ex circumstantia aliqua, infantem non vixisse, probabile est." So war man also nahe daran, dieses wichtige forensische Beweismittel ganz der Vergessenheit zu übergeben, wenn nicht bald hierauf hellersehende Männer die Lungenprobe von Neuem geprüft und sie für brauchbar, ja für unentbehrlich erkannt hätten. Zu diesen Männern gehörten besonders Büttner, Morgagni, Haller, Pet. Camper, Röderer, Daniel, Ploucquet, die beiden Jaeger, Metzger, Pyl. Besonders war es Metzger, der in seinem „Kurzgefaßtes System der gerichtl. Arzneiwissenschaft. 1793" die Lungenprobe gegen die gemachten Angriffe vertheidigte und den Satz (l. c. §. 303) bewies „die Lungenprobe ist diejenige durch Versuche und richtige Vergleichungen anzustellende genaue Untersuchung der Beschaffenheit des Thorax, der Lungen und der benachbarten Theile, durch welche auf die entweder geschehene oder nicht geschehene Respiration eines todtgefundenen neugeborenen Kindes geschlossen werden kann". Doch immer und immer wieder erhoben sich Gegner und fast dieselbe Scene, die zu Anfang des vorigen Jahrhunderts gespielt hatte, sollte sich in diesem Jahrhundert wiederholen. Bei den erneuerten Untersuchungen über die Bedingungen der Athemprobe schien sie in den einen Fällen nicht ausreichend zu sein, in den andern gar Irrthümer zu veranlassen, ja viele vergaßen es, daß die Athemprobe ein gerichtlich-medicinisches Beweismittel ist, und stellten sich nicht auf den juristischen Standpunkt mit seinen besondern Principien, sondern auf den physiologischen und dachten z. B. nicht an den juristischen Grundsatz, daß in zweifelhaften Fällen Alles für den Angeklagten ausgelegt werden müsse.

Der Hauptgrund, warum sich die meisten, die sich auf den physiologischen Standpunkt gestellt hatten, gerade auf diesen gestellt, lag besonders in moralischen Principien. Man glaubte durch das Gutachten, das sich auf die Lungenprobe stützte, in vielen Fällen eine mögliche Kindesmörderin der verdienten Strafe zu entziehen, und umgekehrt eine Schuldlose zur Verbrecherin zu stempeln. Um diesen physiologischen Standpunkt zu rechtfertigen, suchte man eine Menge Einwürfe gegen die Beweiskraft der Lungenprobe auf und Henke (Revision der Lehre von der Lungen- und Athemprobe. Berlin 1811 pag. 74) brachte es darin so weit, daß er den Satz aufstellte:

„Die hydrostatische Lungenprobe sowohl, wie die sogenannte Athemprobe, ist ein sehr unzuverlässiges, mancherlei Täuschungen und Zweifeln unterworfenes Experiment.“

Doch die Gerichtsärzte können sich in zweifacher Hinsicht beruhigen. In der einen, daß es, wie im Nachfolgenden gezeigt werden soll, so schlimm um die Lungenprobe nicht steht, wie Henke angiebt, und in der andern, daß, seitdem die Geschwornen selbstständig die Thatsache des Lebendigseins beurtheilen, die Verantwortlichkeit des gerichtärztl. Ausspruchs ganz wegfällt.

Die Einwürfe nun, die man gegen die Beweiskraft der Lungen-, resp. Athemprobe gemacht hat, sind folgende:

1) Ein Kind könne eine Zeit lang leben ohne zu athmen, der Galen'sche Grundsatz „Leben und Athmen ist identisch“ sei falsch. Die Athemprobe könne nur ausmitteln, ob ein Kind geathmet habe, aber nicht, ob es nicht ohne zu athmen nach der Geburt gelebt habe. Dieser Einwurf wurde zuerst von der Wittenberger Facultät im oben angeführten Gutachten und von Bohn (de renunciatione vuln. 1711 pag. 177) gemacht. Henke (l. c. pag. 31), der der eifrige Vertreter der überhaupt gemachten Einwürfe gegen die Lungenprobe ist und dessen

Ansichten von den Neueren Siebold (Lehrb. der gerichtl. Medicin. 1847 pag. 406), Flachs (Siebenhaar's encyclop. Hdb. 1840. II. pag. 221), Böcker (Memoranda pag. 125), Hübener (Die Kindestödtung. 1846 pag. 63) theilen, giebt an, daß dieser Fall eintreten könne:

a) wenn neugeborne Kinder entweder aus Schwäche der Lebenskraft und Erschöpfung (scheintodt) oder aber wegen Anfüllung des Mundes und der Luftwege mit zähem Schleim, Fruchtwasser u. s. f. nicht sogleich zur Respiration gelangen könnten.

b) Wenn durch eine Geburt im Bade, durch das Stürzen des Kindes in Flüssigkeiten, durch vorsätzliches Verschließen des Mundes und der Nase desselben, sowie endlich durch die Geburt des Kindes in den Häuten, die Respiration bei lebend gebornen Kindern absichtlich unmöglich gemacht werde.

Als besonders auffallende Fälle der Art werden folgende angeführt:

Bohn (l. c. pag. 178 und 179) erzählt:

„In prato nempe agri Torgaviensis Anno 1619 puellam enitebatur Meretricula quaedam, quam, ut occultaret, vivam in humum vicinam defodiebat, vivam nihilominus posthac Praetor protrahebat.

Pariter Anno 1674 Parentes, quam ex nefario coitu genuerant, Filiam natam mox pannis ac linteaminibus obvolvebant, scrobi in horreo ad profunditatem pedis effosso imponunt, terra hunc opplent et spicarum avenacearum mergitibus cooperiunt; quae tamen misella stupendo Fato, post septem horarum intervallum incolumis ac viva eruta ac protracta fuit, et parentes a crudeli Infanticidii flagitio hujusque supplicio liberavit."

Günther (Revision der Kriterien pag. 60), der sonst Anhänger der Henke'schen Ansichten ist, sagt über diesen Fall, daß er wenig Glauben verdiene und Henke selbst (l. c. pag. 13) stellt ein Ausrufungszeichen hinter die 7 Stunden. Doch soll der Fall nach Bohn beweisen, daß unmittelbar nach der Geburt die Luft nicht immer unentbehrlich nothwendig zum Fortleben sei!

Kaufmann (Kopp's Jahrb. B. X. S. 362):

Ein Kind lebte noch 12 Stunden nach der Geburt, ohne daß es athmete und schrie; es nahm Nahrungsmittel zu sich, konnte aber nicht saugen, doch bewegte sich der Thorax regelmäßig. Die Section zeigte Lungen, wie bei einem Kinde, das nie geathmet hat. Das Herz war regelmäßig gebaut, das eirunde Loch noch offen.

Wagner (Med. Zeitung 1838. S. 13):

Ein neugebornes uneheliches Kind fiel beim Drange zur Nothdurft in ein Gefäß und die Nabelschnur riß dabei ab. Das Kind wurde von der Mutter mit unverbundener Nabelschnur in eine etwa einen Fuß tiefe Sandgrube verscharrt, die sie noch mit Sand und Rasen bedeckte, den Sand sogar mit der Hand festdrückte, dennoch athmete das Kind nach einer Viertelstunde, die es in der Grube zugebracht hatte, und wurde am Leben erhalten.

Henke (l. c. pag. 32) fährt in Anbetracht der sub a. und b. angeführten Möglichkeiten deshalb fort: „Daraus ergiebt sich unwiderlegbar, daß es der Fälle nicht wenige geben könne, wo die Lungen- und Athemprobe zur Beantwortung der dem gerichtlichen Arzte vorgelegten Fragen durchaus untauglich ist. Wenn nämlich nicht geleugnet werden kann, daß in allen oben genannten Fällen ein lebend gebornes Kind vorsätzlich am Athemholen gehindert werden, oder, wenn Krankheitsursachen das freie Eintreten der Respiration hemmen, in diesem Zustande gewaltsam getödtet werden könne, so folgt daraus auch unwidersprechlich, daß die Lungen- und Athemprobe, als ihrer Natur nach unfähig in diesen Fällen Aufschluß zu geben, auch unanwendbar und unnütz dabei sei, oder wenn sie angewendet wird, ein falsches Urtheil begründe."

Die Vertheidiger der Athemprobe, Metzger, Gruber, Schmidtmüller und in der neuesten Zeit Casper in Berlin haben niemals geleugnet, daß es Fälle gebe, in denen ein Kind, ohne geathmet zu haben, gelebt haben könne. So äußert sich Metzger (Kurzgef. System §. 331): „Wir läugnen die Möglichkeit nicht, daß ein neugebornes Kind aus Schwäche nicht gleich athmen und aus Mangel der Hülfe der Kunst, ohne geathmet zu haben sterben könne. Besonders bei frühreifen Geburten ereignet sich dieser Fall oft und leicht. Allein dieser Zustand neugeborner Kinder ist kein Leben, sondern ein Ringen zwischen Leben und Tod. Ohne Respiration ist das Leben nicht denkbar, und die Frage ist hier nicht sowohl, ob ein Kind nach der Geburt so gelebt haben könne? als vielmehr: Ob aus zuverlässigen Kennzeichen geschlossen werden möge, daß es wirklich gelebt habe? Und hiervon kann nur die zuverlässig geschehene Respiration zeugen"; und Anmerk. b zu diesem §. „Wenn ich nun auch, der Erfahrung gemäß, die Möglichkeit des Lebens zugebe, so lange Reizbarkeit und Lebenswärme nicht völlig gewichen sind, so wird man hinwieder gestehen müssen, daß nach dem Tode des Kindes, wenn nicht Zeugen bestätigen können, daß es noch Lebenszeichen vor seinem Tode von sich gegeben hat, der gerichtliche Arzt den sichersten Weg gehen müsse und durch den Ausspruch, es sei todt geboren, keinen andern Fehler begehen könne, als daß er die Inquisition begünstigt haben mag, wobei sein Gewissen ruhig sein kann."

Schmidtmüller (Hdb. der Staatsarzneikunde. Landshut 1804.): „Es ist zu unterscheiden zwischen dem Leben, welches dem Kinde, als so zu sagen einem Theile der Mutter, im Fruchthälter zukommt, und zwischen vollkommen selbstständigem Leben des Kindes außerhalb der Mutter. Die Art des Lebens, welche dem Kinde in der Mutter zukommt, zukommt nach der Geburt, ehe es athmet (weil es so in den Häuten eingeschlossen, oder scheintodt geboren ward), ist dem gerichtlichen Arzte nur Bedingung zum selbstständigen Leben des Kindes; nicht die Gegenwart dieser Bedingung, sondern die Gegenwart vom selbstständigen Leben des Kindes hat die Lungenprobe darzuthun. Hat das Kind selbstständig gelebt, so hat es geathmet; hat es nie geathmet, so hat es nie selbstständig außer der Mutter, sondern, obschon geboren, doch nur das Leben gelebt, welches nur Bedingung zum selbstständigen Leben ist. — Die gehörig angestellte Lungenprobe beweiset also immer, was sie soll, daß nämlich ein Kind, welches nicht geathmet hat, auch nicht selbstständig außerhalb der Mutter gelebt habe."

Casper (Hdb. der gericht. Medicin. 1857. I. pag. 701): „Leben, wenn von dem des Neugebornen die Rede ist, hat nicht den allgemein physiologischen Sinn, in welchem alles Organische, auch die Pflanze und natürlich auch der Foetus in utero, lebt, sondern es muß in foro der Begriff: Leben mit dem Begriff Athmen als vollkommen identisch betrachtet werden. Leben heißt Athmen, Nichtgeathmet haben heißt Nichtgelebt haben. — Es kann natürlich nicht bezweifelt werden, daß ein Leben ohne Athmung auch beim neugebornen Menschen vorkommt nnd möglich ist. Die alltägliche Erfahrung beweist es unumstößlich an scheintodt, also ohne Athmung Gebornen, die dennoch zum Athmungsleben erweckt werden. Es soll auch nicht bezweifelt werden, daß ein solches, ein Scheinleben führendes Kind getödtet werden kann, passiv, wie activ, durch Unterlassen wie durch Handeln. Wenn die Rettungsversuche ganz unterblieben waren, so konnte dadurch und nur dadurch der Funke des Scheinlebens verglommen sein.

Aber wer wollte sich vermessen, in einer Anklagesache zu behaupten, daß dieser Funke zur vollen Lebensflamme angefacht worden wäre, wenn jene Versuche nicht unterblieben wären?" — — — „Also: es giebt, wie zugegeben werden muß, ein kurzes post-partum-Leben ohne Athmung; aber es fehlen alle Erkennungszeichen für das Vorhandensein eines solchen Lebens, nachdem es verschwunden, und deshalb ist ein solches Leben keine Thatsache für die gerichtlich-medicinische Praxis, die nur Athemleben kennt, weil sie nur ein solches erkennen und beweisen kann." —

Betrachtet man vorurtheilsfrei und sine ira, d. h. ohne a priori einen Partheistandpunkt einzunehmen, die Gründe für und gegen den oben erwähnten Einwurf, so möchte sich Folgendes herausstellen:

1) Es steht unzweifelhaft fest und kommen Fälle der Art jedem Geburtshelfer vor, daß Kinder scheintodt zur Welt kommen, von denen die einen zum Leben erweckt werden, d. h. die Athmung beginnen, die andern in diesem Zustande noch eine Zeitlang fortbeharren, in demselben einzelne Lebenserscheinungen, Zuckungen, Bewegung des Herzens und der Glieder rc. zeigen, die aber nach und nach immer schwächer werden, bis endlich an dem Körper keine dieser Bewegungen mehr sichtbar und das Kind eine Leiche ist.

2) Kein Arzt wird behaupten wollen und können, daß es entscheidende Merkmale gebe, nach welchen man a priori noch während dieses scheintodten Zustandes entscheiden könne, welche von diesen scheintodten Kindern zum Athemleben kommen werden und welche nicht. Eben so wenig giebt es auch, wenn das Kind todt ist, bestimmte Merkmale aus der Section, die diese Frage entscheiden könnten.

3) In beiden Fällen sind die Bewegungen nur Reflexbewegungen, bedingt durch oxygenhaltige Luft, Wärme und Blut (s. Budge in s. Aufsatze „Sympath. Nerv mit besonderer Rücksicht auf die Herzbewegung" in Wagner's Handwörterb. der Physiol. 3. Bd. 1. Abth. S. 438). Wie aber Niemand behaupten wird, daß der auf Reize zuckende, vom übrigen Körper isolirte Froschschenkel Leben hat, oder das aus dem Körper herausgeschnittene Froschherz, das noch viele Stunden auf Reize durch Zusammenziehungen antwortet, ebenso ist in allen den Fällen, wo durch die mannichfaltigsten Bemühungen das Athemholen nicht hervorgerufen werden kann, trotz dieser einzelnen Bewegungen am und im Körper eines Neugebornen, das Kind ein schon todtes und diese Bewegungen rechtfertigen keineswegs, selbst wenn man auf dem physiologischen Standpunkte steht, die Annahme noch vorhandenen Lebens im Kinde. Wenn daher die Verfechter obigen Einwurfs, die sich angeblich auf den physiologischen

Standpunkt gestellt haben, nur etwas physiologischer gewesen wären, so würden sie nicht jede Zuckung für Leben erklärt haben.

4) In den Fällen, wo sich zu diesen Reflexbewegungen später die Athembewegungen hinzugesellen, liegt in dem scheintodten Kinde allerdings die Möglichkeit des Lebens, es ist, wenn auch schwach, Leben vorhanden. In anatomischer Beziehung unterscheidet sich dieser Zustand durch nichts vom Fötalzustande, in physiologischer dadurch, daß die Nervencentra, die Sitze der Regierung des Organismus, im Lähmungszustande sich befinden und unthätig sind. Doch das Kind lebt. Fälle der Art sind für die gerichtsärztliche Praxis völlig unlöslich, da, wenn ein Kindermord in diesen Fällen bewiesen werden soll, zuvor nachzuweisen wäre, daß das Kind nicht bloße Reflexbewegungen gemacht habe, sondern daß in seinem Innern die verborgene Lebensflamme noch nicht ausgelöscht, sondern wirklich vorhanden war zur Zeit der That. Doch wer könnte, ohne allwissend zu sein, dieses nachweisen wollen? Wenn daher in diesen Fällen der Gerichtsarzt nach gemachter Lungenprobe aus dem Befunde des Untersinkens 2c. der Lunge sein Gutachten dahin abgiebt, das Kind habe nicht gelebt, so urtheilt er ganz nach juristischen Grundsätzen, daß nämlich in zweifelhaften Fällen Alles für den Angeklagten ausgelegt werden muß.

5) Es blieben endlich noch die Fälle übrig, in denen kein scheintodter Zustand, sondern eine Gewaltmaßregel das Kind an den ersten Athemzügen in der Luft verhindert. Fälle der Art sind außerordentlich selten, da es erwiesen ist (Ritgen in Gemeins. deutsch. Zeitschrift f. Geburtshilfe Bd. I.), daß bei gewöhnlichen Geburten, sobald die Luft den kindlichen Mund berührt, das Kind sogleich athmet und eher ist es in der Regel auch den Händen der verbrecherischen Mutter nicht zugänglich. Doch die Fälle kommen vor und sind vorgekommen. Die Lungen können in diesen Fällen natürlich nicht von Luft ausgedehnt werden und die angestellte Lungenprobe ergiebt, daß das Kind todt gewesen sei. Das moralische Gefühl des Gerichtsarztes, vorgefaßte Meinungen und andere Indicien, die sich oft nicht objectiviren lassen, sträubt sich in diesen Fällen a priori gegen das Urtheil, daß in diesen Fällen eine Mutter für unschuldig erklärt werden soll, und man hat deshalb vielfach versucht, in der Wissenschaft anderweit Mittel zu suchen, das Leben des Kindes nachzuweisen.

Wie aus dem Abschnitte Sugillationen zu ersehen ist, hat man mehrfache Kriterien vorgeschlagen und selbst in Anwendung gebracht. Leider besitzen wir jedoch kein zuverlässiges Mittel, in derartigen

Fällen die Wahrheit zu erforschen. Was soll nun in solchen Fällen der Gerichtsarzt den Geschwornen oder Richtern gegenüber thun? Die Einen sagen, der Gerichtsarzt müsse hier seine Incompetenz erklären und frei das Geständniß eröffnen, daß hier die Wissenschaft nicht Antwort gebe; die einfache Darlegung des Thatbestandes sei das Einzige, was der Gerichtsarzt zu thun habe und den Geschwornen und Richtern sei es zu überlassen, Folgerungen aus diesen medicinischen Prämissen zu ziehen. Die Andern gehen davon aus, daß sie es für ihre Pflicht halten, Geschwornen und Richtern durch ihr Gutachten die Unterlagen zu ihrem Spruche: Schuldig oder Nichtschuldig zu geben und stellen sich deshalb auf den juristischen Standpunkt mit seinen besondern Principien. Die Rechtswissenschaft kennt aber keinen Mittelzustand zwischen Schuldig und Unschuldig, eins oder das andere muß ihr Ausspruch sein. Auf diesem Standpunkte stehend muß sich daher der Gerichtsarzt bei solchen sub 5 angegebenen Fällen fragen, ob er für oder gegen vorhanden gewesenes Leben seinen Ausspruch thue, denn nur dann kann er den juristischen Zwecken genügen. Da aber außer der Athemprobe es kein hinreichend beweiskräftiges Mittel giebt, das post-partum-Leben mit Sicherheit nachzuweisen, so muß der Gerichtsarzt in allen jenen Fällen auf Nichtgelebthaben begutachten, wo die Athemprobe ein negatives Resultat ergiebt.

Wenn somit gezeigt ist, wie gerechtfertigt es ist, an dem Galen'schen Grundsatze in forensischen Fällen festzuhalten, so zerfällt damit auch der sub 1 gemachte Einwurf und kann der Werth der Lungenprobe durch denselben in keiner Weise geschwächt werden.

2. Die Lungen- und Athemprobe beweise das Leben und Athmen des Kindes nach der Geburt keineswegs unbedingt, denn das Kind könne auch schon vor und während der Geburt geathmet haben.

Dieser Einwurf fällt mit der Lehre vom Vagitus uterinus zusammen. Die ältern Fälle hat Schurig in seiner Embryologie (pag. 161—184) gesammelt, die jedoch sämmtlich nicht den Namen von Beobachtungen verdienen, da bei ihnen die Darstellung der Umstände, unter denen der Vagitus uterinus stattfand, des Geburtsverlaufs, des Sectionsbefundes in Bezug auf die Lungen mangelt. Einige klingen freilich so fabulös, daß sie allerdings deshalb eine Erwähnung verdienen. So soll nach Livius (lib. XXI.) ein Kind im Mutterleibe „io triumphe!" gerufen haben; Riolan soll erzählen, daß Zoroaster an dem Tage seiner

Geburt in utero gelacht habe als Prophezeihung seiner künftigen Weisheit. Der Aberglaube damaliger Zeit hielt den Vagitus für ein böses Omen für die Familie, selbst für die ganze Gegend! Ueber die Bedingungen des Entstehens des Vagitus war man natürlich gleichfalls sehr im Irrthum. Der intrauterine Fötus, sagte man, habe Luft in der Luftröhre und Lunge; habe derselbe nun Beschwerden irgend welcher Art oder die Sehnsucht, aus seiner engen Umschließung herauszutreten, so stoße er die Luft durch die Stimmbänder und erzeuge so den Vagitus uterinus.

Nach Entdeckung der Lungenprobe wurde der Vagitus uterinus deshalb viel ventilirt, weil man denselben als Einwand gegen die Beweiskraft der Lungenprobe benutzte. Man argumentirte, ist der Vagitus eine ausgemachte Thatsache, so giebt es also Fälle, wo das Kind vor der Geburt athmet, und setzte stillschweigend voraus, daß nicht allein die Lungen eben so schwimmfähig würden, wie durch das Athmen nach der Geburt, sondern auch alle übrigen Qualitäten des post-partum-Athmens zeigen müßten. Es genügte daher den Gegnern der Lungenprobe die einfache Thatsache, wenn der Vagitus gehört war, ohne die Bedingungen desselben zu erforschen und sich durch Sectionen zu vergewissern, ob der Vagitus ut. auch den vorausgesetzten Erfolg auf die Lungen gehabt hatte. Diese Identification des Vagitus uterinus mit vollkommener Respiration finden wir vor Allem bei dem Wortführer der sämmtlichen überhaupt gemachten Einwürfe gegen die Beweiskraft der Lungenprobe, bei Henke, der (Abhandl. aus dem Gebiete der gerichtlichen Med. Bd. II. pag. 117) die Beobachtungen von Vagitus ut. geradezu „Beobachtungen über Respiration vor dem Geburtsacte" nennt und sich nicht scheut, auch die Beobachtung von Bohn als solche anzuführen, während dieser (de renunciatione vuln. pag. 176) ausdrücklich hinzufügt: „Sub ambiguo interim relinquitur, an levis haec in Embryone quodam facta Pulmonum agitatio hos eousque disponat, ut partu edito aquis supernatent: cum nec exclusorum et aliquamdiu extra Uterum viventium Catulorum pulmones vel sponte mox se expandant, vel Aeris per tubulum seu arte facta inflatione, adeo facile semper explicari posse, Experientia doceat. Hinc, quia Ejulatus ejusmodi uterini rarius accidunt, nec penes nefarias meretriculas ullo testimonio certificati, nec forte ad natatiles reddendos pulmones sufficiant: parum defensionis sibi hae ab illis promittere poterunt." Die neuere geburtshilfliche Erfahrung aber hat es bestätigt, daß die Henke'sche Voraussetzung durchaus falsch ist und daß nur in den allerseltensten Fällen, — und in diesen auch nur, wenn auf eine künstliche, nicht bei dem gewöhnlichen Geburtsacte vorkommende Weise Luft zu Mund und Nase des Kindes vermittelt wird — nach vorzeitigen Athembewegungen die Lungen von Luft ausgedehnt gefunden werden. Wenn aber diese Henke'sche Voraussetzung unrichtig ist, so kann es nicht genügen, wenn derselbe als Beweismittel (l. c. pag. 119 und 120) anführt: „Es haben aber den Vagitus uterinus, kurz vor der Geburt, nach zerrissenen Fruchthäuten und abgelaufenem Fruchtwasser beobachtet: außer Overkamp, Idema und Cröser, Osiander, Ficker, Thilenius, W. F. Schmitt, Wigand, Bock und Knape und W. M. Richter" und auf diese Beobachtungen als einfache Thatsachen des wirklich gehörten Vagitus verweist.

Ebenso wenig kann es andrerseits genügen, die Meinungen der Schriftsteller über die Möglichkeit oder Unmöglichkeit des Vagitus uterinus anzuführen. Wenn daher Roose (Grundriß med. ger. Vorles. §. 50) sich dahin äußert: „Der Einwurf, daß ein Kind auch schon vor der Geburt geathmet haben könne, zeigt, wenn er, wie es von Einigen geschehen ist, absolut genommen wird, von grober Unwissenheit. Wenn er aber dahin näher bestimmt wird, daß in Fällen, wo nach zerrissenen Kindshäuten und nach abgeflossenem Kindswasser die Geburt sich verzögerte und der Kopf des Kindes so läge, daß er die durch die Scheide eindringende Luft aufnehmen könnte, das Kind sowohl athmen als schreien könnte, so steht dieser Behauptung einestheils entgegen, daß die Gebärmutter um die gekrümmte Leibesfrucht zu dicht umliegt, als daß die Brusthöhle derselben gehörig zum Athmen erweitert werden könnte, und andern theils, daß bei den noch mangelnden Bedingungen des ersten Athmens außer Mutterleibe kein Grund zum Athmen des noch nicht gebornen Kindes vorhanden ist", so kann auch diese Argumentation der heutigen Kritik nicht genügen. Um die Thatsache des Vagitus uterinus und der vorzeitigen Athembewegungen überhaupt für die gerichtliche Medicin hinreichend zu würdigen, sind aus den hierher gehörigen guten Beobachtungen die Bedingungen, die Erfolge des Vagitus auf die Lungen und das Verhältniß der letztern zu denen des post-partum-Athmens herauszustellen. Erhellt aus diesen eine Aehnlichkeit oder Gleichheit des Vagitus uterinus mit dem Athmen post partum, erst dann hat das Thema des Vagitus überhaupt Wichtigkeit für die gerichtliche Medicin. Die hauptsächlichsten Beobachtungen sind folgende:

1) Med. Jahrbücher f. d. Herzogthum Nassau 10. Heft S. 113.

Bei einer Frau, die schon 7 Mal geboren hatte, stand der Kopf über dem Eingange in das kleine Becken, die Wasser waren abgeflossen, die Nabelschnur und eine Hand lagen neben dem Kopfe vor, und von den Aerzten Müller und Thudichum, von dem Vater, der Hebeamme, der Mutter und Schwägerin wurden 6 bis 8 deutliche Schreie des Kindes im Uterus vernommen. Am deutlichsten hörte es Müller mit an den Unterleib der Kreißenden gelegtem Ohre. Erst dann wurde durch die Wendung und Extraction das Kind, jedoch todt, zur Welt gebracht.

2) Bredenoll (ibid. Bd. III. pag. 69):

Am 30. April 1810 wurde ich zu einer Kindbetterin gerufen. — Bei der äußern Untersuchung fand ich den Unterleib sehr stark, jedoch gleichförmig ausgedehnt; bei der innern den Kindskopf in der ersten Normallage vorliegend. Nach Aussage der Hebeamme hatte das Köpfchen, aller Wehen ungeachtet, schon über 24 Stunden in dieser Stellung, ohne vorzurücken, gestanden; es zeigte sich eine beträchtliche Kopfgeschwulst; ich beendigte deshalb die Geburt durch die Zange, und brachte ein kleines Knäbchen zur Welt, welches mit dem so sehr ausgedehnten Unterleibe in gar keinem Verhältnisse stand. Der Unterleib blieb ausgedehnt, und die Blase des Zwillingsbruders stellte sich ein, dessen Querlage mich zur Wendung nöthigte. Ich sprengte die Blase, zog, da ich nicht beide Füße zugleich fassen konnte, den linken Fuß an und legte ihn an die Schlinge. Wie ich meine Hand wieder einführte, um den andern Fuß zu holen, fing das Kind so vernehmlich und deutlich an zu schreien, als ein schon gebornes (den dumpfern Ton abgerechnet) kaum schreien kann, wiederholte den Schrei wenigstens 12 Mal, und ich bin überzeugt, es würde noch länger geschrieen haben, wenn ich meine Hand in der Lage, worin ich sie jetzt hatte, noch länger unthätig gehalten hätte.

3) Künsemüller (ibid. Bd. XV. Seite 377):

Am 27. Juli 1834 wurde ich zu einer 26jährigen Kreißenden gerufen. Bei meiner Ankunft fand ich die Kreißende bereits auf einem von der schon 12 Stunden anwesenden, nicht unerfahrenen Hebeamme eingerichteten Geburtslager liegend, und erfuhr von Letzterer, daß die Wässer bald nach ihrer Ankunft, also ungefähr seit $11\frac{1}{2}$ Stunden, unter schwachen Wehen abgeflossen seien, wenngleich indessen hiernach die Wehen oft und in stärkerem Maße wiedergekehrt seien, so sei der Kopf doch noch nicht tiefer herabgetreten. Bedeutende Anomalie des Beckens. Die Symphysis ossium pubis fand ich nämlich sehr nach innen gedrückt und den Arcus pubis so eng, daß er, wie beim männlichen Geschlechte, fast einen spitzen

Winkel bildete und mir nicht gestattete, meine ganze Hand einzuführen. Bedeutende Kopfgeschwulst. Der Kopf selbst stand sehr fest am Eingange des Beckens und fast ganz im Querdurchmesser des Beckens, so daß das Hinterhaupt nach der linken, das Gesicht nach der rechten Seite, das rechte Ohr zur Symphysis ossium pubis, das linke nach dem Promontorium hin gerichtet war. Indem ich mich während dieser Untersuchung auf ein Knie herabgelassen hatte, und auf diese Weise mit meinem Ohr zufällig dem Schooße der Kreißenden sehr nahe kam, vernahm ich mehrmals ein winselndes weinerliches Geräusch. Ich hielt hierauf mein Ohr ganz dicht an den Schooß der Kreißenden, und vernahm da nicht allein die schon vorhin gehörten weinerlichen Laute, sondern selbst auch ganz deutlich die kurze Exspiration des Kindes. Nach Anlegung der Zange und nachdem ich einige Tractionen gemacht, hörte ich so laute Schreie, daß man dieselben in der Entfernung von einigen Schritten hören konnte. Das Kind kam asphyktisch zur Welt, doch fing es nach einiger Zeit die Respiration an.

4) Andry (Henke's Ztschrft. Bd. X. S. 461):

Als Andry zu einer 27jährigen Frau gerufen wurde, um die Geburt zu vollenden, waren die Wässer bereits seit 2 Tagen abgeflossen. Bei der Untersuchung fand er, daß der Kopf in derjenigen Position war, welche die gewöhnlichste ist, d. h. das Hinterhaupt nach der linken Seite der Beckenhöhle gekehrt. Der Muttermund war 2 Daumen breit geöffnet. Die Enge der untern Beckenöffnung machte die Wendung nothwendig, und es gelang, die Glieder und den Rumpf des Kindes ohne Schwierigkeiten hervorzubringen; allein der Kopf blieb ganz oberhalb der Beckenhöhle und in der Cavität des Uterus stecken. In dem Augenblicke, wo man anfing, einige Tractionen an dem Rumpfe vorzunehmen, um den Kopf herauszuziehen, stieß das Kind mehrere Male einen starken Schrei aus, welcher von allen Umstehenden gehört wurde, obgleich der Kopf noch vollkommen eingeschlossen blieb, und man ihn noch nicht im Geringsten an den äußern Geschlechtstheilen bemerken konnte. Nach einiger Zeit wiederholte man die Tractionen zum zweiten Male, worauf sich aufs Neue das Geschrei hören ließ, jedoch schwächer, und ebenso zum dritten Male, wo es noch schwächer wurde. Nachdem das Kind endlich ganz ausgezogen war, gab es noch einige Lebenszeichen von sich, worauf es alsbald verschied. (Section?)

5) Schottin (in Hesse, Ueber das Schreien der Kinder im Mutterleibe. pag. 98):

Einer Erstgebärenden von ungefähr 30 Jahren sprangen mit dem 10. Mondsmonate der Schwangerschaft, während sie sich beim Mandeln der Wäsche etwas anstrengte, am 25. März morgens gegen 8 Uhr plötzlich die Häute der Wasserblase, und es floß über 1 Pfd. vom Fruchtwasser ab. Kopf tief in der Beckenhöhle, die Gebärmutter so weit herabgesunken, daß der nur noch sehr wenig eröffnete Muttermund sich ganz nahe am Ausgange des Beckens befand. Die Wehen regelwidrig mit ungleichmäßigen, unordentlichen und äußerst schmerzhaften Zusammenziehungen der Gebärmutter, worauf ganz und gar keine Ausdehnung des Muttermundes erfolgte. Allmählich wurden die Wehen regelmäßiger, der Muttermund hatte sich allmählich erweitert, aber der Kopf trat nicht in die Krönung und stand der vorausgegangenen kräftigen Wehen ungeachtet noch an derselben Stelle, wo er vor 27 Stunden gestanden hatte. Bei der nunmehrigen Application der Zange wurde ich von der Stelle aus, wo ich das Gesicht des Kindes zuvor genau gefühlt hatte, nicht wenig durch einen Ton überrascht, welcher der anfangenden Respiration und dem damit verbundenen Röcheln eines neugebornen Kindes zu gleichen schien und von welchem ich mir in demselben Augenblicke bewußt zu sein glaubte, daß er weder vom Ausflusse des Fruchtwassers noch vom Hervortreten einer in der Gebärmutterhöhle entwickelten Luft (?) entstanden sein konnte. Kaum war der Kopf unter vielem Schmerz der Mutter geboren, so sah und hörte ich auch das Kind schon schreien; nur schrie es nicht so laut, als nach gänzlich beendigter Geburt. Da Schultern, Brust und Unterleib in den Geburtstheilen zurückblieben, so hatte ich Zeit genug, die Bewegungen der Lippen, das Athmen und Schreien des Kindes genau zu beobachten, bis nach etwa 5 Minuten das ganze Kind geboren war.

6) Vieweg (ibid. pag. 101):

Primipara von etwa 30 Jahren. Becken verbogen, Fruchtwasser schon lange abgeflossen, Zange. Mehrstündige Tractionen. Kopf im obern Becken. Mehrmaliges Abrutschen der Zange. Wimmerndes Geschrei mehrere Minuten lang. Nach Verfluß von mehr als einer Stunde Enthirnung.

Hesse führt noch 2 ähnliche Fälle von Vieweg an, in denen jedoch gleichfalls wie in den 2 wiedergegebenen die Section nicht gemacht wurde.

7) Heyfelder (Wildberg's Jahrb. der Staatsarzneik. 1840. Bd. 6.):

Eine 24 jährige, kräftige und wohlgebaute Erstgebärende, die sich ihrer Rechnung nach am Ende der 37. Schwangerschaftswoche befand, hatte bereits seit 48 Stunden Geburtswehen, die nur langsam auf die Erweiterung des Muttermundes wirkten, ohne jedoch dessen entschiedere Ausdehnung und das Springen der Blase zu begünstigen. H. überzeugte sich, daß das Gesicht vorlag, denn er unterschied mittelst des untersuchenden

Fingers deutlich den Augenhöhlenrand, Nase und Mund; zugleich bemerkte er, daß die Blase sehr wenig Wasser enthielt und noch unverletzt (?) war, denn indem er mit dem Finger die Lippen des Kindes berührte, traf er auf eine Membran, welche den Finger hinderte in den Mund einzudringen, der, wie das ganze Gesicht, bereits in die Beckenhöhle hineinragte. „In dem Augenblicke, als ich beim Nachlassen einer Wehe die Lippen des Kindes mit dem Finger berührte", — erzählt H. — „hörte ich plötzlich einen Schrei wie von einem neugebornen Kinde, das zu athmen beginnt; der Ehemann und alle Anwesenden hatten es deutlich vernommen, und drückten ihr Erstaunen darüber aus. Da das Becken gut gebildet war, die Geburtsarbeit bereits 48 Stunden gedauert und das Gesicht schon in der Beckenhöhle stand, so riß ich die Blase ein, aus der nur wenig Wasser ausfloß, aber in demselben Augenblicke hörte ich jenen Ton aufs Neue, diesmal jedoch um vieles deutlicher und kurz darauf zum dritten Male." — Die Entbindung wurde mit der Zange beendet, wobei sich H. überzeugte, daß das Kind, wie er vermuthet, in der ersten Gesichtslage eingetreten war.

8) Zitterland (Hufeland's Journ. Febr. 1823.)

Eine schwangere Frau erlitt nach den ersten Bewegungen des Kindes einen Wasserverlust, der sich von Zeit zu Zeit erneuerte und einen Abortus fürchten ließ. Gegen den 8. Schwangerschaftsmonat that sie einen Fall, der einen plötzlichen und beträchtlichen Wasserausfluß zur Folge hatte. Man brachte die Kranke ins Bett; der Fötus bewegte sich heftig, aber nach einigen Stunden fühlte sie sich wieder so wohl, daß ihre Familie sich in ihrem Zimmer zum Abendbrod vereinigte. Mitten unter dem Essen ließ sich das Geschrei des Kindes unter der Bettdecke hören; allein die Hebeamme fand nichts, was eine bevorstehende Geburt angezeigt hätte. Dr. Z., welcher in dem Hause wohnte, kam noch zeitig genug, um das Geschrei des im mütterlichen Schooße befindlichen Kindes sehr deutlich zu hören. Es wurden alle Vorsichtsmaßregeln getroffen, um Täuschungen zu vermeiden, und man constatirte, daß in dem Hause weder eine Katze, noch irgend ein anderes Thier vorhanden war, dessen Geschrei zu Irrthum hätte verleiten können. Doch wiederholte sich das von Z. vernommene Geschrei nicht wieder. Die Untersuchung ergab, daß die Geburt noch nicht bevorstand, nur der Scheidentheil der Gebärmutter war bereits verstrichen. Zwei Tage darauf gebar die Kranke einen kümmerlichen Fötus, der nach Verlauf von 8 Sonnenmonaten zur Welt gekommen zu sein schien. Unmittelbar nach seiner Geburt stieß er einige schwache Schreie aus, verfiel sogleich in einen Zustand von Aphyxie, aus welchem er nur mit vieler Mühe erweckt wurde, und starb 1/2 Stunde nach seiner Geburt.

9) Marc-Henry (bei Marinus in Wildberg's Zeitschr. 1840. 6. pag. 198):

Vergangenen 10. October (1834) ersuchte mich Dr. Jobert, ihm bei Beendigung der Geburt einer Frau beizustehen, deren fehlerhaftes Becken die natürliche Austreibung des Fötus hinderte. Wir begaben uns daher zu Mad. G. Diese etwa 27—28 Jahre alte Dame, von ziemlich kräftiger Constitution, hatte bereits 2 Schwangerschaften gehabt, die jedoch ihr normales Ende nicht erreicht hatten; nachdem der erste Abortus im 5., der zweite aber im 7. Monate der Schwangerschaft stattgefunden, erreichte diese letzte unter vielen Schwierigkeiten ihr normales Ende. Bei unserer Ankunft empfand Mad. G. ziemlich heftige Schmerzen und die Eihäute waren seit 48 Stunden zerrissen. Die Hebamme Paulin befand sich bei der Kreißenden und versicherte uns, daß seit 3 Tagen, wo man sie gerufen hatte, der Kindeskopf seine Stellung nicht verändert habe. Da Jobert schon vorher den Bildungsfehler des Beckens erkannt hatte, so veranlaßte er mich, mich selbst davon zu überzeugen. Ich fand den Kindeskopf oberhalb des Beckeneinganges, das Hinterhaupt nach der rechten, das Gesicht nach der linken Darmbeingrube gerichtet, das rechte Ohr auf dem Promontorium, das linke auf dem Schambeine liegend. Nur die Seitenwandbeine des Kopfes ragten in den Beckeneingang hinein und bildeten einen leichten Vorsprung in der Beckenhöhle; der Muttermund mochte etwa 2 Zoll Oeffnung haben. Die Frau bot jenen doppelten Bildungsfehler dar, welcher in einem bedeutenden Vorragen des Promontorium und zu geringer Krümmung des Schambeines besteht, so daß die Conjugata des Beckeneinganges um 1" verkürzt und der Querdurchmesser von einem Darmbeine zum andern um eben so viel zu groß war. Jobert und ich wir glaubten Beide, hier müsse die Wendung gemacht werden; da aber der Kopf nicht sehr groß zu sein schien, so hofften wir ihn mittelst der Zange heraus befördern zu können, das Instrument wurde also angelegt. In dem Augenblicke aber, wo Jobert Tractionen machte, stieß der Fötus zu wiederholten Malen während eines Zeitraums von 12 Stunden deutliche Schreie aus, so daß sie von allen Umstehenden gehört werden konnten. Da aber der Kopf, trotz allen Anstrengungen mittelst der Zange, eingekeilt blieb, so war man genöthigt, diesen Versuch aufzugeben. Wir sprachen eben über die Nothwendigkeit, das Kind zu wenden, als sich neue, eben so deutliche Schreie wie die erstern vernehmen ließen, welche offenbar nur mit Hilfe mehrerer Inspirationen stattfinden konnten. Endlich als ich mit der Hand einging, um die Füße zu suchen, stieß der Fötus in dem Augenblicke, wo meine Hand über die linke Schulter glitt, zum dritten Mal, zwar weniger anhaltende Schreie als die erstern aus, die jedoch immer noch stark genug waren, um von allen Anwesenden gehört zu werden. Die Entbindung wurde unter vielen Schwierigkeiten beendet und das Kind athmete nach dem Austritte aus der Gebärmutter nicht mehr und war todt.

10) Bosch (ibidem pag. 200).

Am 11. October 1829, um 7 Uhr Morgens, wurde ich zum Beistande einer Kreißenden in Mastricht gerufen, die sich bereits seit 34 Stunden in vergeblicher Geburtsarbeit erschöpfte. Es war dies bereits die 7. Niederkunft dieser kaum 29jährigen schwächlichen und zarten Frau. Ich fand sie sehr niedergeschlagen, das Gesicht zerfallen, die Lippen trocken, schwarz, den Puls klein, schwach u. s. w. und die Gebärmutter in Folge von Erschöpfung gänzlich unthätig. Die Blase war schon seit 1 Uhr Nachts gesprungen, und seit dieser Zeit hatte die unwissende Hebeamme, ohne Zweifel in der Absicht, die Geburt zu befördern, ohne Unterbrechung verschiedene Manipulationen gemacht, häufig die Hand in die Scheide, vielleicht gar in die Gebärmutter eingeführt, ungeachtet des Jammerns und Wehklagens der unglücklichen Kreißenden, der sie dennoch immer noch eine schnelle und leichte Entbindung verhieß. Bei der Untersuchung fand ich die Theile sehr geschwollen und schmerzhaft, der Kopf war noch von der Gebärmutter umfangen und stand noch hoch in der Beckenhöhle in einer vollkommenen Querlage, mit dem Gesicht nach links, mit dem Hinterhaupt nach rechts und mit dem Scheitel nach unten; er hatte noch nicht die Drehung begonnen, durch welche Gesicht oder Hinterhaupt unter den Schambogen geleitet werden sollte. Ich konnte von der Hebeamme nicht erfahren, welche Lage der Kopf während seines Aufenthaltes oberhalb des Beckeneinganges gehabt hatte. Ich schickte mich sofort zur Anlegung der Zange an; während ich das eine Blatt mit dem Zapfen nach hinten zwischen dem Kreuzbeine und dem Kopfe anlegte, hörte ich ein sonderbares Geräusch, eine Art Aechzen, das mich in Erstaunen setzte, wovon ich jedoch den Anwesenden nichts mittheilte, weil ich fürchtete, ich möchte mich getäuscht haben. Indeß beim Einführen des zweiten Zangenblattes wiederholte sich jenes Geräusch; ohne mich auszusprechen, was ich dachte, hieß ich alle Anwesende schweigen und jede Bewegung einstellen, in der Absicht, mich um so sicherer zu überzeugen, ob ich nicht etwa durch eine acustische Täuschung irre geleitet worden sei. Hierauf sagte der Ehemann zu mir, er wisse sehr wohl, was meine Aufmerksamkeit so eben erregt habe, es wäre das Schreien des Kindes, das er für seine Person bereits seit 2 Uhr Nachts, kurze Zeit nach dem Blasensprunge, vernommen, daß aber die Hebeamme, der er seine Vermuthung mitgetheilt, seiner gespottet und dies für unmöglich erklärt habe. Alle Anwesenden, 5 an der Zahl, bestätigten des Mannes Aussage und dies erregte meine Neugier noch mehr; sie wurde auch sehr bald befriedigt, denn in demselben Augenblicke hörten wir alle Fünf ganz deutlich das Schreien des Kindes, das aus dem Mutterleibe hervorkam und dem aus der Tiefe eines Kellers hervordringenden ähnlich war. Das Schreien wiederholte sich mehrere Male und wir konnten es zur Genüge hören. Unterdeß war die Zange angelegt, ich versuchte erst einige Rotationen und zog dann den Kopf mit großer Leichtigkeit aus. Das Kind männlichen Geschlechts, dürftig, schlecht genährt, stieß, als es zur Welt kam, ein klägliches unterbrochenes Geschrei aus, ganz dem ähnlich, welches es noch während seines Aufenthaltes im Mutterleibe hatte hören lassen. Es hörte nicht auf zu ächzen und behielt das leidende Aussehen und starb am andern Morgen nach einem 24stündigen elenden Dasein.

11) Collin (ibidem, aus „a practical Treatise on Midwifery"):

Eine am Ende ihrer zweiten Schwangerschaft bereits seit 36 Stunden kreißende Frau mußte, wegen eines Einrisses in die Gebärmutter, mittelst des Hakens entbunden werden, und starb 17 Stunden nach der Entbindung. Der merkwürdigste Umstand bei diesem Falle war das Athmen und Schreien des Kindes noch während seines Aufenthaltes in der Gebärmutter; dieses Schreien wurde 4 Stunden vor der Entbindung deutlich vernommen; man unterschied es sogar in einer Entfernung von mehreren Fuß Weite von dem Bett der Kreißenden, so daß man im ersten Augenblicke das Kind unter der Bettdecke zu finden wähnte. Dieser Fall hat sich in Collin's, seiner Hilfsärzte und mehrerer Schüler Gegenwart zugetragen und man hat sogar, um sich nicht täuschen zu lassen, den Vagitus mittelst des Stethoskops constatirt. In dem Augenblicke, wo man jene Erscheinung beobachtete, stand der Kopf des Kindes in der obern Beckenapertur, der Muttermund war noch nicht vollkommen erweitert und die Wässer waren nur erst kurze Zeit vorher abgeflossen.

In diesen 11 Beobachtungen waren es 9 Mal langsam verlaufende, 2 Mal künstlich beendete Entbindungen; in allen Fällen war der Kopf der vorliegende Kindestheil, mit Ausnahme des Falls No. 10, wo eine unvollkommene Querlage statt hatte, jedoch der Kopf gleichfalls noch mit der Zange gefaßt werden konnte. In allen Fällen ohne Ausnahme waren die

Wasser abgeflossen, bevor der Vagitus gehört wurde und gleichfalls in allen Fällen war der Zutritt von Luft zu den innern Theilen der Gebärorgane zu erweisen. Im ersten Falle wurde derselbe vermittelt durch die vorliegende Hand und Nabelschnur und die weiten Geschlechtstheile (die Gebärende kam zum 8. Male nieder); im Fall 11 durch einen Einriß in die Gebärmutter vor gehöriger Erweiterung des Muttermundes und wahrscheinlich weite Geschlechtstheile, da die Gebärende eine Zweitgebärende war; im Fall 4 war bei der Wendung und der Extraction der Extremitäten und des Rumpfes Luft in die Gebärmutterhöhle gedrungen; in allen übrigen Fällen mit Ausnahme des Zitterlandschen, der zu ungenau erzählt ist und in dem man nicht einmal erfährt, ob Erstgebärende, ob Kopflage u. s. w., wurde der Vagitus gehört, als entweder die Hand des Geburtshelfers oder die Zange sich in dem Uterus befand. In den 11 Beobachtungen kam 4 Mal (Fall 1, 4, 6, 9) das Kind todt zur Welt, doch wurde in keinem Falle die Section gemacht. Fassen wir diese Resultate in einen allgemeinen Satz zusammen, so möchte derselbe etwa so lauten:

Die bisherigen Fälle von Vagitus uterinus lehren, daß derselbe nur eintreten kann, wenn die Eihäute gerissen sind und der Zutritt der Luft auf eine Weise vermittelt wird, wie sie bei den einsam und hilflos und schnell Gebärenden der gerichtsärztlichen Praxis nimmer vorkommen kann.

Dieses Sachverhältniß gab schon nachfolgendes Gutachten der wissenschaftlichen Deputation in Berlin sehr richtig an, das deshalb hier seine Stelle finden möge.

Gutachten der wissenschaftlichen Deputation für das Medicinalwesen im Ministerium des Innern zu Berlin über zwei auf Kindermord sich beziehende Fragen.

Ein hohes Ministerium des Innern hat der wissenschaftlichen Deputation für das Medicinalwesen befohlen, über nachstehende beide Fragen, dem Verlangen des Königl. Kammergerichts gemäß, gutachtlich zu berichten, nämlich:

1) Ob es untrügliche Merkmale dafür gebe, wenn das Athemholen schon in Utero materno stattgefunden hat;
2) welche Merkmale künftig entscheidend sein werden, für ein Leben des Kindes, nachdem es bereits aus den Geburtstheilen der Mutter fortgeschafft worden?

Was den ersten Punkt betrifft, so giebt es kein anderes untrügliches Merkmal dafür, als wenn glaubwürdige Menschen das Geschrei des Kindes, ehe dasselbe aus den Geburtstheilen der Mutter fortgeschafft worden, deutlich gehört zu haben versichern, und der Vorgang bei der Geburt damit übereinstimmt. Wenn nämlich eine Person lange Zeit mit dem Geburtsgeschäft zubringt, so, daß bei mangelnden, oder schwachen sparsamen Wehen nach dem Ablaufen des Schafwassers die Hand des Hebarztes oder der Hebamme in die Gebärmutter eingeführt wird, so kann bei günstiger Lage des Kindes die in den Zwischenräumen der eingebrachten Hand eindringende Luft, Athemholen und Schreien, veranlassen; noch leichter kann aber dies geschehen, wenn der Kopf bereits aus dem Muttermund getreten ist, und der übrige Körper erst von dem Hebarzte oder der Hebamme entwickelt werden muß. Es sind also Bedingungen zu jenem Vagitus uterinus erforderlich, die nur selten, und wie besonders zu merken, nur bei einer zögernden Geburt vorkommen, bei welcher Manualhilfe geleistet wird. Daher ist diese Erscheinung auch nie bei den verheimlichten Geburten anzunehmen, welche rasch und ohne fremde Beihilfe geschehen. Hier kommt das Kind erst zum Athmen, nachdem es geboren worden, und der Richter wird durch jenes Phänomen bei seiner Beurtheilung: ob ein Kind nach der Geburt gelebt? zu keinem Zweifel geführt werden können.

Durch dies letztere ist aber auch die zweite Frage zur Genüge beantwortet. In jedem Fall schneller, heimlicher, d. h. in der Einsamkeit abgemachten Geburt ist das Leben des Kindes als ein Leben nach der Geburt anzusehn. Sollte dem Richter aber ein Fall vorkommen, wo es ihm bei einer unter Beihilfe geschehenen Geburt darauf ankäme, zu wissen, ob ein Vagitus uterinus stattgefunden, und das vorher athmende und schreiende Kind, todt aus den Geburtstheilen geschafft worden: so könnte hier nur die Aussage der Zeugen entscheiden.

Berlin, den 27. Februar 1816.

Knape. Hermbstädt. Rudolphi. v. Könen. Horn. Mursina. Kluge.

So wie nun aber schon durch diese Argumente die Beweiskraft des Vagitus uterinus gegen die Lungenprobe auf ein Nichts sich reducirt, so geschieht dies noch vielmehr durch die neuesten Forschungen über die instinctiven Athembewegungen überhaupt. Im Jahr 1852 veröffentlichte Kramer in der deutschen Klinik (No. 26. 26. Juni. pag. 289) folgenden Fall:

„Am 9. März d. J. wurde ich aufgefordert, einer seit 22 Stunden kreißenden Erstgebärenden geburtshilflichen Beistand zu leisten. Ich fand den Gemüthszustand der Frau, die Wehenthätigkeit, den Bau des Beckens durchaus befriedigend, die Wasser seit mehreren Stunden abgeflossen, den Muttermund völlig erweitert, den Kopf des lebenden Kindes in der ersten Hinterhauptslage in die obere Beckenapertur eingetreten, die rechte Seite des Kopfes tiefer stehend als die linke; mäßige Kopfgeschwulst. Unter der Wehe schien der Kopf dem Beckenausgange näher zu rücken, nach der Wehe wieder zurückzutreten. Nach mehrstündigen fruchtlosen Bemühungen, die allmählich immer ungeduldiger werdende Kreißende zu beruhigen, und durch Lagenveränderung und Anweisung zum zweckmäßigen Verarbeiten der Wehen die Entbindung zu fördern, griff ich zur Zange, als der Unterleib der Kreißenden schmerzhaft, der Fötalpuls schwächer zu werden begann. Der Kopf wurde leicht gefaßt und folgte ohne besondere Schwierigkeit allmählich dem Zuge der Zange. Nach der fünften Traction ungefähr, längere Zeit vor dem Einschneiden des Kopfes, fühlte ich plötzlich vermittelst der Zange heftige, bald wieder vorüber gehende Bewegungen des Kindes. Nach Entwickelung des Kopfes bestätigte sich die früher gehegte Vermuthung von einer Umschlingung der Nabelschnur. Sie war 3 Mal straff um den Hals gewunden. Eine längere Wehenpause verzögerte einigermaßen das Abstreifen der vorher nur wenig zu lockernden Nabelschnur über den Kopf des Kindes. Während der Zeit bemerkte ich keine Athmungsbewegungen am Kinde, obgleich ich zeitweise besonders darauf achtete. Nach vollendeter Geburt hatten die anfänglich wahrgenommenen Pulsationen im Nabelstrange aufgehört. Im sofort bereiteten warmen Bade ließen sich die Herztöne am Kinde nicht mehr wahrnehmen. An den Seitentheilen des Halses über den Schlüsselbeinen machte sich eine dunkelbläuliche, streifige Färbung bemerklich, die beim Baden, Bürsten und Behandeln des Kindes völlig verschwand, ohne eine anderweitige Hautveränderung zurückzulassen. Die lange fortgesetzten Wiederbelebungsversuche blieben völlig erfolglos.

Die Leiche des gutgenährten, reifen Knaben zeigte am andern Tage bei der Section reichliche, saturirte Todtenflecke; auf dem rechten Jochbeine einen halbmondförmigen Eindruck vom Ende des Zangenlöffels; keine Spuren eines früheren Druckes am Halse. Das Gewicht der Leiche betrug 6 Pfund 24 Loth $2^1/_2$ Quentchen, die Länge 20 " 9 "', der quere Durchmesser des Kopfes $3^1/_4$ ", der gerade $4^3/_4$ ", der schiefe oder längste $5^1/_4$ ". Der Brustkasten war gewölbt; das Zwerchfell hatte seinen Stand zwischen der 5. und 6. Rippe; die Gefäße am Halse zeigten sich blutreich, das Bindegewebe an den Seitentheilen nicht infiltrirt, Kehlkopf und Luftröhre mit zähem, glasigem Schleim reichlich gefüllt, die Lungen im hintern Theile des Thoraxraumes, von dunkel bläulich rother Färbung, mit scharfen Rändern und Fortsätzen, derbem Gefüge, an den obern Lappen auf allen ihren Flächen, an dem linken untern und an dem rechten mittlern und untern Lappen nur an der Außenfläche mit zahlreichen punktförmigen bis fast linsengroßen, peripherischen Ecchymosen besetzt; die Gefäße auf dem Herzbeutel wie mit Blut ausgespritzt, das Innere desselben normal feucht, das Herz gedunsen, seine Kranzgefäße und seine Höhlen vom Blute strotzend, der Ursprung der großen Gefäße ohne äußere Ecchymosen. Sämmtliche, nach vorgängiger isolirter Unterbindung der zu- und ableitenden Blutgefäße im Zusammenhange herausgenommenen Brustorgane wiegen 10 Loth; abgesondert die Thymus 1 Loth $1/_{2}$ Quentch., das Herz nebst Inhalt $2^{7}/_{8}$ Lth., die Lungen 5 Loth, Bindegewebe und Verlust 1 Loth. Die Lungen sind ohne Luftgehalt, in allen ihren Theilen specifisch schwerer, als kaltes, reines Saalwasser, in ihren Bronchen mit röthlich gefärbtem Schleim, in ihren Blutgefäßen reichlich mit Blutgerinnungen und flüssigem Blute gefüllt; ihre Schnittflächen, schwarzroth gefleckt, lassen mit dem Messerrücken blutige Flüssigkeit in reichlicher Menge abstreifen. Die einzelnen Lungenabtheilungen können mit ihrem Bronchus leicht aufgeblasen werden. — In der Schädelhöhle der Leiche fand sich die gewöhnliche Blutfülle."

Kramer brachte diese Erscheinungen in der Lunge im Gegensatze zu Cruveilhier, Weber (Beitr. zur patholog. Anatomie der Neugeb. Kiel 1851—54. II. 7.), Elsässer (Untersuchungen über die Veränderungen im Körper der Neugebornen. Stuttgart 1853. 24) und Birnbaum (Monatsschr. für Geburtskunde. 1856. VII. 103), welche dieselben als einfache Circulationsstörungen, bedingt durch Compression des Kindes unter der Geburt, auffaßten, unter die Wirkungen vorzeitiger Athembewegungen, indem er von der Prämisse ausging, daß die Nabelschnur das Respirationsmittel des Fötus sei und eine Störung der Blutbewegung in derselben den Eintritt von Athembewegungen als nothwendige Folge haben müsse; die Ueberfüllung der Lungen mit Blut, sowie die peripherische Ecchymosirung der Brustorgane sei eine Wirkung der Inspirationserweiterung des Thorax bei zufälligem Verschluß von Nase und Mund durch die Windungen der Geburtswege. Er sagt pg. 290:

„Kinder, die Respirationsversuche machen, so lange Mund und Nase noch im Uterus selbst vom Fruchtwasser umspült werden, befinden sich in der Lage Ertrinkender. Die anfänglichen Respirationserweiterungen des Thorax sind nur kurz und unterbrochen. Sie gewähren zwar dem Respirationsbedürfnisse keine Befriedigung, bedingen indeß eben so wenig eine Ueberschwemmung der Lungengefäße mit Blut, und führen vielmehr nur zu einer mehr oder weniger beträchtlichen Ansammlung von Flüssigkeit im Kehlkopfe und in der Luftröhre. Ein gewiß bedenklicher und um so mißlicherer Umstand, weil dem Kinde keine Luft zum Ausräuspern zu Gebote steht. Wächst die Athemnoth und dauern die Respirationsversuche an, während der Mund des Kindes aus dem Muttermunde heraus in den Scheidenkanal getreten, oder das Fruchtwasser aus dem Uterus abgeflossen ist, so bilden sich Verhältnisse, wie wir sie etwa bei Strangulirten, oder vielmehr bei unter Harzmasken Erstickenden beobachten. Die Inspirationserweiterungen des Thorax sind von gar keiner Anfüllung oder Aufblähung der Luftwege begleitet, weil die Continuität der Scheidenschleimhaut die Respirationsöffnungen hermetisch verschließt. Je größer die Athemnoth des Kindes geworden, desto convulsivischer und heftiger müssen bei noch andauernder Receptivität für die Blutalteration die Respirationsbewegungen des Kindes werden, desto reichlicher strömt das Blut in den Thoraxraum und in die Gefäße der Lungen ein, bis sich die Hyperämie, wie unter einem relativ luftleeren Schröpfkopfe, zu capillären Ergüssen und zur Bildung von Ecchymosen steigert. In demselben Maaße mindert sich die Wahrscheinlichkeit einer Lebenserhaltung. Lungenhyperämie ist ja bekanntlich die allerhäufigste anatomische Grundlage plötzlicher Todesfälle."

Die Thatsache, daß die vorzeitigen Athembewegungen stets diese apoplektischen Heerde zur Folge haben, veranlaßte Hecker, die Folgerung umzukehren, und diese Ecchymosen zum ätiologischen Nachweis, zur Diagnose fruchtloser Athembewegungen und damit als Beweismittel der noch unerwiesenen Respiration des Fötus durch die Placenta zu benutzen. Allein Schwartz (Die vorzeitigen Athembewegungen. Leipzig 1858. pag. 21) beweist, daß eine derartige Schlußfolgerung unrichtig ist. Er sagt: „Kein anatomischer Grund hindert uns, die Ursache der capillären Ergüsse unter der Lungenpleura möglicher Weise auch anderswo zu suchen, als in der Schröpfkopfwirkung fruchtloser Inspirationen, denn fast niemals haften die Ecchymosen im Lungengewebe selbst, sondern in der Regel nur im subpleuralen Bindegewebe, welches aber bekanntlich zum großen Theil, wenn nicht fast ausschließlich von den Bronchialarterien aus versorgt wird, mithin jedenfalls so gut wie jedes andere Gefäßgebiet des Fötus den von mechanischer Pressung unter der Geburt abhängigen Kreislaufsstörungen unterworfen ist. Dem entsprechend beobachtet man die punktförmigen Sugillationen auch dort, wo die Wirksamkeit einer Athmungsthätigkeit als ausgeschlossen betrachtet werden darf. So fand ich sie z. B., wenn auch spärlich, so doch vollkommen deutlich in Verbindung mit Hyperämien der Bauchorgane, Ecchymosen der Nieren, und starken geronnenen Blutextravasaten im Hirnsack, an den Luft- und Fruchtwasserleeren, blutarmen Lungen, dem Herzen und großen Gefäßstämmen einer früh verstorbenen Zwillingsfrucht von $8^{1}/_{2}$" Länge und 2 Pfund Gewicht, welche mit stark ausgeprägter Hemikephalie, Defect sämmtlicher Wirbelbögen, völliger Abgängigkeit des Rückenmarkstranges, Erweichung der nur als ganz rudimentärer kleiner Zapfen noch vorhandenen Medulla oblongata, weit klaffendem Zwerchfellspalt und Einlagerung des Darmtractus in den linken Brustraum behaftet, mit angeblich noch pulsirender Nabelschnur geboren, aber ohne Bewegung abgestorben war. Dieser eine Ausnahmsfall kann nun freilich der peripherischen Sugillation der Brustorgane nicht allen und jeden Werth als Erkennungszeichen der Todesart des Fötus rauben, aber sie lehrt uns doch, abgesehen von anderweitigen theoretischen Gründen, die große Bestimmtheit, mit welcher eine auffällige Blutvertheilung in den Lungen Todtgeborner als pathognomischer Zeuge der mit vergeblicher Respirationsbestrebung verbundenen Suffocation in der Geburt verwerthet worden ist, mit einiger Vorsicht aufzunehmen."

Durch diese Deutung jener Erscheinungen von während der Geburt gestorbenen Kindern als Folgen von stattgehabten Athembewegungen fällt nun aber die Lehre vom Vagitus uterinus mit der Lehre von den vorzeitigen Athembewegungen überhaupt zusammen. Für Vagitus uterinus, wie für die vorzeitigen Athembewegungen bedarf es zur Entstehung derselben Bedingungen, ebenso findet bei beiden der gleiche Erfolg auf die Lungen statt. Für die gerichtliche Medicin ist, ohne hier genauer auf die Bedingungen, die von Hecker in den Verhandlungen der Gesellschaft für Geburtshilfe in Berlin. Heft 7. 1853 und in der von Schwartz erwähnten Schrift genauer erörtert sind, einzugehen, allein das Resultat der physiologisch-geburtshilflichen Untersuchungen von Wichtigkeit, daß Alles, was die Blutcirculation zwischen der Mutter und dem Fötus stört (Compression der Nabelschnur bei Vorfall und Umschlingung der Nabelschnur, namentlich um den Hals des Kindes, Loslösung der Placenta, Tod der Mutter, heftige Zusammenziehungen des Uterus), sowie directe Reizung der Respirationsnerven an ihrer Ursprungsstelle an der Medulla oblongata die vorzeitigen Athembewegungen veranlassen kann. In dem erstern Falle ist die begonnene Respiration Effect intoxicatorischer Blutmischung beim Fötus, da die im fötalen Blute überschüssige Kohlensäure keinen Abzugskanal nach den mütterlichen Theilen mehr hat und die daher der Fötus auf selbsteigene Weise durch die Respiration zu eliminiren sucht. Im zweiten Falle ist die begonnene Respiration zunächst Ursache der Entstehung des kleinen Blutkreislaufs, wodurch die umbilikale Circulation ins Stocken geräth. Da aber die begonnene Respiration insufficient ist, das Blut zu decarbonisiren, weil nicht atmosphärische Luft zur Inspiration vorhanden ist, so wirkt auch diese Athembewegung indirekt intoxicatorisch, durch Anhäufung von Kohlensäure im Blute. In den Leichen müssen sich daher in beiden Fällen die Erscheinungen der Suffocation finden und diese sind nach den bisherigen Erfahrungen constant, bedeutender Blutreichthum der Lungen, des Herzens und der großen Gefäße mit zerstreuten, peripherischen Blutextravasaten: ferner großer Blutgehalt der Hirnhäute und Nieren.

Allein da diese Erscheinungen eben so gut als eine Folge der Erstickung nach der Geburt, wie als das Erzeugniß vorzeitiger Inspirationen gedeutet werden können, sobald, wie in einigen Fällen beobachtet ist, zugleich Luftgehalt der Lungen vorhanden ist, so ist es für den Gerichtsarzt von allerhöchster Wichtigkeit ein Zeichen zu besitzen, welches fast immer diese Stasen und subpleuralen Ecchymosen begleitet und dann das sichere Zeichen ist, daß vorzeitige Athembewegungen stattgefunden haben, nämlich die Anfüllung der Luftwege mit aspirirten Flüssigkeiten. Schwartz (l. c. pag. 228) sagt darüber: „Dieser so wichtige Befund wird, wie ich das selbst erfahren habe, gar leicht übersehen oder durch unvorsichtige Vornahme der Section, namentlich durch voreilige Trennung, Zerstücklung und Abspülung der Athmungsorgane zerstört. Obwohl es nämlich öfters der Fall ist, so zeigen sich doch keineswegs immer die äußern Nasenöffnungen und der Mund mit fremdartigem Gemenge in irgend auffälliger Weise behaftet. Schlitzt man aber die Nase auf, trennt man den Boden der Mundhöhle von außen her vom Unterkiefer ab, zieht die Mund- und Rachengebilde unterhalb des Kinnes an der Zunge hervor, löst das Gaumensegel vom harten Gaumen ab, und durchschneidet man die Seitentheile des Schlundkopfes, so sieht man bei gehöriger Beleuchtung der Theile in der Regel, daß ein mehr oder weniger zähflüssiger, mit Blut, Meconium, Vernix caseosa u. s. w. vermischter, meist stark anhaftender, dem gallertigen Inhalte der uterinalen Cervicaldrüsen entsprechender Schleim, wie ein zusammenhängender Pfropf den obern Theil der Nase, die Choanen, sowie den Schlund- und Kehlkopf mehr oder weniger reichlich ausfüllt. Die Speiseröhre wird gewöhnlich um so leerer gefunden, je weiter man nach abwärts steigt; nicht selten aber enthält dann wieder der Magen außer dem normalen, ganz klaren, gallertigen Schleime einen Theil der eben beschriebenen Masse, so daß kein Zweifel darüber obwalten kann, daß die Erstickungsäußerungen des Fötus ganz so, wie bei Ertrinkenden, Schlingbewegungen herbeiführten. Auch die Trachea ist in ihrem mittlern und untern Theile gewöhnlich leer oder enthält nur Spuren fremden Inhalts; von der Bifurcation abwärts aber findet sich gar häufig wieder dasselbe Gemenge, welches im Eingange der Luftwege bemerkt wurde. Starb die Frucht schon vor dem Blasensprunge oder unter Umständen, unter denen kein Geburtsschleim, sondern nur Fruchtwasser aspirirt werden konnte, so ist der fremde Inhalt der Luftwege natürlicher Weise viel dünnflüssiger, mehr vertheilt und schwieriger zu erkennen; meist aber verräth die durch beigemengtes Meconium bewirkte Färbung oder ein Stückchen Vernix caseosa die Natur desselben sogleich..... Findet sich in den Respirationskanälen ein Theil vom Inhalte des Eisackes oder der Geburtswege, so darf man ohne Bedenken auf vorzeitig athmungserregende Wirkung des Geburtsactes schließen. Dieser Schluß ist um so zuverlässiger, als nach der Geburt eine Aspiration jener Flüssigkeiten wenigstens bei Kopfgeburten und horizontaler Lage der Kreißenden nicht mehr vorkommen kann, weil die Respirationsöffnungen viel zu weit von den mütterlichen Genitalien zu liegen kommen und die Atmosphäre das leichter bewegliche Medium ist. Daß nun ferner der Geburtsact nicht allein vor der Zeit athmungserregend, sondern auch bis zum tödtlichen Effecte intoxicatorisch wirkte, das wird man unbedenklich dann folgern dürfen, wenn der besagte fremde Inhalt der Respirationswege sehr reichlich, der Luftgehalt der Lungen dagegen sehr spärlich ist. Sind dagegen die Luftwege frei von fremdem Inhalte und enthalten die Lungen, wenn auch nur zum Theil, atmosphärische Luft, so läßt sich mit größter Wahrscheinlichkeit behaupten, daß das Fötalleben durch den Geburtsact keine Schädigung erlitt, daß das Kind lebensfrisch zur Welt kam, und nur einer Schädlichkeit erlag, welche erst nach der Geburt zur Wirksamkeit gelangte."

Indem der Gerichtsarzt so einerseits die Mittel besitzt, bis auf die seltensten Ausnahmen stattgehabte vorzeitige Athembewegungen zu erkennen und dieselben von den Erfolgen des post-partum-Athmens in der Leiche zu unterscheiden, so lehren andrerseits die Erfahrungen von Hecker, Hoogeweg und Veit (in den Verhandlungen der Gesellschaft für Geburtshilfe in Berlin. 7. Heft. 1853), von Hohl (Lehrb. der Geburtshilfe. 1855 pag. 837), von Schwartz (l. c.), daß die Lungen derartiger Kinder trotz der instinctiven Athembewegungen luftleer bleiben und im Wasser sinken, wenn nicht auf auffallende und künstliche Weise der Luftzutritt zum Kinde vermittelt wird. Nur in sehr wenigen Fällen ist es daher beobachtet, daß die instinctiven Athembewegungen auch den Erfolg auf die Lungen hatten, daß dieselben theilweise schwimmfähig wurden. Zu diesen gehören nachfolgende vier Fälle, in denen sämmtlich die Hand des Geburtshelfers den Zutritt der Luft ermöglichte.

1) Schwartz in Kiel (l. c. Beob. 33, pag. 164):

Im ersten Beginne der Geburt und bei noch sehr schwachen Uterincontractionen ging bei einer Zweitgebärenden mit engem Becken (Conj. diag. 4") und mäßigem Hängebauche am 15. Mai 1851 morgens $9^1/_2$ Uhr das Fruchtwasser stoßweise und in bedeutender Menge ab. Zweimalige Untersuchung mit ganzer Hand, von welcher zwei Finger durch den noch engen Muttermund gebracht wurden, ließ das Gesicht, anfänglich nebst einer Hand, später nebst beiden Füßen und einer kleinen, lebhaft pulsirenden Schlinge der Nabelschnur — Alles noch in den schlaffen, sich zeitweise etwas mit Wasser füllenden Häuten — als vorliegend erkennen. Bis zum Munde des Kindes gelangte man nicht. Unter schwachen und seltnen Contractionen der schlaffwandigen Gebärmutter und bei Seitenlagerung der Kreißenden ging allmählich die Selbstwendung auf das Beckenende vor sich. Das durch die Wehen mehr und mehr ausgepreßte Fruchtwasser begann am Nachmittage sich mit Meconium zu mengen. Um 3 Uhr Nachmittags war der Muttermund bis auf 3" erweitert; auf seinem vordern Rande aufgestemmt lag das Knie und daneben die kräftig pulsirende Nabelschnur. In der Hoffnung, durch völlige Bewerkstelligung der noch nicht ganz beendeten Selbstwendung des Fruchtkörpers eine Retraction der Nabelschnur herbeizuführen, streckte man den einen Fuß in die Scheide herab. Als die nächsten Wehen den Steiß tiefer auf das untere Uterinsegment gedrängt hatten, entzog sich die Nabelschnur dem Gefühle. Bald darauf wurde der Abgang von Meconium sehr stark, jedoch blieben die Herztöne der Frucht deutlich hörbar. Um 6 Uhr Abends streckte man auch den andern Fuß herab und zog beide Füße in die Schamspalte. Die Wehen wurden nun stärker, drängender; das abgehende Meconium färbte sich etwas blutig; die fötalen Herztöne wurden noch gehört. Um $7^3/_4$ Uhr fand man das rechte Bein geboren, etwas blau und geschwollen, den Steiß am Ausgange, den linken Fuß und eine pulslose Schlinge der Nabelschnur in der Schamspalte. Die sofort unternommene Extraction des Rumpfes, sowie die Lösung der Arme gelang leicht, die Entwickelung des vom Beckeneingange aufgehaltenen Kopfes erforderte mehr Zeit und Mühe, ließ sich jedoch manuell ausführen, das Kind, ein Mädchen von 7 Pfund 21 Z. war mit Ausnahme des lividen Schenkels bleich und völlig pulslos. Die Placenta lag gleich nach der Geburt des Kindes in der Scheide, war sehr blutreich.

Section 16 Stunden nach der Geburt. Die Venengeflechte des Wirbelkanals strotzend gefüllt; das Bindegewebe zwischen Wirbelbögen und harter Rückenmarkshaut sulzig infiltrirt; Rückenmark und seine Häute sehr blutreich. Im Unterhautbindegewebe der Kopfschwarte zahlreiche, über das ganze Schädelgewölbe zerstreute kleine Sugillationen und am linken Vorderscheitel ein $1^1/_2$thalergroßes Blutextravasat. Das Schädelgewölbe in einigen Nähten leicht verschoben. Die Dura mater durch eine flache Schicht ausgetretenen Blutes von beiden Scheitelbeinen abgehoben. Gehirn und seine Häute blutreich und serös infiltrirt; Hirnventrikel strotzend gefüllt. An der Basis des kleinen Gehirns ein beträchtliches, dunkles, geronnenes Blutextravasat. Auch zwischen den Lamellen der harten Hirnhaut an der Schädelbasis kleine Blutergüsse. — Das Herz, besonders der rechte Vorhof, von theils flüssigem, theils geronnenem, dunklem Blute stark gefüllt. Die Nabelvene strotzend bluthaltig, die Nabelarterien leer. — Thymus um ein Drittel größer, als in der Norm. Kehlkopf und Luftröhre mit Schleim und Meconium behaftet. Die Lungen, theils dunkel und luftleer, theils und zwar an der Peripherie der oberen wie rechter Seits auch des mittleren Lappens hellrosenroth, lufthaltig, und hier beim Einschneiden knisternd und schaumige Flüssigkeit ergießend. — Im Oesophagus und Magen Meconium. Dickdarm größtentheils leer, nur im untersten Theile noch mit Kindspech gefüllt. Leber und Milz normal. — Nieren blutreich, ohne Ecchymosen. Harnblase bis auf wenige Tropfen neutralen Harns entleert. Uterus und Anhänge injicirt, wie gewöhnlich.

2) W. Jos. Schmitt (Neue Versuche und Erfahrungen über die Lungenprobe. Wien 1806. Versuch 6, Seite 79):

Ein reifes, ohne alle Lebenszeichen geborenes Mädchen, von einer gefunden, starken Mutter, welche wegen vorkommendem Mutterkuchen nach starkem vorher erlittenen Blutverlust, durch die Wendung entbunden ward. Schmitt war Augenzeuge dieser Entbindung. Das Entbindungsgeschäft dauerte überhaupt sehr lange (pag. 173), der Kopf stak über eine halbe Stunde und seine Lösung erforderte unsägliche Mühe und die angestrengteste Arbeit.

Das Kind maß $20^1/_2$", wog 5 Pfd. 24 Loth. Das Gewicht der Lungen mit dem Herzen betrug 5 Loth $^1/_2$ Quent., ohne Herz $3^1/_2$ Loth. Die Lungen zeugten von einer vor sich gegangenen, unvollkommenen Respiration. Sie lagen weniger nach rückwärts, hatten eine hellere Farbe und lockere Substanz, als bei Kindern, die nie geathmet haben. Im Wasser erhielten sie sich mit und ohne Herz in der Höhe, jedoch so, daß sie nicht vollkommen auf dem Wasser schwammen, aber doch mit der Oberfläche desselben gleichblieben, wobei die untersten Lappen beider Lungen tiefer, als die obersten standen. Beim Durchschneiden hörte man ein Knistern, und aus den durchschnittenen Stücken ließ sich ein weißröthlicher Schaum ausdrücken. Die Leiche war gut genährt und sah blaß aus.

3) Derselbe (ibidem. Versuch 23. S. 85):

Ein frühreifes Knäbchen (von 8 Monaten), welches wegen vorgefallener Nabelschnur durch die Wendung notorisch todt und ohne alle Lebenszeichen zur Welt gebracht wurde, und während derselben, wegen schwerer Entwickelung des Kopfes starb. Schmitt selbst verrichtete die Wendung. Der Tod erfolgte erst während der Wendung (wie die noch zu Anfange derselben pulsirende Nabelschnur bewies), woran zum Theil die Schwierigkeit der Wendung selbst, hauptsächlich aber das längere Verweilen des durch den stark widerstehenden und um den Hals des Kindes zusammengezogenen Muttermund zurückgehaltenen Kopfes in der Beckenhöhle schuld war.

Das Kind maß 18" und wog 4 Pfd. 1 Loth. Das Gewicht der Lungen mit dem Herzen betrug 4 Loth 1 Quent., ohne Herz 3 Loth $^1/_2$ Quent. Bei der vorgenommenen Wasserprobe sanken die Lungen in Verbindung des Herzens zu Boden, aber langsam und so, daß das Herz auf dem Boden des Glases ganz auflag, die Lungen hingegen eine offenbare Tendenz, in die Höhe zu steigen, verriethen. Außer der Verbindung mit dem Herzen, sanken zwar die Lungen auch zu Boden, stiegen aber gleich wieder in die Höhe, und blieben hierauf in gleicher Höhe mit der Oberfläche des Wassers. Dasselbe geschah, wenn man beide Lungen separat und wenn man sie lappenweise prüfte, nur der mittlere Lobus von der rechten Lunge, und der obere von der linken, sanken langsam zu Boden, ohne sich wieder zu erheben. Die Consistenz der Lungen war nicht so compact, wie bei Lungen, die noch ganz luftleer sind. Ihre Farbe näherte sich zwar noch der leberartigen, aber sie hatten eine Menge lichter (rosenrother) Stellen, besonders an den Rändern. Durchschnitten gaben sie beim Zusammendrücken einen weißen Schaum in beträchtlicher Menge von sich. Auch waren sie stark mit Blut angefüllt.

4) Hecker (l. c. pag. 176):

Erste Steißstellung bei einer Mehrgebärenden. Normaler Verlauf der Geburt bis zum Durchtritte des Kopfes. Dieser aber blieb stecken, und es wurde durch die Untersuchung ermittelt, daß das Hinderniß in einer abnormen Ausdehnung des Schädels durch Wasser bestand. Das Kind, das vorher gelebt hatte, war inzwischen abgestorben. Durch Einstoßen eines Troicart in eine Seitenfontanelle, Entleerung von Flüssigkeit aus der Schädelhöhle. Gewicht des Kindes $6^3/_4$ Pfd., Länge 19", wohlgenährt. Das Resultat der Respirationsversuche, welche das Kind angestellt hatte, war hier überaus deutlich, denn nicht nur zeigten sich die Gefäße der Brust- und Bauchhöhle sehr mit Blut überfüllt, und Lungen und Herz mit vielen Extravasaten besetzt, sondern die erstern waren stellenweis stark durch Luft ausgedehnt; es betraf diese Anfüllung mit Luft besonders den obern und mittleren Lappen der rechten Lunge, welche größere hellroth gefärbte Stellen aufwiesen; beim Einschneiden in dieselben entstand ein deutliches knisterndes Geräusch, und unter Wasser stiegen aus den Einschnitten Luftbläschen in großer Menge auf. Der untere Lappen derselben enthielt nur einzelne beschränkte durch Luft ausgedehnte Stellen, während die l. Lunge fast gar nicht geathmet hatte. Nach sorgfältiger Unterbindung der betreffenden Gefäße ergab die Wägung für die Lungen mit Herz und Thymus ein Gewicht von ℥jjj ʒjj gr vjjj, ohne diese Theile ℥jj ʒjv gr xv. Beide Lungen mit dem Herzen zusammen in ein großes, mit reinem Wasser gefülltes Gefäß gebracht, sanken zu Boden, jedoch so, daß die rechte denselben nicht erreichte; die r. Lunge allein zeigte sich schwimmfähig, wiewohl sie sich nicht ganz im Niveau der Wasseroberfläche befand; ihr oberer und mittlerer Lappen einzeln in das Gefäß gebracht, schwammen vollständig, ebenso wie alle einzelnen Läppchen, in welche sie zerschnitten wurden; der untere Lappen sank unter, doch schwammen einzelne Läppchen desselben, die sich durch ihre hellere Farbe auszeichneten, gleichfalls. Die l. Lunge sank unter, sowie ihre Lappen und Läppchen. Das Kind hatte also offenbar nach Durchtritt der Schultern und in Folge des durch den abnorm ausgedehnten Schädel auf die Nabelschnur ausgeübten Druckes sehr ausgiebige Athmungsversuche gemacht, die dadurch, daß der Mund sich nahe den äußern Geschlechtstheilen befand, relativ sehr bedeutenden Erfolg hatten und vielleicht sein Leben gefristet hätten, wenn nicht der hydrocephalische Kopf ein schweres, nur durch die Anbohrung desselben zu beseitigendes Hinderniß dargeboten hätte.

Resumé. Aus dem bisher Gesagten folgen folgende Sätze:

1. **Der Vagitus uterinus ist eine erwiesene und erklärte Thatsache.**
2. **Nach den bisherigen Beobachtungen tritt jedoch bei allen vorzeitigen Athembewegungen keine Luft in die Lungen, wenn nicht eine operirende Hand oder ein Instrument zu dem Munde des Kindes den Zugang derselben ermöglicht.**
3. **Bei allen heimlichen Entbindungen wird nie eine Luftanfüllung der Lungen in Folge vorzeitiger Athembewegungen gefunden werden.**
4. **Die vorzeitigen und tödtlich gewirkt habenden vorzeitigen Athembewegungen lassen sich in der Leiche mit Sicherheit erkennen, wenn subpleurale Ecchymosen und ausgebreitete Hyperämien in der Lunge und aspirirte Stoffe vorhanden sind.**
5. **Schwimmfähige Lungen bleiben daher in praxi forensi stets post-partum geathmet habende und ist der obige Einwurf kein begründeter, da es kein Athmen vor der Geburt in der gerichtsärztlichen Praxis giebt, welches die Lungen schwimmfähig macht.**

Der 3. Einwurf, den man gegen die Beweiskraft der Lungenprobe erhoben hat, ist:

„Die Lungen- und Athmenprobe kann nicht unbedingt den Tod des Kindes vor der Geburt beweisen, denn die Lungen sinken unter gewissen Bedingungen auch unter, wenngleich das Kind eine geraume Zeit nach der Geburt gelebt und geathmet hat." (Henke's Abhandl. II. pag. 148.)

Dieser Fall könne eintreten

a) bei Atelectasis der Lungen.

Wenn ein Kind geboren wird, so kann der Fall eintreten, daß es wegen Schwäche nicht tiefe und kräftige Inspirationen macht und dadurch die Luft nicht in alle Theile der Lunge eindringt. Es bleibt dann ein Theil der Lunge in dem Fötalzustande stehen — theilweise Atelectase; oder es findet gar kein eigentliches Athmen von dem geborenen Kinde statt, höchstens einige Hebungen und Senkungen des Thorax mit andern Reflexerscheinungen, die Luft durchdringt gar keinen Lungentheil, und es bleibt die ganze Lunge in dem Fötalzustande — totale Atelectase. In solchen Fällen soll nach Ploucquet die Luft nur bis in die Luftröhre und deren größere Aeste, nicht aber in die kleinern Verzweigungen und Luftzellen eindringen, eine Hypothese, die höchst unwahrscheinlich ist, da die bloßen Senkungen und Hebungen des Thorax beim Scheintode Neugeborner noch nicht die Annahme vorhandener Saugkraft der Lungen rechtfertigt, und ohne diese auch nicht die Möglichkeit gedacht werden kann, daß die Luft in die Luftröhre und deren Verzweigungen dringe.

Elsässer (Untersuchungen über die Veränderungen im Körper der Neugebornen durch Athmen und Lufteinblasen. Stuttgart 1853. pag. 22.) beschreibt diesen Zustand der Lungen folgendermaßen:

„Ihr Gewebe ist dicht, resistent, giebt kein Gefühl von Knistern, seine Farbe im Allgemeinen dunkler, bräunlich violett; beim Durchschneiden giebt das lufthaltige einen zischenden Laut von sich, das fötale kein Geräusch. So stellen sich die Verschiedenheiten dar, wo die verschiedenen Gewebe in scharfer Sonderung auftreten; so, wenn das fötale Gewebe in lobärer Ausdehnung vorhanden ist (um mich dieses Ausdrucks zu bedienen), d. h. einen ganzen Lappen oder einen beliebigen größeren, continuirlichen, durch die ganze Dicke oder wenigstens einen großen Theil der Dicke des Lappens durchgreifenden Raum einnimmt; dann ist auch die Abgrenzung vom lufthaltigen Gewebe meistens scharf und leicht zu sehen. Aber gewöhnlich ist die Ausbreitung des fötalen Gewebes lobulär, d. h. es sind kleinere, einem oder ein paar Läppchen entsprechende, auf die mannichfachste Art im übrigen Gewebe zerstreute fötale Flecke, bald oberflächlich, strichweise, entlang der hintern Fläche der Lungen, etwa $^1/_2$—1 Linie tief ins Gewebe hinein greifend, bald unregelmäßig durch das tiefere Gewebe zerstreut. Sind diese fötalen Inseln sehr klein, aber zahlreich vorhanden, ist dabei das lufthaltige Gewebe nur irgend etwas reich an Secret und von etwas dunkler Farbe, so ist es oft sehr schwierig, ohne die Schwimmprobe der kleinsten herausgeschnittenen Stückchen, zu entscheiden über das Vorhandensein und die Ausdehnung des fötalen Gewebes. Das Gefühl kann hier durchaus nicht maßgebend sein, da man bei der Mischung sehr kleiner fötaler und lufthaltiger Inselchen ein gemischtes Gefühl bekommt, d. h. die betreffende Partie ist etwas dichter, als lufthaltiges, etwas weniger dicht, als fötales Gewebe; es knistert nicht deutlich beim Druck; es zischt nur unvollkommen beim Einschneiden. Unseren Erfahrungen nach ist diese lobuläre Ausdehnung des fötalen Gewebes sehr häufig, um nicht zu sagen häufiger als die lobäre Ausbreitung.“ Schon längst ist es nachgewiesen und bedarf eigentlich gar keines Nachweises, daß dieser fötale Zustand der Lungen, die Atelectasis genannt, nicht wie

Legendre (Krankheiten des kindlichen Alters. 1847) und Jörg jun. (Fötuslunge im geborenen Kinde. 1835) es gethan haben, eine eigenthümliche Krankheit des Neugeborenen ist, die denselben tödtet, weil sie die Athmung hemmt (Casper l. c. 725), sondern sie ist die anatomische Thatsache nicht eingetretener oder unvollständiger Respiration.

Die Fälle nun, die man zur Unterstützung obigen Einwurfes angeführt hat, und entweder solche mit unvollständiger oder mit vollständiger Atelectase sind, hat Henke (Abhandl. II. pag. 149 et sq.) zusammengestellt. Die Fälle mit unvollständiger Atelectase erweisen aber selbstredend nicht, was sie beweisen sollen, da schon ein kleiner, durch Luft ausgedehnter Theil der Lungen beweist, daß das Kind geathmet hat. Schon Hebenstreit (Anthrop. forens. Sect. II. membr. II. cap. II.) sagt: „Hinc vita, si vel minimam particulam pulmonum natare intelliges, se manifestabit, poteritque inde ad vitam infantis, post partum actam, concludi.“ Und in der Anweisung zur vorschriftsmäßigen Anstellung der Lungenprobe, bestimmt Metzger (System der gerichtlichen Arzneiwissenschaft. 5. Aufl. pag. 386): „Hiermit nicht zufrieden, muß fünftens der obducirende Arzt beide Lungen, welche entweder ganz oder zum Theil auf dem Wasser schwammen oder untersanken, in mehrere kleine Stücke zerschnitten, ohne Ausnahme eines einzigen, wieder aufs Wasser bringen lassen, um zu beobachten, ob nicht etwa ein einzelnes Segment derselben ein von den übrigen abweichendes Verhältniß gegen das Wasser habe.“ Es fallen aus diesem Grunde aber gerade die nach der Henke'schen Behauptung am meisten beweiskräftigen Fälle als Nichts beweisende fort. Hierher gehören die drei Wahrnehmungen von W. J. Schmitt, von denen Henke „die merkwürdigste“ ausgewählt hat, wo (die Lungen) „einzeln geprüft, stieg nur der mittlere Lappen der rechten Lunge bis unter die Oberfläche des Wassers, sank aber, stark ausgedrückt, wieder unter“, die partielle atelectatische Beschaffenheit zur Genüge erhellt. In der Beobachtung von Schenk, auf die Henke besondern Werth legt, weil darin von keinem gerichtlichen Falle die Rede sei, das Schreien des Kindes vom Arzte selbst beobachtet wäre und das Kind ein reifes und ausgetragenes war, wird wörtlich gesagt: „An dem linken Lungenflügel, und zwar an dem obersten Theile desselben, zeigte sich aber ein kleiner Streif, ohngefähr 2" lang, von weißröthlicher Farbe; das Uebrige war dunkelbraun. Bei der Schwimmprobe sanken die Lungen mit und ohne Herz zu Boden. Nur der beschriebene kleine weißröthliche Streif zeigte eine kleine Tendenz nach oben. Die Lungen wurden nicht zerschnitten.“ Die Lungenprobe war also nicht vorschriftsmäßig gemacht; hätte man den Streif herausgeschnitten, der mit dem schwereren compacten übrigen Lungengewebe sogar vereint das Bestreben, nach oben zu steigen, erkennen ließ, so würde man sich leicht haben davon überzeugen können, daß sein Schwimmen mit dem stattgehabten Leben im Einklange gestanden hätte. Die übrigen von Henke angeführten Beobachtungen — die Fälle mit vollständiger Atelectase — trifft der schon von Metzger gemachte Vorwurf der Unzuverlässigkeit, indem die referirenden Aerzte das Schreien solcher Kinder nicht selbst gehört, sondern wo Laien behauptet hatten, die Kinder hätten geschrien oder gelebt. Hierher gehört 1) der besonders berühmte Fall von Lober (pulmonum docimasia in dubium vocatur ex nova anatomica observatione. Jen. 1779.):

„Adferebatur scilicet mihi nuper cadaver infantis praematuri, qui horas tredecim vixerat. Pondere aequabat libras duas, longitudine pollices parasinos 13. Aperto thorace, animadverti cum nonnullis auditoribus, pulmones collapsos, eodemque colore tinctos, quo gaudent in illis infantibus, qui numquam aërem duxerunt. Exemti pulmones in aqua subsidebant, id quod etiam factum est cum a corde et thymo separati, iidemque in frustula minima dissecti essent; at aquae, sale communi saturatae, innatabant. In caussam vero inquirens, cur hujus infantis, qui testibus pluribus, vocem ediderat, tredecim horas vixerat, et placida denique morte occubuerat, pulmones aquae limpidae non innatarent, nullam earum caussarum, quarum antea mentio facta est, inveni. Pulmones enim sanguine, nec muco, nec materia tophacea repleti erant, nullumque in iis scirrhorum vestigium apparebat.“

2) Mauchart (in Ephemerid. Nat. Curios. Cent. I. Obs. 121. pag. 247):

„Narravit equidem Jaegerus, Physicus Schorndorffensis, in dis cursu privato ante annos aliquot, contigisse sibi sectionem infantis, cujus pulmones sint in aqua submersi, mater vero nihilominus, antequam tormentis quoque adigeretur, fuerit confessa, vixisse eum a partu et ejulasse ...... Sed ecce, hoc quo nunc vivimus anno, obtigit Vicino mihi colendissimo, D. D. Brigelio, Physico Bies., sectio infantis, per 18 horas a partu viventis, et in templo baptizati, propterea quod valetudinarius esset (nam mater funiculum umbilicalem, usque ad tardius vocatae obstetricis adventum ligare negligens, mortis ejus citioris causa fuerat), et ejulantis quoque primum fortiter, postea sibilantis; cujus tamen pulmones, tam integri, quam frustillatim in aquam injecti fundum petiere. Relatio est fidelis Viri integerrimi, et aliis, juxta leges patrias, testibus adstantibus facta, atque ad concilium Justitiae ex officio Jurati deposita.... Pulmones florido rubore praeditos, nullibi thoraci adnatos, non spongiosos, sed compactos et graves, ratione texturae et coloris hepati fere similes... notare liceat.

3) Der von Osiander*) mitgetheilte:

„Zwei 7monatliche Zwillingsknaben wurden lebend geboren, der eine lebte zwei, der andere 13 Stunden nach der Geburt. Beide schrieen nach der Geburt ziemlich laut und wiederholt, und wimmerten beständig fort bis an ihr Ende. Der eine wog 2 Pfd. 2 Lth., der andere 2 Pfd. 12 Lth. Beide wurden in Gegenwart der Zuhörer secirt und wahrgenommen, daß die Lungen von beiden Leichen, sowohl ganz als in Stücken geschnitten, bei wiederholten Versuchen im Wasser untersanken."

4) Beob. von Remer (ibid. pag. 155):

„Ein ausgetragenes Kind, das 46 Tage in einem Brunnen gelegen war, nach Aussage der Mutter 15 Tage gelebt hatte, ehe sie es in den Brunnen geworfen, zeigte bei der Obduction dennoch in den Brustorganen einen völligen Fötuszustand, während die Unterleibsorgane (Kleinheit der Leber — Mangel an Meconium im Darmkanal — abgeheilter Nabel —) ein mehrere Tage nach der Geburt fortgesetztes Leben andeuteten. Die Lungen sanken, ganz und in Stücken geschnitten, bei der Schwimmprobe zu Boden, mit Ausnahme des obern Theils der rechten Lunge, der sich unter der Oberfläche des Wassers hielt, bis er durch das Pressen mit der Hand seiner Luft beraubt, auch im Wasser sank. Beide Lungen waren blutleer und so beschaffen wie bei Kindern, die noch nie geathmet haben. Das eiförmige Loch und der Schlagadergang fanden sich vollkommen offen und gangbar."

Auch diesen Fall (No. 4) führt Henke als den oben angeführten Satz beweisenden und zwar als „höchst merkwürdigen" an. Noch merkwürdiger möchte aber die Beurtheilung des Falles und die in Folge derselben geschehene Anziehung desselben an der Stelle bei Henke erscheinen. Man vergleiche einfach den unter den Verwesungserscheinungen erzählten Fall von Verwesung

*) Ich citire hier nach Henke's Abhandl. II.

im Wasser (pag. 73) und man wird über die richtige Beurtheilung des Remer'schen Falles in keinem Zweifel sein.

5) Mendel (Hufeland's und Himly's Journ. f. pr. Heilk. 4 St. S. 11):

Zwillingsgeburt. Das eine Kind, ein Mädchen, setzte 20 Stunden unter einigem Piepen in einer Schachtel mit Watte sein Leben fort. „Die Farbe der Lungen war im Ganzen blaßroth, nur der untere Lappen der linken Lunge war etwas dunkelfarbiger.

Der untere Lobus der rechten Lunge reichte bis zum Herzen, der obere Lobus der linken Lunge bedeckte ziemlich den Herzbeutel.

Nachdem die Lungen in Verbindung mit dem Herzen und der Thymus in ein tiefes, mit reinem kühlen Wasser gefülltes Gefäß gelegt waren, blieben die äußere Fläche der rechten Lunge und die Spitze des obern Lobus der linken Lunge über, alles übrige aber unter der Wasserfläche.

Nachdem beide Lungen allein aufs Wasser gelegt waren, blieb ein Theil der äußern Fläche der Lungen über der Wasserfläche.

Beim Zerschneiden der rechten Lunge bemerkte man deutlich einen zischenden Laut und unter Wasser stiegen viele Luftbläschen in die Höhe u. s. w." —

Es ist wohl nicht nöthig, zu diesem Falle eine Bemerkung zu machen.

6) Derselbe pag. 17 (ibidem):

Eine Geburt in den Eihäuten. „Die anwesende Hebeamme schnitt das Ei auf, und die kleine Frucht begann sogleich zu athmen und die Gliedmaßen zu bewegen. Das Athemholen, wobei das Erheben der Brust sehr deutlich war, und die Bewegungen dauerten $^3/_4$ Stunden fort, während welcher Zeit auch einmal, ohne daß ein Klystier angewendet worden war, eine Ausleerung von Meconium erfolgte." Die Lungen waren dicht, die Farbe beider Lungen war hellroth, die der untern Lappen beider Lungen ein wenig dunkler, gesprengt. Die Lungen sanken ganz und in Stücken auf Wasser gelegt. „Nur der obere Lobus der rechten Lunge allein drehete sich auf dem Boden des Gefäßes einmal herum und legte sich gleichsam zurecht."

In der Erzählung wird nicht erwähnt, daß Mendel selbst das wirkliche Aus- und Einathmen gesehen; ebenso steht nichts davon in der Erzählung, daß die Lungenschwimmprobe auch mit den einzelnen Stückchen der Lungen angestellt sei, namentlich mit den einzelnen Stückchen des obern Lobus der rechten Lunge.

Die übrigen von Henke citirten Fälle sind so mangelhaft, daß er selbst, besonders bei den ältern Erfahrungen nicht abgeneigt ist, ihre nicht hinlängliche Glaubwürdigkeit und Beweiskraft zuzugeben (l. c. pag. 151). Welche Glaubwürdigkeit und Beweiskraft aber seine neuern Beobachtungen, „die mit der größten Genauigkeit und von Männern gemacht wurden, denen ein gültiges Urtheil zusteht," haben, und auf die er besonders Werth legt, folgt aus den oben angeführten von selbst, die er zu diesen „keinen Zweifel mehr über die Thatsache aufkommen" lassenden Fällen rechnet. Nach Henke hat Orfila (Lehrb. d. gerichtl. Medicin, übersetzt von Krupp Th. II. pag. 201) den obigen Einwurf durch eine Beobachtung zu stützen gesucht:

„Drillinge, die in der Nacht des 21. October um 3 Uhr geboren waren, wurden sogleich ins Findelhaus gebracht; ein Kind war 13 Zoll, das zweite 12 Zoll, das dritte 11 Zoll groß. Trotz ihrer Kleinheit und der dünnen Form ihrer Glieder und ihres Körpers kann man aus der hornartigen Consistenz der Nägel, der Länge ihrer Haare u. s. w. beurtheilen, daß sie fast reif sind. Das kleinste von ihnen, ein Mädchen, zeichnete sich durch die Langsamkeit der Bewegungen und die eigenthümliche Beschaffenheit seines Schreies aus, der nur in einem schmerzhaften und erschwerten Schluchzen besteht.

Man kann sich leicht überzeugen, daß man nur den zweiten Theil des Schreies hört und daß er abgebrochen und scharf ist, die Brust hebt und senkt sich ziemlich regelmäßig, giebt aber überall einen matten Wiederhall und bei der Anwendung des Stethoskops hört man kein Respirationsgeräusch mehr. Der Puls ist außerordentlich klein und nicht fühlbar (?); mittelst des Stethoskops zählt man 50 Herzschläge in der Minute. Man giebt dem Kinde einige Löffel voll Zuckerwasser, hält es warm und macht einige trockne Einreibungen in die Brustwand. Dessenungeachtet stirbt das Kind um 11 Uhr Morgens, 8 Stunden nach der Geburt. Die Section wird am folgenden Tage um 8 Uhr Morgens gemacht. Der Nabelstrang ist sehr weich. Man unterbindet die Luftröhre unter dem Kehlkopfe und legt sodann die Lunge und das Herz in ein Gefäß mit Wasser; sie sinkt rasch unter; trennt man die beiden Lungenflügel, so sinken sie ebenfalls unter, doch sind sie nicht angeschoppt. Nur am hintern Rande des rechten Lungenflügels findet man eine unbedeutende Blutcongestion. Jeder Lappen der beiden Lungenflügel wird getrennt und in Wasser gelegt; sie sinken alle gleichschnell unter; man durchschneidet sie in mehrere Bruchstücke, zerhackt diese gewissermaßen und wirft sie sodann in Wasser und alle diese Lungenstückchen sinken in Wasser eben so schnell unter, wie Stücke Milz oder Leber. Das Herz und die großen Gefäße sind mit Blut angeschoppt; die beim Fötus vorhandenen Oeffnungen sind noch offen."

Sicher würden die Nachfolger Henke's schon längst Beobachtungen veröffentlicht haben, in denen sie die Behauptung ausgesprochen hätten, daß sie selbst das Schreien der Kinder wirklich vernommen und in der Leiche die Lungen durchaus compact und untersinkend gefunden, wenn es eben derartige Fälle gäbe. Auch Orfila's Beobachtung kann nichts beweisen, trotzdem sie noch den meisten Anspruch auf Beweiskraft hat. Man löse den Widerspruch, wenn der Puls klein — also doch gefühlt werden konnte — und zugleich nicht fühlbar war. Man gab dem Kinde einige Löffel voll Zuckerwasser, womit nicht gesagt ist, daß es auch schluckte. Warum schnitt Orfila den Theil am hintern Rande des rechten Lungenflügels nicht sorgfältig heraus und probirte seine Schwimmfähigkeit? Und das ist der einzige Fall, den man bei dem regen Leben auf diesem Punkte der gerichtlichen Medicin seit einem Jahrhundert allenfalls hinstellen könnte. Muß seine Glaubwürdigkeit nicht gegründeten Zweifel erregen und kann man denn auf einen solchen nicht über alle Zweifel erhabenen Fall gestützt sich berechtigt halten, zu erklären, daß ein Kind nach der Geburt athmen könne und seine Lungen würden durchaus nicht ausgedehnt? Gewiß nicht. Es bleibt deshalb der Satz als richtig bestehen, den Meckel (Lehrbuch der gerichtlichen Medicin. 1821 pag. 370), der nicht gerade zu den Verehrern der Lungenprobe gezählt werden kann, aufstellt:

„ein wirkliches **Schreien** ist nur bei vollkommenem Athmen möglich."

und Schmidt, den Henke so gern anführt und auf den er sich so gern stützt (l. c. pag. 250):

„jede Respiration, auch die schwächste, geschieht mit einiger Luftanfüllung der Lungen."

6. Bei Hyperämie, Entzündung, Hepatisation, Ueberfüllung mit Schleim.

De Haen (Heilungsmethode B. I. Th. II. Cap. 9) war der erste, der „wenn in den Lungen Verstopfungen, häufiger Schleim, verhärtete Knoten und andere Verhärtungen sind" die Lungenprobe für trüglich hielt. Obgleich sich erfahrene Praktiker wie Büttner, welcher (Kindermord S. 52) erklärt, er habe etliche 70 Kinder besichtigt und bei allen die

Lungen gesund, ohne Härte, Geschwüre und Steine gefunden und Metzger (System 5. Aufl. pag. 384), der sich ähnlich äußert, dahin ausgesprochen hatten, daß derartige pathologische Producte bei Neugebornen entweder gar nicht oder nur äußerst selten vorkämen und wenn sie vorkämen, doch niemals die Lungenprobe trüglich machen könnten, da doch dann ein Theil der Lungen durch Athmen ausgedehnt werde, so wurde dennoch später wieder dieser Einwand von Neuem erhoben. So sagt Schmitt (l. c. pag. 121): „Unter den mechanischen Hindernissen, welche ein neugebornes Kind schwer oder gar nicht zum Athmen gelangen lassen, verdient die Anfüllung und Verstopfung der Luftwege durch Schleim und Fruchtwasser die vorzüglichste Berücksichtigung, weil sie unter allen am häufigsten vorkommt." Er führt 9 Beobachtungen von Verstopfungen der Luftwege durch diese Stoffe an, allein sie beweisen keineswegs, was sie beweisen sollen, daß nämlich die vorhandenen Verstopfungen die Ausdehnung der Lungen verhindert haben. In den Fällen 55, 62, 76, 83, 46, 47, waren die Kinder todtgeboren, bei denen in 2 Fällen Luft eingeblasen wurde; mit Ausnahme dieser letztern sanken sämmtliche Lungen; in den 3 Fällen 61, 45, 72, wo die Kinder lebend geboren, schwammen die Lungen vollkommen und hatte die Verstopfung des Kehlkopfs nicht die Ausdehnung verhindert. Soll nun etwa aus den 6 angeführten Fällen von todtgebornen Kindern geschlossen werden, bei diesen hätte wegen des Schleims die Luft nicht in die Lungen eindringen können und diese hätten darum sterben müssen? Aus den Schmitt'schen Fällen geht gerade hervor, daß selbst bei sehr starker Anfüllung der Luftwege mit Schleim sich dennoch die Luft beim Einathmen in die Lungen hindurcharbeitet und daher solche Lungen schwimmen. Die Schädlichkeit der Anfüllung der Luftwege mit Schleim soll hiermit keineswegs geleugnet werden, deren Erörterung jedoch nicht hierher gehört; es wird nur bestritten, daß, wenn sonst keine Hindernisse der Athmung entgegenstehen, vorhandener Schleim gar keine Luft in die Lungen durchlasse und daher trotz vorhandenem Athmen post partum die Lungen durch und durch compact und fötal bleiben sollten. Macht das Kind nach der Geburt wirkliche Athmungsbewegungen und ist — zugegeben — selbst eine ansehnliche Menge Schleim in der Luftröhre und deren Verzweigungen, so wird wenigstens eine theilweise Anfüllung der Lungen mit Luft entstehen. Bei diesem Sachverhalten ist die Meckel'sche Beweisführung (l. c. p. 371) daher ganz unnütz, daß Schleim leichter wäre als Wasser und also mit

Schleim gefüllte Lungen auch schwimmen müßten oder gar Remer's Distinction, daß Schleim im Wasser nicht zu Boden sinke, wenn er Luft enthalte.

Daß hyperämische Lungen, selbst solche in Folge des Erstickungstodes neugeborner Kinder im Wasser nicht untersinken, erwähnen schon Büttner (l. c. § 65). „Ich habe es in solchen Fällen nie bemerkt, sondern jederzeit die von Blut auch noch so sehr strotzenden Lungen schwimmen gesehen", und Metzger (System 1793. pag. 290) „es ist nicht allein unerwiesen, sondern der Erfahrung zuwider, daß die Lungen eines zwar wirklich lebendig gebornen aber erstickten Kindes im Wasser immer niedersinken, ohnerachtet sie Luft eingesogen haben".

Schmitt (l. c. pag. 246): „Dasselbe Resultat (nämlich Büttner's und Metzger's) geben auch meine Versuche. In allen Fällen, wo Kinder unter den Symptomen des Erstickens starben, und alle Erscheinungen in der Leiche für diese Todesart sprachen, schwammen die Lungen, wenn sie auch vom angehäuften Blute eine dunklere Röthe als gewöhnlich angenommen hatten."

Selbst Henke (l. c. pag. 160) erklärt: „Die wiederholten Erfahrungen von Büttner, Metzger, Schmitt und Klose scheinen aber zu erweichen, daß die Lungen erstickter Kinder, auch wenn sie dunkelroth sind, und von Blut strotzen, dennoch schwimmfähig bleiben."

Die neuern Gerichtsärzte wie Orfila und Casper sprechen jedoch die Schwimmfähigkeit hyperämischer Lungen nicht so bestimmt aus. So der erstere (l. c. II. pag. 204) „ich will mit einer wichtigen Bemerkung schließen, daß nämlich in vielen Fällen die mit vielem Blute angeschoppte Lunge nicht zu Boden sinkt, sondern auf dem Wasser schwimmt", fügt jedoch hinzu, wenn man das Blut ausdrücke, so schwömmen Lungen wieder, die durch die Hyperämie schwerer als Wasser geworden wären. Casper (l. c. pag. 727): „Wie bei jener Blutüberfüllung die Farbe eine dunkle, der fötalen sich annähernde, so ist auch das Gewebe compacter, die Lungen (zuweilen nur Eine, die hyperämische) knistern nicht, sind indeß doch immer dem Drucke nachgiebiger, als fötale Lungen und meist noch schwimmfähig."

In derartigen zweifelhaften Fällen empfiehlt Büttner (l. c. § 61 No. 4) und Metzger und nach ihnen Henke, Orfila, wie oben erwähnt, ein sorgsames Ausdrücken des Blutes aus den Lungenstücken vor der Schwimmprobe (Fall 31 bei Schmitt).

Man hat auch die Ausdehnung der Lungen in diesen Fällen, wie überhaupt bei der Frage, ob Fötallunge oder Luftlunge? zur Entscheidung benutzen wollen. Allein die Erfahrungen Schmitt's und Elsässer's zeigen, daß das Volumen und die relative Lage der Lungen sehr viele Variationen darbietet und nicht geeignet ist, als sicheres Kriterium für den obigen Zweck zu dienen. Elsässer (l. c. pag. 18) äußert sich: „nicht nur sind öfters die vollständig fötalen Lungen als sehr voluminös bezeichnet (Schmitt l. c. Vers. 13, 20, 38, 64, 75), sondern öfters, in 3 Fällen, bedeckten die fötalen Lungen einen Theil (Vers. 71 sogar den größten Theil) des Herzens oder doch wenigstens die rechte Lunge einen Theil des Herzens (Vers. 77, 94); ebenso bedeckten beide atelectatische unvollkommen schwimmende Lungen das Herz (Vers. 8), während sogleich im nächsten Versuch (9) bei derselben Beschaffenheit der Lungen das Herz ganz unbedeckt bleibt und die Lungen ganz hinten im Thorax liegen. Ferner sind 9 Fälle angeführt, wo vollkommen lufthaltige, und 1 Fall, wo fast vollkommen lufthaltige Lungen das Herz durchaus nicht bedeckten (Vers. 3, 30, 31, 35, 39, 42, 50, 72, 81, 86)." —

Daß endlich pneumonische Producte und Residuen selbst schon geathmet habende Lungen zum Untersinken bringen könnten, hat man seit der Zeit behauptet, nachdem Friedrich Hoffmann (de descensu pulmon. vivi infantis in aquam post sectionem, in medic. consultator. 4 Th. Halle 1724. pag. 154) den Fall bekannt gemacht hat, in welchem die harten und von geronnenem Blute braunrothen Lungen eines von der melancholischen Mutter erstickten Kindes im Wasser untersanken. Auch Hübner (l. c. pag. 67) sagt: „Bei Erwachsenen sind die Lungenflügel oft so durch Hepatisation verdichtet und zum Leben untauglich gemacht, indem Lymphe, Blut und Faserstoff ins Lungengewebe ausgeschwitzt werden, daß auch nicht ein Luftbläschen in einem solchen Lungenflügel aufzufinden ist (?). Ebenso kann Ablagerung von Tuberkelsubstanz stattfinden. Kinder unterliegen zwar früher der Krankheit, als Erwachsene und bevor eine so ausgeartete Degeneration zu Stande gekommen ist, indeß darf dies doch nicht jedesmal der Fall sein und der Gerichtsarzt darf die Möglichkeit eines solchen Zustandes keineswegs außer Acht lassen."

Gesetzt selbst, die Hübner'sche aprioristische Annahme sei begründet, Kinder brächten eine bis auf das letzte Lungenbläschen hepatisirte Lungenhälfte mit zur Welt oder acquirirten eine derartige Infiltration in den ersten Stunden nach der Geburt, würde die Lungenprobe, wenn sie nach dem bald hierauf erfolgten Tode des Kindes, aus der Ausdehnung und dem Schwimmen u. s. w. der andern Lungenhälfte das Gutachten auf Gelebthaben nach der Geburt veranlaßte, eine Täuschung veranlassen? Gewiß nicht. In den exquisitesten Fällen von Tuberculose und Pneumonia duplex kann ferner die Krankheit nie und nimmermehr sämmtliche Lungenbläschen verdichten und solid machen; ehe die Krankheit diesen hohen Grad erreichen kann, stirbt der Kranke an mangelnder Decarbonisation des Blutes — an Kohlensäurevergiftung. Stets werden sich also auch hier noch Lungenbläschen genug finden, die das stattgehabte Athmen nach der Geburt anzeigen. Außerdem gründet sich die Hübner'sche Behauptung auf keinen beobachteten Fall, sondern ist eine aprioristische Annahme, und solche aprioristischen Möglichkeiten haben leider eine Menge unrichtiger Sätze in die gerichtliche Medicin hineingebracht, bei denen es sich oft erst nach langen Jahren herausstellte, daß sie mit der Wirklichkeit, mit der praktischen Erfahrung in Widerspruch standen.

Fassen wir diese Ergebnisse und das über den dritten Einwurf Gesagte zusammen, so stellt sich heraus, daß der von Henke (l. c. pag. 145) angeführte 1. Satz:

> „Durch sorgsames, mit gehöriger Sachkenntniß angestelltes Verfahren kann der Irrthum, der aus der Lungen- und Athemprobe, in solchen Fällen fließen würde, wo krankhafte Zustände die Lungen, welche schon geathmet hatten, schwerer machen und zum Sinken bringen, wo ein Lungenflügel schwimmt, der andere aber untersinkt, endlich wo Ueberfüllung der Lungen mit Blut durch Erstickung statthat, vermieden werden" —

seine Richtigkeit hat, wenn ihm nachfolgender Passus hinter — „statthat" angehängt wird:

> und wo partielle Atelectase vorhanden ist.

Der 2. Satz Henke's:

> „Da aber durch wiederholte Erfahrungen unwidersprechlich erwiesen ist, daß neugeborne Kinder Stunden und Tage hindurch bei einer so schwachen Respiration fortgelebt haben, welche weder durch die Lungen- noch Athemprobe ausgemittelt werden konnte, so ergiebt sich, daß diese Prüfungsmethode in solchen Fällen zu dem falschen Ausspruche verleiten muß: das Kind sei todt geboren worden" —

ist jedoch falsch, weil die Beobachtungen, auf die sich derselbe stützt, in keinem Falle nachweisen, daß ein Respirationsleben ohne die Lungen auszudehnen und lufthaltig zu machen bestehen kann, sondern die von Henke angegebenen Fälle entweder theilweise Ausdehnung der Lungen durch Luft zeigten oder gezeigt haben würden, wenn man die Lungenprobe vorschriftsmäßig angestellt hätte, oder solche waren, in denen höchstens von Laien, nicht aber von sachkundigen und glaubwürdigen Aerzten das Athmen resp. Schreien nach der Geburt beobachtet war und wo daher die Aussagen nicht hinreichenden Glauben verdienen. In Bezug auf die zweite Art der Fälle verdient es besondere Erwähnung, daß von den sämmtlichen Nachfolgern Henke's kein einziger bis jetzt vermocht hat, aus eigener Beobachtung einen derartigen Fall anzuführen.

c) In allerneuester Zeit haben Dégranges u. Lafargue, Maschka, Märklin und Born Fälle mitgetheilt, die die Gegner der Lungenprobe als Unterstützungsmittel des sub 3 von Henke gemachten Einwurfes benutzt haben. In diesen Fällen wurden von den begutachtenden Aerzten fremde Stoffe im Magen und in den Lungen gefunden und aus ihnen allein ein stattgehabtes Leben des Kindes nach der Geburt deducirt. Diese Fälle sind folgende:

1) Henke's Ztschr. Jahrg. 24. 1860. I. Vierteljahrheft, pag. 231. aus Gazette des Hôpitaux Nr. 143. 144. 5. u. 7. Dec. 1857.

„Ein 18jähriges Mädchen hat heimlich geboren, und zwar unter Beistand seines Geliebten; nach einigen Tagen findet man den Leichnam des Kindes in einer Schmutzlache oder vielmehr in einem sumpfigen Bache unweit der Wohnung des jungen Mädchens. Dieses, dessen Untersuchung ergiebt, daß es vor nicht langer Zeit wirklich geboren hat, erkennt das vorgefundene todte Kind als das seinige an, behauptet aber, daß letzteres nicht ausgetragen gewesen und keine Spur des Lebens bei der Geburt gezeigt habe. Es sei allerdings in die Schmutzlache geworfen worden und es handele sich, wie der Vertheidiger behauptet, nur um Verheimlichung der Geburt, nicht aber um Kindestödtung. Die Sache wird vor dem Assisenhofe der Gironde (Bordeaux) verhandelt und die Herren Doctoren Dégranges und Lafargue werden aufgefordert, den Leichnam des Kindes zu untersuchen und ihr Gutachten abzugeben. Sie finden das Kind vollkommen reif und ausgetragen, ohne äußere Verletzung; die Nabelschnur unweit des Bauches abgeschnitten, aber ohne Ligatur. Die Kopfhaut ohne Ecchymosen, jedoch unter derselben, zwischen ihr und dem Perioste auf dem Stirnbeine und etwas nach der Nasenwurzel zu, eine Blutergießung in halbgeronnenem Zustande. Eine eben solche Blutergießung, ebenfalls in halbgeronnenem Zustande unter der Kopfhaut auf dem rechten Scheitelbeine bis zum Hinterhaupte nach hinten und bis zum Ohre abwärts sich erstreckend. An der linken Seite des Kopfes nichts dergleichen. Die Blutgefäße des Schädels strotzend voll Blut. Die Schleimhaut der Nase, des Mundes und des Pharynx, sowie die Zunge, ferner die Schleimhaut des Kehlkopfes, einestheils der Luftröhre und der Bronchen bis weit unterhalb der Gabeltheilung (Bifurcation) mit einer schwärzlichen Masse belegt, die bei genauer Untersuchung als flüssiger Koth pflanzlicher Natur sich ergiebt, identisch mit dem flüssigen Kothe in der Schmutzlache, in welcher der Leichnam gefunden worden. Das Zwerchfell etwas nach oben getrieben durch das Gas, welches in der Bauchhöhle sich entwickelt hatte. Lungen klein, zusammengesunken, fest, zusammen mit Herz und Thymus nicht schwimmend, — auch einzeln oder in Stücken nicht schwimmend, nicht knisternd, ganz luftleer, sonst nichts Besonderes.

Gutachten: 1) das Kind ist reif und ausgetragen; 2) das Kind war lebensfähig; 3) das Kind hat gelebt; es hat keine Athmungsbewegung in freier Luft gemacht, aber wohl unter einer schmutzigen, mit zergangenen Pflanzenresten überladenen Flüssigkeit. 4) Das Kind ist getödtet durch Asphyxie unter der Schmutzflüssigkeit, oder mit andern Worten: das Kind ist ersäuft. 5) Die Blutergießungen unter der Kopfhaut in halbgeronnenem Zustande beweisen, daß das Kind, wenn es auch noch nicht in freier Luft geathmet, doch vor dem Untertauchen unter die Schmutzflüssigkeit gelebt hat, weil sonst die durch die Gewalt, welche auf die Stirngegend und die rechte Kopfseite des Kindes gewirkt haben mag, erzeugte Blutergießung nicht in dem halbgeronnenem Zustande sich befunden haben könnte (?). Die Hauptpunkte also, worauf die ärztlichen Sachverständigen ihr Gutachten, daß das Kind gelebt habe und getödtet worden sei, obgleich die Lungen nicht geathmet haben, sind: 1) die bis in die untern (zweiten) Bronchialzweige hinabgezogene Schmutzflüssigkeit, die, da sie schwerer ist als Wasser, dorthin auf keine andere Weise als durch Inspirationsanstrengung gelangen konnte und 2) der halbgeronnene Zustand des Blutes unter der Kopfhaut, da ein an einem Leichname durch Gewalt bewirkter Erguß von Blut nicht gerinnen kann. — Zu bemerken ist, daß der schmutzige Beleg der Schleimhaut in den Luftwegen der allergenauesten und sorgsamsten mikroskopischen und chemischen Untersuchung unterworfen worden und sich ganz entschieden als vegetabilischen Ursprunges und identisch mit der flüssigen Schmutzmasse in der Lache gezeigt hat.“

2) Maschka (Oesterreich. Ztschrft. f. prakt. Heilk. V. 44):

„Von einem in einem Kanale vorgefundenen Reste einer Kindesleiche waren bloß der Kopf, die obern Extremitäten und der Brustkorb vorhanden, die Wirbelsäule dagegen vom zweiten Lendenwirbel an abwärts, das Becken, sämmtliche Unterleibsorgane und die untern Extremitäten fehlten gänzlich. Der Brustkorb war vorn geöffnet, das Brustbein fehlte, die Rippen waren sämmtlich vorhanden. Beide Brustfellsäcke waren mit Unrath gefüllt, nach dessen Entfernung man sich vom Vorhandensein beider Lungen und des Herzens überzeugte. Herz und Lungen wogen 1 Loth 3 Quentchen, die Lungen allein 6 Quentchen M.-G. Die Lungen sammt dem Herzen und allein schwammen im Wasser, ebenso schwamm auch das Herz für sich allein. Die Lungen füllten nur den hintern Theil der Brustfellsäcke aus und waren schlaff, matsch, schmutzig braunroth, an den Rändern arrodirt, an der Oberfläche unter dem Pleuraüberzuge mit Luftblasen besetzt. Selbst in den kleinern Verzweigungen der Luftröhre fanden sich deutliche Spuren von Unrath vor, der nach gemachten Einschnitten in die Lungensubstanz in Form kleiner schwarzer Tröpfchen hervordrang. Nach Aufstechen der oberflächlich gelagerten Luftblasen und Compression der Substanz sanken die Lungen im Wasser zu Boden. Das Herz war schlaff, welk, schmutzigbraun, blutleer, das for. ovale und duct. Botalli offen.

Gutachten: Die Schwimmfähigkeit der Lungen berechtigt bei der vorgeschrittenen Fäulniß zu keinem bestimmtern Urtheile. Da aber im Kehlkopfe und dem Stamme der Luftröhre, ja selbst in den feinern Verzweigungen der letztern deutliche Spuren jenes Unrathes, in welchem die Leiche gefunden worden war, angetroffen worden, so ist nicht zu bezweifeln, daß das Kind nach der Geburt gelebt und geathmet habe, da ein so weites Vordringen eines fremden Körpers in die Luftwege nur durch fortgesetztes Athmen bedingt werden kann. Die Anfüllung der Luftwege mit diesem Unrathe liefert auch den Beweis, daß das Kind in dem letztern erstickt ist, da das Vorhandensein eines derartigen Stoffes in den Luftwegen durch Behinderung des Respirationsprocesses den Tod bei allen Menschen und unter allen Umständen herbeiführt."

3) Märklin (Casper's Vierteljahrschrift 1859. Bd. XVI. Heft 1. pag. 30):

„Am 26. Aug. 1857, in der Frühe, wurde von einem Färber eine nackte Kindesleiche aus dem Rheine aufgefischt, zu deren Obduction der 27. dess. Monats festgesetzt wurde. Die Obduction ergab: 1) daß das Kind kein vollständig ausgetragenes gewesen, vielmehr sich in der Entwickelung zwischen dem 6. und 7. Schwangerschaftsmonat befunden habe; 2) daß es nicht geathmet und somit nach dem geltenden Grundsatz auch nicht gelebt habe. — Neben diesen klar und zweifellos sich ergebenden Verhältnissen fanden sich aber in der Leiche noch andere Erscheinungen, deren Deutung schwieriger war. — Aus dem Obductions-Protokoll führe ich, mit Weglassung aller der Befunde, die für den vorliegenden Zweck unwesentlich sind, diejenigen Nummern an, welche jene außergewöhnlichen Erscheinungen beschreiben, und hebe nur noch hervor, daß eine äußere Verletzung irgend welcher Art nirgends aufgefunden wurde; sowie, daß die natürlichen Höhlen des Körpers, soweit sie dem Auge zugänglich sind, keine fremden Körper enthielten, und endlich, daß die Verwesung der Genauigkeit der Beobachtung kein Hinderniß entgegenstellte.

Nr. 26. Auf der Oberfläche der Leber bis zum Zwerchfell hinauf und in der Bauchhöhle rechterseits, in der Gegend des Blinddarms, fand sich weiß-schwarzer Sand, dessen Gewicht im Ganzen etwa gr XV betragen mochte.

Nr. 27. Zur Ermittlung der Quelle, woher dieser Sand gekommen, wurde der ganze Darmkanal herausgenommen, nachdem vorher das untere Ende der Speiseröhre und der Mastdarm unterbunden waren.

Nr. 28. Der durch einen Tubulus aufgeblasene Magen und Darmkanal ließ alsbald unterhalb des Pförtners eine Oeffnung erkennen, die eine halbe Linie im Durchmesser hatte.

Nr. 29 Die Ränder derselben waren des vorgeschrittenen Verwesungsprocesses halber nicht deutlich zu bestimmen.

Nr. 30. Zwei ähnliche Oeffnungen fanden sich einen halben Zoll von ersterer entfernt im weitern Verlauf des Zwölffingerdarms.

Nr. 31. Außer den Verwesungssymptomen zeigten die äußern und innern Magenhäute nichts Abnormes, dagegen fanden sich:

Nr. 32. $8^1/_2$ Gran Sand von derselben Beschaffenheit, wie der in der Bauchhöhle, in dem aufgeschnittenen Magen.

Nr. 33. Die weitere Untersuchung des Darmkanals ließ Spuren desselben Sandes bis auf 20 Zoll Länge hin erkennen.

Aus der Brusthöhle ist zu bemerken:

Nr. 61. In der aufgeschnittenen Luftröhre fanden sich drei Körnchen Sand.

Nr. 64. In der Speiseröhre befand sich eine ziemliche Menge desselben Sandes, wie solcher in den übrigen Organen vorgefunden worden war. Dieser Sand war weiß, mit schwarzen Körnchen untermischt; letztere zeigten sich bei genauer Untersuchung als Theilchen von Kohle, Schlacke oder von andern unlöslichen Mineralien (Glimmer, Basalt), die nicht absichtlich untergemischt waren.

„Das Kind ist gleich nach der Geburt in irgend ein Wasser, welches solchen Sand reichlich führte, gebracht worden, und hat dort seinen ersten Versuch um Athmen und Schlucken gemacht. Das Wasser hat dabei das Eindringen der Luft zu den Lungen verhindert, das Schlucken ist der einzige Lebensact gewesen, von dem nachweisbare Spuren und Zeichen in dem Körper zurückgeblieben sind.“

4) Born zu Görlitz (ibidem pag. 36)

Eine Magd, welche ihre Geburtswehen für gewöhnliche Leibschmerzen hielt und den dabei stattfindenden Drang zu Stuhlentleerung befriedigen wollte, verlor ihr Kind in die Abtrittsgrube. Im Verlaufe von nicht ganz fünf Minuten wurde das Kind aus dem Kothe, in welchem es untergesunken war, herausgezogen und war todt. Eine Hebeamme blies Luft von Mund zu Mund ein, indem sie beide Nasenlöcher des Kindes zuhielt. „Der Magen war mit einer graulich=gelben, dünnbreiigen, mit Luftblasen gemischten Flüssigkeit ganz angefüllt, in welcher sich augenscheinlich kleine Körnchen von Fäcalstoff und eine 1/4“ lange Made vorfanden. Die Lungen erschienen vollständig entwickelt, bedeckten den Herzbeutel von beiden Seiten und hatten eine theils rosenrothe, theils bläulich marmorirte Farbe. Sie schwammen vollkommen über Wasser, knisterten beim Durchschnitt, aus ihren Schnittflächen trat bei gelindem Druck schaumige Flüssigkeit und etwas Blut hervor, namentlich waren die Stellen der Lungen vorwaltend bluthaltig, an welchen die oben beschriebenen purpurfarbenen Flecke sich zeigten. Aus den größern Luftröhrenzweigen kam auf Druck die schon in dem Magen vorgefundene Abtrittsflüssigkeit hervor

Bei Würdigung vorstehender Beobachtungen entstehen zunächst die zwei Fragen

1) Können Stoffe, wie flüssiger Koth, Sand führendes Wasser, Jauche nur durch Einathmen in die Luftröhre, Lungen und durch Schlucken in den Magen gelangen, oder können dieselben auch bei einem todten Körper ohne diese vitalen Athem- und Schlingbewegungen dahin bringen?
2) Wie verhalten sich obige Beobachtungen zu den ad 1 gemachten Erfahrungen?

Nach den Erfahrungen von Kanzler (Casper's Vierteljahrschrift. Bd. II. 2. Heft 1852. S. 211) wird der Kehldeckel „vermöge seiner natürlichen Elasticität, welche er durch das ligam. glosso-epiglotticum erhält, fast bei allen Todten aufgerichtet, und nur dann geschlossen gefunden, wenn der hereingebrochene Verwesungsproceß jene Elasticität zu Grunde gerichtet hat (Löffler in Henke's Zeitschr. Bd. 47 u. 48, Suckow, gerichtl. medicin. Beurtheilung der Leichenbefunde S. 134, Riedel über die Zeichen des Ertrinkungstodes, Medicin. Vereinszeitg. 1847. Nr. 48 S. 233). — Albert (Henke's Ztschrft. Bd. 26. S. 357) fand ihn bei Ertrunkenen bald aufgerichtet, bald halb offen stehend, bald ganz anschließend, so daß seine Stellung also von zufälligen Umständen abzuhängen scheine". Kanzler selber fand sowohl bei den ertränkten, als auch bei denjenigen Kaninchen, welche er, ehe sie ins Wasser geworfen wurden, durch Blausäure oder Einschlagen des Hirnschädels tödtete, den kleinen Kehldeckel jedesmal fast ganz gerade in die Höhe gerichtet.

Nach diesen Erfahrungen giebt also die Stellung des Kehlkopfes bei Leichen kein Hinderniß ab, daß eine im Munde befindliche Flüssigkeit in die Luftröhre, wenn dieselbe tiefer liegt als der Kehlkopf, herabfließen kann. Ebenso bedarf es nur der täglichen Beobachtung bei Menschenleichen, daß Flüssigkeiten mit Leichtigkeit bis an den Kehldeckel dringen können, da bei allen Leichen gleich nach dem Tode eine Erschlaffung der Kaumuskeln (des Masseter, Temporalis etc.) und dadurch ein Offenstehen des Mundes entsteht, wie dies jede Leichenfrau weiß. Schon a priori ist daher anzunehmen, daß flüssige Substanzen in die Luftröhre und deren Verzweigungen eindringen können. Durch die Versuche Kanzler's ist dies außer allen Zweifel gesetzt. Er sagt (l. c. pag. 247): „Um zu erfahren, ob auch bei todt ins Wasser geworfenen Körpern die Ertränkungsflüssigkeit in die Respirationswege eindringen könne, verwendete ich zehn Kaninchen, welche ich theils durch Blausäure, theils durch Schädeleinschlag getödtet hatte.

Drei davon warf ich, wie sie da waren, ins Wasser, öffnete sie nach 48 Stunden und fand nur bei Einem die Spuren der dunkeln Flüssigkeit im Munde, während bei den beiden andern nicht einmal die Falten des Gaumens u. s. w. geschwärzt waren. In die Luftröhre war bei allen dreien nichts gedrungen.

Drei andern Kaninchen steckte ich ein Stück Kork zwischen die Schneidezähne und lagerte sie so ins Wasser, daß der Kopf nach oben stand und das Wasser ungehindert in das Maul eindringen konnte. Als ich nun nach 48 Stunden die Section vornahm, fand ich, daß bei dem einen Thiere die Spuren der schwärzlichen Flüssigkeit dicht über dem Kehlkopf wie ab=

geschnitten aufhörten, während bei den beiden andern sich schwärzliche Partikel nicht nur in der Luftröhre und den Bronchien, sondern auch einige (aber wenige) marmorirte Stellen in den Lungen zeigten.

Den vier letzten für diesen Versuch bestimmten Kaninchen endlich schnitt ich das Maul auf beiden Seiten bis zum Gelenke des Unterkiefers durch, brachte ebenfalls einen Kork zwischen die Zähne und lagerte sie gleichfalls mit der Schnauze nach oben. Die Obduction ergab nach 48 Stunden bei allen Vier schwärzliche Punkte in der Luftröhre und den Bronchien, sowie marmorirte Flecke in den Lungen, welche indessen bei weitem nicht so zahlreich und umfangreich und auch nicht so saturirt schwarz waren, als bei lebendig ins Wasser Geworfenen und darin Ertränkten. Auch fand ich bei allen todt ins Wasser geworfenen Thieren niemals eine Spur von Schaum.

Es resultirt hieraus also die Möglichkeit, daß Wasser in die Luftröhre todter Körper hinabfließen könne, aber man sieht, welche begünstigende Umstände zusammentreffen müssen, wenn dies stattfinden soll." Die letztere Bemerkung mag seine Richtigkeit bei Thieren haben, wo man das Maul stets geschlossen findet, nicht aber bei Menschen, wo der Mund geöffnet bleibt.

Daß nach dem Tode Wasser in die Luftröhre eines jeden todten Körpers hinabfließen könne, behaupten auch Daniel (Samml. med. Gutachten. Leipzig 1776), Morgagni (de sedibus et caus. morb.), de Haen (Abhandl. über die Todesart der Ertrunkenen, Erhängten und Erstickten. Wien 1772), Metzger, Viborg und Orfila, während Johnson, Goodwyn, Haller u. Andere das Gegentheil behaupten. Bei Löffler's Versuchen drang in denjenigen Fällen die Flüssigkeit in die Luftwege, wo der Kopf absichtlich nach oben gehalten wurde und wo man außerdem noch das Maul durch ein Stück Kork geöffnet erhielt. Kanzler zieht aus diesen sowie aus seinen eigenen Versuchen den Schluß, daß man als Regel annehmen könne, daß nach dem Tode von selber — ohne künstliche Beihülfe — keine Flüssigkeit in die Luftwege dringen könne, weil alle Wasserleichen mit dem Kopf nach unten schwämmen und somit also die Bedingungen gänzlich fehlten, unter denen jenes Hineinlaufen nur möglich ist. Mit der Kanzler'schen Schlußfolgerung kann jedoch der Verfasser dieser Schrift sich durchaus nicht einverstanden erklären. Nimmt man einfach eine leere Weinflasche und hält sie mit ihrer Oeffnung senkrecht nach unten gerichtet ins Wasser, so hat allerdings die in der Flasche enthaltene Luft keine Gelegenheit zu entweichen. Sobald man jedoch ihre senkrechte Richtung verändert und sie in eine schräge oder gar horizontale Richtung bringt, zumal mit einigem Hin- und Herschütteln, so entweicht sofort die in der Flasche enthaltene Luft und das Wasser nimmt sofort den von der Luft verlassenen Platz ein. Vergleichen wir hiermit die Luftröhre eines mit halbgeöffnetem Munde ins Wasser versenkten todten Kindes, welches durch die Bewegungen des Wassers und durch so vielerlei Umstände die mannichfachsten Stellungen und Richtungen beim Untersinken und Forttreiben im Wasser annehmen muß, warum soll das Wasser hier nicht in die Luftröhre eindringen und die daselbst enthaltene Luft austreiben können? Daß Wasserleichen alle mit dem Kopfe nach unten schwämmen, ist nach meinen hierselbst an der Elbe gemachten Erfahrungen ganz unrichtig. Erst vor kurzer Zeit hatte ich beim Ueberfahren über die Elbe Gelegenheit, das Aufsteigen eines vor Kurzem Ertrunkenen vom Grunde der Elbe und dessen Forttreiben im Wasser zu beobachten. Die Kopfhaare waren die einzigen Körpertheile, die auf der Oberfläche des Wassers sichtbar waren, der übrige Körper schwamm in schräger Richtung, die Unterextremitäten nach vorn gerichtet. Der Kopf war also hier der oberste Theil. Gewiß werden andere Aerzte, die an größeren Flüssen wohnen und Gelegenheit haben, derartige Beobachtungen zu machen, meine Aussage bestätigen können, daß die Leichen nicht alle mit dem Kopfe nach unten schwimmen. Außerdem ist nur eine horizontale Richtung nöthig, wenn das Wasser in den geöffneten Mund einfließen und die Luft aus der Luftröhre vertreiben soll. Bei diesem Sachverhalte kann man daher die Kanzler'sche Schlußfolgerung nicht für richtig anerkennen, da ihre Prämissen, daß nämlich die Wasserleichen mit dem Kopfe nach unten schwämmen und das Wasser unter den gewöhnlichen Verhältnissen nicht Gelegenheit fände in die Mundhöhle einzudringen, falsch sind. Es muß im Gegentheil anerkannt werden, daß bei Wasserleichen das Wasser nicht allein in den Mund, sondern, da der Kehldeckel das Eindringen nicht verhindert, auch in die Lungen eindringen könne

Was von dem Wasser gilt, gilt auch von sämmtlichen flüssigen, fließenden Substanzen. Es kommt nur darauf an, daß langsam fließende Substanzen die gehörige Zeit haben, bis in die Luftröhre und deren Verzweigungen vorzudringen. Da man diese jedoch in der Regel nicht bestimmen kann, so muß in gerichtlich medicinischer Hinsicht der Satz gelten, daß in die Luftröhre und deren Verzweigungen eingedrungene Flüssigkeiten — vorausgesetzt, sie sind nicht schaumig — von selber, ohne vitale Thätigkeiten, eingedrungen sind. Alle die Fälle daher, die bei derartigen Befunden in den Lungen so beurtheilt sind, daß man vorhandenes Leben zu dem Eindringen dieser fremdartigen Stoffe vorausgesetzt hat, sind falsch beurtheilt, um so mehr, wenn wirklich beweiskräftige Mittel wie die Lungenschwimmprobe ein entgegengesetztes Urtheil rechtfertigte. Dieser Fall liegt vor in dem sub 1 erwähnten Falle, der außer dem in dieser Hinsicht unrichtigen Urtheile so wenig mit dem heutigen Standpunkte der Lehre von den Sugillationen übereinstimmt, daß er in keinem Falle beweisen kann, daß im Falle, wo die Lungen nicht schwimmfähig sind, das Leben des Kindes nach der Geburt bestanden habe und dies aus dem fremdartigen Inhalte der Luftröhren nachgewiesen werden könne

Dasselbe gilt von dem Maschka'schen Falle, wo wahrscheinlich nur ganz flüssiger Unrath in die Lungen eingedrungen war, und nach der Verdunstung der Flüssigkeiten nur die festen Bestandtheile dieses Unrathes zurückgeblieben waren.

Im Falle von Märklin befand sich Sand auf der Oberfläche der Leber bis zum Zwerchfell (No. 26) und in der rechten Seite der Bauchhöhle, im Magen und in der Speiseröhre, im Darmkanal, in der Luftröhre 3 Körnchen Sand. Ferner 3 Löcher im Duodenum. Es ist nicht ersichtlich, wie die Löcher dahin kamen und in welcher Beziehung sie zu dem aufgefundenen Sande stehen. Und gesetzt, der Sand wäre eingeschluckt, wie kommt der Sand auf die convexe Fläche der Leber, in die Gegend des Blinddarms? Durch einfache Schlingbewegungen ist dies nicht erklärbar, die nur sehr kurze Zeit bei Ertrinkenden stattfinden können. Die 3 Körnchen Sand in der Luftröhre sind selbst bei der Annahme, daß der gefundene Sand im Magen wirklich durch Schlucken dahingelangt sei, nicht dem Befunde im Magen entsprechend, da, wenn das eingeschluckte Wasser sehr sandhaltig war, auch in der Luftröhre mehr dergleichen hätte aufgefunden werden müssen. Gewiß wird daher ein sorgfältiger und gewissenhafter Beurtheiler des Falles von Märklin sich nicht berechtigt fühlen, aus den völlig unerklärten Befunden auf Leben des Kindes nach der Geburt zu schließen.

In der Born'schen Beobachtung (No. 4) aber finden wir glaubwürdige Befunde, nämlich Fäcalflüssigkeit im Magen und in den Lungen neben den unzweifelhaften Erscheinungen des Athemlebens Ohne auf die merkwürdige Verwerthung der Befunde von Born einzugehen, sei hier nur erwähnt, daß nach den bisherigen Erfahrungen ein Kind, wenn es nicht scheintodt zur Welt kommt, wo es dann weder athmet noch schluckt, sofort die Athmung beginnt, so wie Mund und Nase von der Luft berührt wird. Die Anregungsmittel zur Respiration vor gebornem Munde und vor geborner Nase geben schon der Geburtsact selbst, seine Wehen, die Berührung des vordringenden Schädelsegments durch die Luft u. s. w. Die Erfahrungen bei Geburten, wo Kinder aus den Gebärtheilen heraus sogleich ins Wasser stürzten und kaum eine Secunde in der Luft gewesen waren und trotzdem von Luft ausgedehnte Lungen zeigten, bekräftigen den Satz.

daß, wo eingeschluckte Flüssigkeit im Magen und eingeathmete in den Lungen gefunden wird, auch zugleich die Lungen von Luft ausgedehnt und schwimmfähig sein müssen.

In dieser Würdigung der voranstehenden Beobachtungen können dieselben daher nimmermehr nachweisen, daß ein Kind gelebt haben könne, ohne schwimmfähige Lungen zu zeigen, und daß aus fremdartigen Stoffen in den Lungen allein auf eine vitale Thätigkeit des Kindes nach der Geburt geschlossen werden könne.

Ob endlich fremde Stoffe allein im Magen vorkommen können ohne gleichzeitige Lufterfüllung der Lungen, ist durch die Märklin'sche Beobachtung gleichfalls nicht erwiesen.

Der vierte Einwurf gegen die Beweiskraft der Lungenprobe lautet

Die Lungen- und Athemprobe kann das Leben eines Kindes nach der Geburt nicht unbedingt erweisen, weil auch Lungen, die nicht geathmet haben, schwimmen können.

Ohne alle Respiration könnten nämlich die Lungen schwimmfähig werden

a) Wenn einem todtgebornen Kinde Luft in die Lungen eingeblasen werde,

b) wenn sich durch die Fäulniß Luft in der Substanz der Lungen entwickelt habe.

α) Vom Lufteinblasen in die Lungen.

Schon Bohn (de renunciat. vuln. pag. 173) stellte die Thatsache des Schwimmens aufgeblasener Lungen als einen Haupteinwurf gegen die Lungenprobe auf. Anfangs leugnete und bezweifelte man die Möglichkeit des Lufteinblasens überhaupt (Hebenstreit, Röderer), jedoch wurde in nachfolgender Zeit dieselbe außer allen Zweifel gesetzt (Alberti,

Büttner, Metzger) und durch Experimente (Camper, Schmitt, Elsässer, Casper) bestätigt. Man hat nun vielfach darüber hin und hergestritten, ob in Fällen des Kindermords die Frage des Lufteinblasens überhaupt zur Sprache kommen könne oder nicht.

Die Gegner der Athemprobe haben diese Frage unbedingt bejaht, weil nach Ploucquet und Roose durch die Untersuchung erst festgestellt werden müsse, ob die Inquisitin eine Kindesmörderin sei, weil ferner eine Mutter ein heimlich gebornes Kind vielleicht — ehe sie es tödtete — durch Lufteinblasen zu beleben versuchte, weil ferner nach Morgagni dem todtgebornen Kinde von Andern Luft eingeblasen werden konnte, bald in der Absicht es wieder zu beleben, bald in der, einen falschen Verdacht auf die die Mutter zu wälzen, und weil endlich eine verschmitzte Kindesmörderin fälschlich vorgeben könnte, sie habe dem Kinde Luft eingeblasen, um das Schwimmen der Lungen zu erklären (Klose in Masius Handb. der gerichtl. Arzneiwissenschaft Bd. II. Abth. 3. pag. 528).

Die Vertheidiger der Lungenprobe haben hiergegen geltend gemacht, daß eine Kindesmörderin die Lungen des Kindes, das sie ja eben tödtete, um es sich so schnell wie möglich vom Halse zum schaffen, gewiß nicht aufblasen werde, da dies ganz gegen ihren Plan sein würde (Eschenbach, medic. leg. pag. 204 § 15, Haller, Vorles. Bd. II Th. II pag. 19), daß überhaupt eine heimlich Gebärende nicht leicht die nöthige Besinnung haben werde, um dem Kinde durch Lufteinblasen Hilfe zu leisten, daß ferner wohl nur wenige solcher Mütter das zur Hilfsleistung nöthige Verfahren kennen möchten, daß die Meisten bald nach der Entbindung durch die Furcht, sich zu verrathen, von dem Kinde weg wieder unter Menschen getrieben würden, daß die gewöhnlich bald nach der That eintretende gerichtliche Aufhebung des Leichnams andere Personen an jener Hilfsleistung verhindere, daß also hier nur diejenigen Fälle noch in Betracht kommen könnten, in denen die Entbindung nicht verheimlicht werden sollte, aber unvermuthet schnell eintrat und vorüber ging und daher erst nach ihrer Beendigung bekannt wurde, und die Hinzukommenden zu jener Hilfsleistung veranlaßt wurden (Knebel, Poliz. gerichtl. Entbindungsk. II. 357).

Bei vorurtheilsfreier Ueberlegung der beiderseitigen Behauptungen und Argumentationen stellt sich Folgendes heraus

I. Bis jetzt hat man keine Fälle, die gerichtlich-medicinische waren und in denen das Aufgeblasensein der Lungen die Diagnose schwierig oder unmöglich machte

Als Fälle hat man angeführt

1) Bohn (de renunciatione vulnerum. Lips. 1711 pag. 173 u. 174):

„Nimirum aliquot elapsi sunt anni, cum ab Amplissimo hujus urbis Senatu in pagum vicinum evocarer, ut de nati cadaverulo, an culpa matris forsan perierit? renunciarem, Accedens non tantum ex hujus, sed Obstetricis quoque, quae ipsi in partu opem tulerat ac coeterarum adstantium relatione intelligebam, Foetum non modo aliquot, ante partum horis in latere, ni fallor, sinistro Matris sine omni motu et in glomum quasi convolutum jacuisse, sed mortuum quoque, h. e. sine motu aut quovis alio vitalitatis indicio eductum fuisse; nisi, postquam eadem Obstetrix, quo illi, quantum possibile, suppetias ferret eumque forsan suscitaret, hujus faucibus spiritum fortiore conamine inhalaret, bis adhuc exhalare visus fuerit. Nosmet ipsi cernebamus corpusculum Partui perfecto et maturo per omnia simile, ejus Funiculum umbilicalem hinc inde putrilaginosum (qualem corruptelam in Secundinis etiam remotis asserebat Vetula) totum habitum marcidum et flaccidum maxime, nullam vero illatae violentiae notam observabamus. Unde Obstetrici subscribere jubebamur, et quidem per phaenomena recensita, mortuum hunc partum prodiisse, quem Mater, Obstetricem ipsammet accensens, celare noluerat. Interim, quo etiam hac occasione Controversiam illam, de innatantibus ac submergentibus pulmonibus recens natorum per autopsiam ventilarem, e Thorace tenello hos extractos, satis albicantes, aquae injiciebam, cui supernatabant, Foetus nihilominus ante partum mortui sine dubio, quod inhalatione Obstetricis explicati et rarefacti fuerint.“

Die Geburt war in diesem Falle keine heimliche, die Hebeamme selbst erklärte, Luft eingeblasen zu haben, der faule Nabelstrang bewies den Tod des Kindes vor der Geburt — welche Zweifel konnte hier also das Aufgeblasensein der Lungen erwecken?

2) Horn's Archiv f. medicin. Erfahrung 1817 Heft Mai u. Juni pag. 502)

Eine heimlich Gebärende gebar im bewußtlosen Zustande ein Kind, dem sie nach zurückgekehrtem Bewußtsein durch dreimaliges Einhauchen in den Mund Luft einblies. Gewicht des Kindes 7 Pfund, die Länge 3/4 berliner Elle und 2 ", also 20 " Die Knorpel der Ohren schwach und dünn, ebenso die Nägel an Fingern und Zehen. Die Oberhaut geröthet.

Section. das Herz und der Herzbeutel ganz frei und von den schwammigen und blaßrothen, in dem hintern Raume der Brusthöhle liegenden Lungen noch nicht bedeckt. Den obern Theil der Brusthöhle nahm die Brustdrüse, die mit den Lungen von gleicher Farbe war (?), ein. Die Lungen schwammen mit Herz, sowie ohne dasselbe, ganz und in Stücken vollkommen; beim Durchschneiden knisterndes Geräusch. „In den großen Gefäßen der Lungen wurde Blut gefunden.“ „Die rechte Herzkammer enthielt etwas coagulirtes Blut, die linke war leer davon.“

Der ganze Fall ist nicht mit wissenschaftlicher Genauigkeit erzählt, namentlich erfährt man nichts Genaueres über die Quantität des in den Lungen enthaltenen Blutes, über deren relative Menge im Verhältniß zu der gewöhnlich vorkommenden; ferner sollen die Lungen nur im hintern Theile der Brusthöhle gelegen haben, und trotzdem schwammig gewesen sein, ferner ist der Ausdruck blaßroth nicht bezeichnend genug u. s. w. Kurz, der Fall erlaubt wegen dieser Mängel keine bestimmte Diagnose.

3) Büttner (Vollständ. Anweisung, wie ein Kindermord 2c. 1771 Fall 72)

Eine einsam Gebärende, der das Kind ex utero auf die Erde geschossen, wobei die Nabelschnur dicht am Leibe abriß. „Weil sie (die Gebärende) keine Bewegung der Gliedmaßen am Kinde bemerkt und sie es doch gerne aufmuntern wollen, hätte sie es sogleich post exclusionem von der Erde genommen, demselben in den Hals geblasen.“

„Bei Durchschneidung des Zwerchfells kamen uns beide Lungen in den Brusthöhlen an ihrer Oberfläche nicht braun oder dunkelroth, sondern etwas blaßroth entgegen, jedoch war die sonst bei wirklich lebendig gebornen Kindern, die respirirt haben, ganz hellblaßrothe Farbe an diesen Lungen nicht zu bemerken; dieser Umstand bewog uns, beide Lungen mit dem Herzen und der Gland. thyreoidea gänzlich aus der Brust zu schneiden, auch sie näher zu betrachten, daher wir

mit demselben die Wasserprobe zuerst vornahmen, sie in eine gehörige Portion Wasser warfen und genau bemerkten, obgleich sie in ihrer Oberfläche etwas blaßroth waren, daß sie deshalb doch nicht oben auf dem Wasser blieben, sondern sich nach dem Boden senketen, jedoch nicht ganz auf dem Boden lagen, nur als etwas schwimmend unter dem Wasser blieben.“

Auch vom Herzen getrennt „behielten die Lungen die vorbenannte Lage im Wasser“

„Nachdem wir die Lungen aus dem Wasser nahmen, wurden wir deren Bläschen etwas ausgedehnt und erhoben gewahr.“

Beim Durchschneiden der Lungen konnten wir aus den Schnittflächen „nicht einen Tropfen (Blut) herauszwingen".

„Die Kranzgefäße des Herzens turgescirten nicht von Blut."

Büttner's Gutachten lautete natürlich auf Lufteinblasen und todtgebornes Kind.

4) Pyl's Aufsätze Bd. I. pag. 154. 17. Fall.

Die Geburt geschah in Gegenwart der Herrschaft der Gebärenden, das Lufteinblasen vom Hebeammenlehrer Hagen. Bei der Section fand man die Gefäße der Lunge „fast ganz blutleer", „die Lungen zum Theil ausgedehnt und sahen an einigen Stellen hellroth aus, an andern aber wieder ganz dunkelbraun; auch füllten sie nicht ganz die Höhle der Brust aus, sie lagen vielmehr beide nach hinten zu gleichsam versteckt, und das Herz vorn ganz frei". Mit dem Herzen zusammen schwammen sie halb, halb sanken sie, allein und in Stücken zerschnitten schwammen sie beständig oben auf dem Wasser.

5) Pyl's Aufsätze Bd. VIII. 20. Fall.

Die Acten ergaben, daß 2 Frauen Luft eingeblasen hatten. Der Erfolg des Einblasens war ein unvollständiger. „Auch war in den Lungen und besonders in den Lungenadern nicht viel Blut. Im Herzen fand sich etwas weniges flüssiges nicht geronnenes Geblüt." Die nicht ausgedehnte linke Lunge sah braunroth aus, mit Ausnahme der Spitze ihres obern Lappens, die weißlich aussah. Nur dieser letztere Theil der linken Lunge schwamm. Die Farbe der rechten Lunge ist nicht angegeben.

So viel von den Fällen. Man sieht aus ihnen hinreichend, daß das Aufgeblasensein der Lungen die obducirenden Aerzte in Bezug auf die Diagnose nicht zu Irrthümern in ihren Gutachten verleitete. Wenn nicht durch Zeugenaussagen schon darauf hingewiesen, ließen alle Fälle ohne Schwierigkeit erkennen, was künstlich aufgeblasen und was durch Athmen ausgedehnt war. Vergl. hierzu den Fall von Born in Casper's Vierteljahrschrift Bd. XVI. 1. Heft S. 36.

II. Genaue Experimentatoren haben nachgewiesen, daß nur bei einer gewissen Technik das Einblasen gelingt.

Nicht einmal den experimentirenden und mit den anatomischen Verhältnissen bekannten Aerzten gelang das Einblasen stets; wie viel weniger wird bei dem gewöhnlichen Volke, bei dem die meisten Kindermorde vorkommen, das Einblasen von Erfolg sein. Schon Bohn (l. c. pag. 174) sagt: „Adeo ut, etsi in uno alterove subjecto hujusve pulmonibus non aeque prompte succedat ejusmodi inflationis conatus ....." und Camper (Von den Kennzeichen des Lebens und Todes bei neugebornen Kindern, übers. von Herbell. 1777. pag. 88): „Diese Proben kosteten mich viele Mühe." Aus diesem Grunde verlangt Ploucquet erst einen besondern Beweis der wirklichen Kunstfertigkeit der Inquisitin in fraglichen Fällen des Kindermordes. Er sagt (Abhandl. über die gewaltſ. Todesarten. 1. Ausg. II. Abth. §. 102): „Damit es (das Lufteinblasen) nicht ein allgemeiner Entschuldigungsgrund werde, so darf man einer bloßen Aussage keinen Glauben beimessen, sondern die Beschuldigte muß es vorher zeigen oder deutlich erzählen, wie sie es gemacht, da der Versuch schwer anzustellen ist und nicht anders gelingt, als bei zugehaltener Nase" Auch Schmitt ließ von einer „sachverständigen" Person bei seinen Versuchen Luft einblasen (l. c. pag. 183) und verlangt „gehörige Anstellung des Experiments", wenn es gelingen soll, und es gelang ihm, dem anerkannt geübten Experimentator „wegen fehlerhafter Anstellung des Experiments" in 3 von 14 Fällen bei uneröffnetem Thorax nur unvollkommen, die Lungen auszudehnen. Elsässer (l. c. pag. 80. 81), dem Niemand die Erfahrung im Experimentiren absprechen wird, und der die meisten Versuche mit Lufteinblasen angestellt hat, sagt: „Betreffend den Grad der Lufterfüllung, so zeigt sich, daß unter 45 Versuchen an Todtgebornen, die ohne geöffnete Brust- und Bauchhöhle angestellt wurden, nur einer von vollständigem Erfolg begleitet war, 34 von nur theilweisem und 10 von gar keinem Erfolg. Dabei ist zu bedenken, daß diese Versuche mit aller Vorsicht und Ruhe angestellt wurden. Man wird also zugeben müssen daß allerdings sehr selten das Lufteinblasen eine vollständige Ausdehnung der Lungen zur Folge haben wird, besonders unter den gewöhnlichen Umständen, d. h. wenn es von Unkundigen, nach einer geheimen Niederkunft, bei der unvermeidlichen körperlichen und gemüthlichen Aufregung eines solchen Augenblicks vorgenommen wird. Wo sich also bei einem todtgefundenen Kinde die Lungen vollständig mit Luft erfüllt finden, ist es allerdings im höchsten Grade unwahrscheinlich (aber nicht gerade unmöglich), daß dasselbe durch Lufteinblasen geschehen sei. Dagegen wäre der umgekehrte Schluß völlig verfehlt, daß unvollständig lufterfüllte Lungen wahrscheinlich nicht geathmet haben; denn es ist ja bekannt, wie häufig die Lungen von Kindern unter den günstigsten äußeren Umständen, bei Anwendung der Belebungsmittel, theilweise fötal bleiben; um wie viel mehr unter ungünstigen Verhältnissen, bei heimlicher Geburt, bei versäumter Anwendung von Belebungsmitteln, oder gar bei Ermordung des Kindes bald nach der Geburt."

III. Das psychologische Moment, daß sich nämlich Kindesmörderinnen gleich oder bald nach der Geburt, wo der durch den Geburtsact bewirkte leidende körperliche und psychische Zustand auf seiner höchsten Höhe steht, zumal bei heimlich Gebärenden, in einer solchen geistigen Fassung befinden sollten, um ein schon an und für sich kunstvolles Experiment lege artis anzustellen, und daß dieselben die Kenntniß der Erfolge des Lufteinblasens wirklich besäßen, ist ein durchaus zu berücksichtigendes und die gerichtsärztliche wie ärztliche Erfahrung lehrt, daß diese beiden angegebenen Möglichkeiten mit Recht bezweifelt werden müssen. Die Annahme einer derartigen Möglichkeit könnte nur dann einigermaßen gerechtfertigt erscheinen, wenn eine Person als eine durchtriebene, kaltblütige und herzlose bekannt ist und nachgewiesen wird, daß die Geburt eine ganz leichte, ohne alle geistige und körperliche Alteration verlaufende war. Außerdem müßte die Person durch Beschreibung die Kenntniß der Technik nachweisen.

IV. In vielen Fällen gewähren die anatomischen Kriterien der aufgeblasenen Lungen Aufschluß über die Diagnose. Dieselben sollen nach Metzger nnd Anderen folgende Eigenthümlichkeiten darbieten:

1) Durch das Einblasen der Lungen findet keine vollkommene Ausdehnung der Lungen statt. Die Schmitt'schen Erfahrungen darüber lauten: „Es lehren zwar meine Beobachtungen, daß die Sache sich wirklich in vielen Fällen so verhalte, allein sie lehren auch offenbar, daß dieses aus der Natur der Sache nicht nothwendig folge, sondern daß dieses nur von dem Grade des Einblasens, von der Quantität der eingedrungenen Luft, und kurz zu sagen, von der Unvollkommenheit des Experiments abhange. Zum Beweise dienen besonders Vers 80 und 98, wo das Experiment so gelang, daß auch nicht ein einziger Punkt in beiden Lungen zu finden war, wohin die eingeblasene Luft nicht gedrungen wäre. Ueberdies kann dieser Umstand schon darum nicht als ein Kriterium aufgenommen werden, weil es nur zu oft geschieht, daß bei neugebornen Kindern auch durch das natürliche Athmen die Lungen nicht vollkommen ausgedehnt werden, selbst bei solchen Kindern nicht, die sterben, nachdem sie mehrere Tage gelebt haben."

Die oben angeführten Beobachtungen von Elsässer stimmen im Wesentlichen mit den Schmitt'schen überein; ihm gelang es nur unter 45 Fällen einmal, die Lungen vollständig aufzublasen. Wenn auch sehr selten, kann danach eine vollkommene Ausdehnung der Lungen durch

Einblasen doch stattfinden und der *Metzger*'sche Satz wird erst richtig in folgender Umänderung:

Durch das Einblasen der Lungen findet außer in den seltensten Fällen keine vollkommene Ausdehnung der Lungen statt. So ganz unbrauchbar ist also das Metzger'sche Merkmal nicht, wie Henke (Revision pag. 69) meint.

2) Durch das Aufblasen der Lungen werde der *Brustkasten nicht so sehr ausgedehnt*, wie durch die natürliche Respiration. *Metzger* (gerichtl. med. Abhandlung I. 80) behauptet, der Thorax sei flach nach dem Einblasen, indem die Wölbung der Brust nur durch die lebendigen Kräfte bei der Respiration, nicht aber durch die schwache Kraft des Lufteinblasens herbeigeführt werden könne.

Wildberg (Pneobiomantie pag. 31. 32): „Man hat diesem Merkmale (Ausdehnung des Brustgewölbes) seine Gültigkeit dadurch streitig zu machen gesucht, daß man gesagt hat, das Brustgewölbe habe von Natur nicht bei allen Kindern eine gleiche Beschaffenheit, manches Kind, das nie respirirte, also nie selbstständig lebte, habe von Natur eine hohe Brust, und dagegen manches Kind, das selbstständig lebte, eine von Natur flache Brust. Hier lehrt aber die Erfahrung, daß diese natürliche Verschiedenheit, welche allerdings nicht selten vorkommt, immer nur an dem oberen Theile des Brustgewölbes vom Schlüsselbeine bis zum Anfange der dritten Rippe stattfindet, und dann besonders von dem mehreren Vorstecken des Handgriffs des Brustbeins und der minderen Krümmung der vorderen Extremität des Schlüsselbeins abhängig ist. Dagegen ist die größere Wölbung des Brustgewölbes in der Gegend der siebenten Rippe mehr nur von der bei dem geschehenen Athemholen vermehrten Kraft und Thätigkeit der bei der Respiration wirkend gewesenen Brustmuskeln abzuleiten, wobei allerdings auch die größere Ausdehnung der Lungen nach vorn und nach den Seiten mit in Anspruch genommen werden kann."

Loder (Bergmann'sche Dissertation): „es sei unmöglich, die Lungen eines todtgebornen Kindes bei verschlossenem Brustkasten hinreichend mit Luft auszufüllen und auszudehnen, wenn man auch einen Blasebalg zu Hilfe nehme, weil zu dem Respirationsgeschäft das Mitwirken der Zwischenrippenmuskeln, der Bauchmuskeln und des Zwerchfells erforderlich werde, diese Beihilfe aber nach dem Tode aufhöre, so daß alsdann auch die stärkste Gewalt nicht mehr hinreiche, die Brusthöhle in einem solchen Grade zu erweitern, als es das Athemholen ganz gewiß thue".

Die Frage ist erledigt durch Schmitt's und Elsässer's Versuche. **Schmitt** (l. c. pag. 191) sagt sehr richtig, daß aus diesem Phänomene überhaupt nicht viel folge, und zwar aus folgenden Gründen: „1) Wird auch bei dem unvollkommenen Athmen eines Kindes, es mag solches eine kürzere oder längere Zeit leben, nur ein geringer Grad von Erweiterung des Thorax beobachtet; 2) ist die Lunge zuweilen vollkommen ausgedehnt, ohne daß es der Thorax wäre; 3) erscheint der Thorax zuweilen ausgedehnt, da wo die Lungen **durchaus** oder doch beinahe durchaus luftleer gefunden werden, zum Beweise, daß die Ausdehnung des Thorax noch von andern Bedingungen, außer der Respiration abhange." Aehnlich spricht sich Elsässer (l. c. pag. 80) aus. Bei an 50 lebend gefundenen Kindern vorgenommenen Messungen, unter denen gewiß **viele** vollständig ausgedehnte Lungen hatten, zeigten 26 einen gleichen oder noch geringeren Brustumfang (zum Körper), als das Maximum des Umfangs eines fötalen Thorax; „4) ist es überhaupt sehr schwer, über den Grad der Ausdehnung des Brustkastens nach dem bloßen Augenmaße zu urtheilen und zwischen der vollkommensten Ausdehnung, oder der offenbaren Wölbung, und zwischen der unvollkommensten oder der offenbaren Fläche der Brust die vielen Mittelgrade zu bestimmen, welche zwischen diese beiden Endpunkte fallen, außer mit Hilfe eines sichern Maßstabes, der uns bekanntlich noch abgeht." Und Anmerkung zu pag. 197: „es gehört freilich kein besonders geübter Blick dazu, um zu bestimmen, ob die Brust gewölbt, oder platt sei, aber sehr oft erscheint die Brust von außen weder manifest gewölbt, noch manifest flach, und doch soll man ihre Form bestimmen und daraus ein Kriterium bilden. Wie leicht kann man sich hier irren!"

3) **Aufgeblasene Lungen sollen nicht knistern.** Elsässer pag. 82: „Das Gefühl und das Geräusch, das wir als Knistern bezeichnen, entsteht nur dann, wenn die lufthaltige Parthie der Lunge eine gewisse Ausdehnung hat. Wenn also, wie häufig nach dem Lufteinblasen in den Mund, die Lungen nur unvollständig lufterfüllt sind, und wenn namentlich kleine Inselchen lufthaltigen Gewebes unregelmäßig mit fötalen Parthien abwechseln, so wird man das Knistern nur undeutlich haben. Allein dies wird ebensowohl der Fall sein bei unvollständig geathmet habenden Lungen. Daß der Grund darin zu suchen ist (in der relativen Anordnung des lufthaltigen und fötalen Gewebes) und nicht im Aufblasen an sich, geht daraus hervor, daß fötale Lungen, außerhalb des Körpers aufgeblasen, ausgezeichnet knistern, da sie auf diese Weise häufig übermäßig

ausgedehnt werden." Schon Roose übrigens und später Schmitt widerlegten den obigen Satz. Metzger selbst spricht übrigens denselben nicht in obiger stricter Form aus, sondern er sagt: „vielleicht wird der zischende Laut oder das Knistern auch nicht an solchen Lungen beobachtet, die nur aufgeblasen sind" (System §. 314) und führt die Beobachtung von Rehfeld (Pyl, Auff. VIII. cas. 20) an, wo aufgeblasene Lungen kein Blut enthielten und auch beim Durchschneiden nicht knisterten. Doch fügt er hinzu: „ich weiß aber wohl, una hirudo non facit ver und will daher aus dieser Beobachtung keine Folgerung ziehen." Man kann daher nur sagen, daß Metzger zu der Annahme geneigt war, daß aufgeblasene Lungen nicht knistern, ohne ihm die stricte Fassung des obigen Satzes zuzuschreiben.

4) Aufgeblasene Lungen seien blutleer, geathmet habende bluthaltig, wenn nicht der Verblutungstod stattgefunden.

Schon Büttner (Kindermord §. 54) lehrte, man solle die Lungen durchschneiden, um zu sehen, ob die Lungen mit Blut gefüllt wären, und Schmidtmüller (Handb. der St. A. Landsh. 1804. §. 371): „Wo man sicher ist, daß sich das Kind nicht verblutete, und wo sich demungeachtet nicht eine ansehnlichere Quantität schaumenden Blutes in den mit Luft angefüllten Lungen findet, da ist anzunehmen, daß das Kind nicht geathmet habe, sondern daß ihm die Luft eingeblasen worden sei, daß es also nach der Geburt nicht gelebt habe, wenn zumal auch die übrigen Veränderungen fehlen, die sich in der Brusthöhle nach dem Athemholen ergeben." Späterhin war man von dem Satze, daß Lungen, die geathmet eine größere Menge Blut hätten, als fötale, die aufgeblasen wären, so überzeugt, daß darauf Ploucquet und Daniel ihre Lungenproben baueten. Wiewohl jedoch diese Annahme auf einem sichern, aus der Natur des Lebens mit und ohne Athmen hergenommenen Grunde beruhte, so fehlte doch der Maßstab, nach dem die Blutmenge der Lunge beurtheilt werden konnte. Die Bestimmung Schmidtmüller's (Horn's Neues Archiv für med. Erf. 2. Bd.), den Befund des normalmäßigen Gehalts an Blut in den Lungen betreffend, traf nicht zu.

Elsässer (l. c. pag. 23) äußert sich über die Beschaffenheit der Farbe und den Blutreichthum der fötalen und der aufgeblasenen Lunge folgendermaßen: „Das fötale Gewebe wird gewöhnlich als trocken, blutleer, blaßviolettbraun geschildert. Allein gar nicht so selten ist es ziemlich reich an dunklem, nicht schaumigem, flüssigem Blut, das auf dem Durchschnitt ausfließt; seine Farbe nähert sich dann mehr dem schwarzblauen, schieferfarbigen; gewöhnlich bei blutarmem Gewebe bieten die fötalen Partien oberflächlich weißliche, netzförmig vertheilte, eingezogene Streifen dar, gebildet vom interlobulären Zellstoff, zwischen denen die fötalen Lungenläppchen als kleine Höckerchen hervorragen; ist das fötale Gewebe blutreich, so ist es nicht mehr so schlaff, und diese oberflächlichen weißen Einziehungen werden undeutlicher. — Wird nun ein blutreicheres ötales Gewebe aufgeblasen, so muß es natürlich auch einen größern Gehalt an Blut haben, als man ihm gewöhnlich zutraut. Dieses Blut wird mehr in den hintern Partien vorhanden sein (bei der gewöhnlichen Lage auf dem Rücken). Diese Theile haben daher nicht die dem lufthaltigen Gewebe häufig als charakteristisch zugeschriebene helle oder zinnoberartige Röthe, sondern eine düstere bräunliche oder bläuliche Röthe und sind oft bei lobulärer Durchdringung von fötalem Gewebe sehr schwer von diesem zu unterscheiden. Doch wird diese Unterscheidung möglich: 1) aus dem Schaumigsein des Blutes, das aus dem lufthaltigen Gewebe austritt; 2) aus der Schwimmprobe mit den kleinsten an diesen Stellen ausgeschnittenen Stücken." In 36 Fällen war das Gewebe trocken und blutleer 9 mal, mehr oder weniger reich an röthlichweißer schäumender Feuchtigkeit 19 mal, mehr oder weniger reich an rothem Schaum, an Blut 8 mal. „Will man nun auch im Allgemeinen zugeben, daß Lungen, die athmeten, reicher an Blut und Secret sind, als aufgeblasene, so wird jedenfalls schwer eine bestimmte Grenze zu ziehen sein und jedenfalls geht aus dem Obigen hervor, daß man durchaus nicht berechtigt ist, Lungen, die nicht athmeten, als trocken und blutleer zu charakterisiren."

Schmitt (l. c. pag. 200), der gleichfalls fötale Lungen bisweilen sehr bluthaltig fand, versucht eine Erklärung dieser ungewöhnlichen Erscheinung, indem er sagt: „Sollte eine Blutanhäufung in den Lungen nicht vorzüglich dann erfolgen müssen, wenn ein schwaches Leben mit einer sehr unvollkommenen Respiration coexistirt, und wenn lebensschwachen Kindern bei noch pulsirendem Herzen Luft eingeblasen wird, sollte da nicht dem Blute die neue Bahn, einigermaßen wenigstens, geöffnet werden können?"

Die neuesten Erfahrungen über den Erstickungstod bei vorzeitigen Athembewegungen (s. Vagitus uterinus) lehren, daß in diesen Fällen die Lungen in der Regel bedeutend mit Blut angeschoppt gefunden werden.

Es ergiebt sich aus dem Gesagten, daß allerdings **in der Mehrzahl der Fälle** das fötale Lungengewebe markirt blutleerer als postfötales ist und daß in diesen die Unterscheidung nicht schwierig ist; daß dagegen etwa der vierte Theil der Fälle ein stark blutreiches Fötallungengewebe zeigt und die Diagnose aus der Quantität des Blutes nicht gestellt werden kann. Erwägt man jedoch, daß Fötallungen nur insoweit einen größern Blutreichthum zeigen können, als es ihr Volumen erlaubt, und daß ihr normalmäßiges kleineres Volumen im nicht ausgedehnten Zustande nicht die Blutmenge aufnehmen kann, wie im ausgedehnten, und daß die Ausdehnung durch das Aufblasen erst geschieht, wenn das Kind entweder schon todt ist oder im Sterben liegt, wo die Blutbewegung also entweder schon aufgehört hat oder wenigstens viel schwächer geworden ist und nicht mehr die Kraft hat, das Blut in alle Lungenparthien zu treiben, so erklärt es sich, warum, wenngleich die Lungen hyperämisch sind, und wie dies die von Elsässer und andern gemachten Erfahrungen erweisen, per hypostasin vorzüglich in der hintern Lungenparthie einen größern Blutgehalt haben, die vordern Lungenparthien und die äußersten Punkte der Lungen, ihre Ränder, Spitzen rc. wenig Blut besitzen und nach dem Aufblasen allemal daselbst die charakteristische hellzinnoberrothe Färbung zeigen müssen.

Diese **ungleiche Blutvertheilung** ist in allen den Fällen daher für die Diagnose von großer Wichtigkeit, in denen eine größere Blutquantität in den Lungen vorhanden ist. Berücksichtigt man dazu noch das Elsässer'sche Resultat (l. c. pag. 20), daß in 19 Fällen von unvollständiger Luftanfüllung durch Einblasen 17 mal die vordere Parthie mehr lufthaltig als die hintere gefunden wurde und nur in den übrigbleibenden 2 Fällen die vordere und hintere Parthie gleich lufthaltig war, daß also in **allen** Fällen die vordere Lungenparthie durch Aufblasen eine Erweiterung erfuhr und dieser Theil daher stets zur Diagnose benutzt werden kann, so stellt sich für die gerichtliche Medicin der praktische Satz heraus:

Bei aufgeblasenen Lungen findet entweder — und dies ist in den meisten Fällen der Fall — ein geringer, auffallend geringer Blutgehalt statt oder wenn ein größerer Blutgehalt vorhanden ist, so beweist die ungleiche Blutvertheilung das Aufblasen und ist in diesen Fällen die hellzinnoberrothe Färbung der vordern Lungenparthie das charakteristische Zeichen geschehenen Einblasens.

Das von **Casper** (l. c. pag. 724 und 742) angeführte pathognomische Unterscheidungszeichen geathmet habender Lungen: „Jede inselartige Marmorirung der Lungen schließt die Annahme eines Fötalzustandes aus und .... namentlich wird man auch bei den gelungensten Versuchen die umschriebenen, dunkler marmorirten Flecke vermissen", hat also in allen Fällen, selbst in denen mit unvollständiger Lufterfüllung, seine Richtigkeit, wenn zur größeren Sicherheit der Diagnose stets nur die Färbung der vordern Lungenparthie benutzt wird.

In den Fällen endlich, wo ein schwaches Athmen eine theilweise Luftanfüllung bewirkt hat und wo hierauf noch Luft unvollkommen eingeblasen wurde, muß man vorzüglich darauf achten, ob neben marmorirten Stellen sich zinnoberfarbene Strecken zeigen.

In neuerer Zeit haben Egerton und Jennings (Transactions of the provincial med. and surgical Association. Sherwood. 1833—35. Vol. II. Nr. 19) das schon von Haller und Morgagni (de sed. et caussis mort. §. 48 S. 148) widerlegte Unterscheidungszeichen zwischen geathmet habenden und aufgeblasenen Lungen, daß sich nämlich aus letzteren die Luft ausdrücken lasse, bei erstern nicht, wieder vorgebracht. Es gilt, was schon Schmitt (l. c. pag. 187 Anmerk.) im Jahr 1806 sagte, „daß sich die Luft nach dem Einblasen eben so wenig als nach geschehenem Athmen durch Zusammendrücken der Lungen wieder auspressen lasse".

Als Hilfsbeweis zur Entscheidung aufgeblasener und geathmet habender Lungen hat vorzüglich Casper in neuerer Zeit (l. c. I. pag. 742) darauf aufmerksam gemacht, daß meistentheils nicht allein die Lungen, sondern auch Magen und Därme beim Aufblasen aufgebläht werden, und zwar Magen und Därme so stark, wie sie niemals in dem Grade, auch nicht nach eingetretener Fäulniß, bei Todtgebornen beobachtet werden, daß also eine sich vorfindende bedeutendere Ausdehnung des Magens und der Gedärme mit Sicherheit auf stattgehabtes Aufblasen der Lungen schließen läßt. Schon Schmitt (l. c. pag. 188 Nr. 6) scheint dies mit den Worten bezeichnet zu haben: „Immer ist mit dem Akte des Einblasens eine Erhebung der Brust und des Bauchs coexistirend." Die Angaben Elsässer's sind folgende (pag. 73): „Unter 68 Fällen von mehr oder weniger lufterfüllten Lungen drang die Luft auch in den Magen und Darm 62 mal, und nur 6 mal drang keine Luft in den Magen. In 52 Fällen ohne geöffnete Brust- und Bauchhöhle drang keine Luft in Magen und Darm 17 mal; sie drang in den Magen und zum Theil auch in den Darm 35 mal. Unter den 52

Fällen sind 10, bei denen keine Luft in die Lungen drang. Bei 7 derselben drang sie auch nicht in den Magen; bei 3 gelangte sie in denselben."

„Bei 42 Individuen war die Luft in die Lungen gedrungen; der Magen lufthaltig bei 32; nicht lufthaltig bei 10. Der Fall ist also gar nicht so selten, daß trotz dem Eindringen der Luft in die Lungen, dieselbe nicht in den Magen dringt; noch häufiger ($^7/_{10}$), wenn auch keine Luft in die Lungen gedrungen ist."

„Der Magen wurde (pag. 27) theils vollständig von Luft ausgedehnt, theils, wo weniger Luft in ihn gelangte, entstand durch Mischung von Luft und Magen-Inhalt ein schaumiger Schleim. Der lufterfüllte Magen war theils quer zur Bauchhöhle gelagert, theils senkrecht von oben nach unten (gegen die Ansicht Mende's), wie ein von Luft gar nicht erfüllter Magen eines Fötus gewöhnlich gelagert ist." Die Frage endlich, ob nicht ohne Luftblasen zuweilen bei Neugebornen sich Luft im Magen findet, beantwortet Elsässer dahin, daß ihm bei 86 Todtgebornen ein Fall vorgekommen sei, wo aus dem unter Wasser geöffneten Magen 4—5 Luftbläschen emporgestiegen seien; und daß unter weitern 46 Todtgebornen gleichfalls in einem Falle der Magen „mehrere Luftblasen" enthalten habe. Im letztern Falle war auch die linke Lunge etwas lufthaltig. Der Fall ist daher nicht rein, denn das Kind scheint während der Geburt geathmet zu haben. In einem dritten Falle bei einem todtfaulgebornen Kinde enthielt der Magen „ziemlich viel stinkendes Gas". Aus dem Angeführten läßt sich der Schluß ziehen, daß wenn der Magen nicht eine gar zu unbedeutende Menge Luft enthält und die Lungen aufgebläht erscheinen, Lufteinblasen stattgefunden hat; der Schluß ist ganz sicher in allen den Fällen, wo viel Luft im Magen mit Luftgehalt der Lungen coincidirt.

In einzelnen Fällen findet besonders nach heftigem Einblasen eine Zerreißung von Lungenzellen statt, eine Erscheinung, die, wo sie vorhanden ist, schon von Retzius (Schmitt's Jahrb. 1836. Bd. XI. pag. 75) „für das sicherste Charakteristikum für Lungen, die durch eingeblasene Luft ausgedehnt wurden" gehalten worden ist.

Casper hat diesen Zustand passend Hyperaerie genannt, und hält ihn gleichfalls für ein gutes Kriterium (l. c. pag. 742).

Elsässer (l. c. pag. 47): „Bei 51 Individuen, wo Luft ohne Oeffnung der Brust- oder Bauchhöhle eingeblasen wurde, traten 7 mal Luft-Extravasate auf, also in $^1/_7$—$^1/_8$ der Fälle, und zwar 2 mal in völlig,

5mal in unvollständig ausgedehnten Lungen." Elsässer (l. c. pag. 103) beschreibt das Emphysem folgendermaßen: „Das Emphysem, welches man in den Lungen neugeborner Kinder nach Lufteinblasen findet, stimmt in der großen Mehrzahl der Fälle mit dem gewöhnlichen Emphysem überein, wie es in den Lungen von Kindern oder von Erwachsenen angetroffen wird. Es zerfällt gleichfalls in ein vesiculäres und in ein interlobuläres Emphysem. In denjenigen Theilen einer Lunge, welche durch Lufteinblasen ausgedehnt worden sind, geschieht es sehr leicht, daß einzelne größere oder kleinere Bläschengruppen durch die eingeblasene Luft eine übermäßige Ausdehnung erleiden. Sie ragen dann stark über das anliegende, wenig oder gar nicht aufgeblasene Gewebe hervor, und man erkennt unter der Pleura sogleich die erweiterten, lufterfüllten Lungenzellen. Diese vesiculäre Form des Emphysems geht sehr leicht in die interlobuläre über. Offenbar bedingt die größere Weichheit und Zerreißbarkeit des Lungenwebes bei Neugebornen den leichten Austritt von Luft aus den Lungenzellen in die Interstitien der Lungenläppchen. Diese Luftextravasate erscheinen theils als festsitzende verschieden große Blasen unter der Lungenpleura, namentlich an den Lungenrändern; theils und häufiger treten sie in rosenkranz- oder netzförmigen Gruppen (als „höckrichte Flächen" nach Casper) auf, welche sich unter der Pleura in verschiedenen Richtungen verschieben lassen, so namentlich an der Zwerchfellfläche der Lungen.

Der Zusammenhang der Lungenläppchen ist beim Neugebornen weniger innig, als in spätern Lebensaltern und die Lunge setzt daher dem Druck der vorwärts geschobenen Luft weniger Widerstand entgegen."

Daß hauptsächlich in der Kraft, mit der Luft eingeblasen wird, die Bedingung zum Entstehen des Emphysem's liegt, folgt aus der Beobachtung Elsässer's (pag. 47), daß in 34 Versuchen mit geöffneter Brust- und Bauchhöhle — wo also der Druck nicht durch die Brustwandungen gemäßigt wurde und man so lange einblies, bis die Lungen gehörig aufgeblasen waren — 11 mal, also bei $^1/_3$ der Fälle, dagegen in 51 Fällen ohne Oeffnung der Brust- oder Bauchhöhle, nur 7 mal, also in $^1/_7$—$^1/_8$ der Fälle sich Luftextravasate bildeten.

Wenn man gegen die Beweiskraft dieses Phänomens eingewendet hat (Henke), daß dieses Emphysem auch als Krankheitszustand des Neugebornen beobachtet sei und daher nicht als Mittel benutzt werden könnte, das Einblasen von Luft nachzuweisen, so ist diese Behauptung noch durch keine triftige Beobachtung nachgewiesen. Die Fälle, die man angeführt hat, haben vor der erschöpfenden Kritik Casper's (l. c. pag. 743—749) nicht bestanden.

Bis Dato ist daher der von Retzius und Casper aufgestellte Satz nicht widerlegt und hat deshalb seine gerichtlich-medicinische Beweiskraft Daß, wo sich dergleichen Luftextravasate vorfinden, diese ein unzweifelhafter Beweis des in die Lungen stattgehabten künstlichen Einblasens sind.

Resumé Aus dem über das Lufteinblasen vorstehend Gesagten folgt

1. **Das Lufteinblasen erfordert technische Fertigkeit, Ruhe und Kenntniß der Folgen desselben — Bedingungen, die bei den einsam und hilflos Gebärenden der gerichtsärztlichen Praxis als vorhanden nur schwer gedacht werden können.**
2. **Die bisherigen Fälle bestätigen diesen ersten Satz und konnten deshalb um so weniger einen Irrthum der Diagnose veranlassen, da sich aus den Nebenumständen das Factum des Einblasens ohne weiteres von selbst herausstellte.**
3. **Wenn auch in einzelnen schwierigen Fällen große Vorsicht und Sorgfalt in der Diagnose erforderlich ist, so können doch in allen Fällen aufgeblasene und geathmet habende Lungen von einander unterschieden werden.**
4. **Die Hauptunterscheidungszeichen sind: Aufgeblasene Lungen bieten stets eine hellzinnoberrothe Färbung der vordern Lungenfläche, sind wenigstens an diesem Theile wenig bluthaltig und nicht marmorirt und zeigen bisweilen durch die Intensität des Einblasens entstandene Luftextravasate. Erhebliche Aufblähung des Magens und der Gedärme bei ausgedehnten, die eben angegebenen Merkmale zeigenden Lungen beweist künstliches Aufblasen.**
5. **Es ist daher der gegen die Beweiskraft der Lungenprobe sub Nro. 4ª gemachte Einwand nicht stichhaltig.**

b. Fäulniß der Lungen.

Selbst Henke (Revision pag 73) sagt von diesem Einwurfe, der aus dem Grunde die Lungenschwimmprobe verdächtig machen soll, weil Lungen todtgeborner Kinder durch Fäulniß auch schwimmfähig werden könnten, „es kann von der Fäulniß weniger gesagt werden, daß sie die Lungenprobe trüglich mache, als vielmehr, daß sie die legale Anwendung derselben beschränke", ein Zugeständniß, das wohl sehr triftige Gründe gehabt haben muß.

Der Einwurf wird zunächst dadurch geschwächt, daß es erfahrungsmäßig feststeht, daß die Lungen überhaupt spät mit Ausnahme einiger weniger Fälle — faulen. Schon Büttner (Abh. von einer zweiköpfigen Mißgeburt. Königsb. 1765 S. 11) erwähnt, daß die Lungen unter allen weichen Parthien und Eingeweiden des menschlichen Körpers am spätesten faulen.

Pet. Camper (l. c. pag. 62): „Um gewiß zu sein, wie stark ein Kind verfault sein kann, ehe die Lungen durch die Fäulniß schwimmen, habe ich verschiedene Proben gemacht und gefunden, daß das ganze Haupt derjenigen, die vor der Geburt gestorben waren, verfault sein könne, so daß alle Knochen bei der ersten Berührung ausfielen, wie auch die Arme und Beine, und dem ungeachtet sanken die Lungen, obschon sie innerlich schon von der Fäulniß angegriffen waren.“

Metzger (System §. 321 pag. 282) „Die Erfahrung hat gezeigt, daß unter allen Eingeweiden die Lungen die letzten sind, die von der Fäulniß ergriffen und zerstört werden. Oft sind sie daher bei einem geringen Grade der Fäulniß des übrigens Körpers noch unversehrt und hindern die Lungenprobe nicht.“

Romeyn Beck (Elem. der gerichtlichen Medicin. 1827 übersetzt I. pag. 252): „Zahlreiche Beobachtungen haben bewiesen, daß die Lungen, mit Ausnahme der Knochen, der Fäulniß länger widerstehen, als irgend ein andrer Theil des Körpers Ich selbst beobachtete diese Erscheinungen in 3 verschiedenen Fällen. Ein Beispiel lieferte ein Kind, das man im Fluß schwimmend fand. Der Körper war fast ganz verfault die Kopfhaut und die Eingeweide waren mit Luft angefüllt. Die Lungen hingegen hatten ihr natürliches Ansehen noch vollkommen und waren von der Fäulniß nicht ergriffen.“

Diese ältern Erfahrungen sind von Güntz, Cohen van Baren (Zur gerichtsärztl. Lehre von verheimlichter Schwangerschaft, Geburt und dem Tode neugeborner Kinder. 1845 Fall 24. 25.) und Casper bestätigt. Nach diesen Erfahrungen wird daher in den meisten Fällen noch die Lungenprobe gemacht werden können, wenn schon ein hoher Verwesungsgrad vorhanden ist. Der Schluß, den jedoch Beck (l. c. pag. 252) aus dieser Thatsache zieht, „daß nämlich, wenn die übrigen Theile des der Untersuchung unterliegenden Körpers von der Fäulniß nicht angegriffen sind, man mit Sicherheit schließen kann, daß das Schwimmen der Lungen nicht zu Folge der Fäulniß stattfindet“, ist jedoch irrig, da gleichwohl (Casper) Fälle bekannt sind, in denen gerade die Lungen früher wie die andern Organe in Verwesung übergegangen waren. Dagegen ist ein anderer Schluß richtig und durch Beobachtungen bestätigt, daß nämlich, wenn die Lungen eines schon graugrünen Kinderleichnams untersinken, ein solches Kind sicher nicht gelebt hat, sondern todt geboren ist (Casper l. c. pag. 751 und zwei Fälle bei Vater—Süßemilch diss. qua valor et sufficientia signorum infantum etc. Viteb. 1735.). Aus dem Thorax herausgenommen, verwesen die Lungen sehr schnell, schneller als andere weiche Organe. Orfila (l. c. II. pag. 191). „Ich habe mehrmals gesehen, daß die Blase und die Thymus eines Neugebornen, wenn man sie mit der Lunge in ein mit Wasser gefülltes Gefäß legte, zu Boden sank, wenn die Lunge schon seit mehreren Tagen im Wasser schwamm."

Eine genaue Beschreibung faulender, und zwar fötaler Lungen hat zuerst Jäger (Disquis., qua casus et annotat. ad vitam foetus neogeni dijudicandam facientes proponuntur ab Hennenhofer. Tub. 1780) geliefert, obwohl schon Bössel (Commerc. Noric. 1736. hebd. I. p. 3) wußte, daß die Fäulniß der Lungen mit Bläschenentwickelung unter der Pleura beginnt. Er beschreibt*): „Das Herz lag frei in der Brust, von der Lunge nicht bedeckt; die Lungen selbst waren klein, in der Tiefe roth, sich im hintern Theile der Brusthöhle verbergend, in ihrer Substanz noch unverdorben, doch weich, nicht knisternd und weit weniger in Fäulniß zerfließend, besetzt mit sehr vielen größern, kleinern, weißlichen, unter dem Ueberzuge befindlichen Bläschen und schwammen, auf reines Wasser gelegt, mit dem daranhängenden Herzen. Die Blase eines abgeschnittenen Stückes der Lunge wurde eingeschnitten, ihre Membran collabirte und nunmehr schwamm das Stück nicht mehr auf dem Wasser. In einem andern Stück von der Größe einer Haselnuß, mit vielen Bläschen besetzt und schwimmend, wurden die Bläschen durch einen leichten Druck zerquetscht, und dieselbe Wirkung erreicht. Bei allen diesen Druckversuchen und Zerschneidungen in kleine Stücke kam nicht ein Tropfen Blut, noch irgend Schaum heraus."

Im Jahre 1785, also nach Jäger, beschrieb erst Hunter die Fäulnißblasen der Lungen, dessen Beschreibung ich hiermit originaliter gebe, wie sie in der Sammlung auserles. Abhandlgn., Bd. 11. Stück 1 p. 208 steht, die aber Günther (Revis. pag. 43), um sie pro emphysemate

*) Wörtlich ins Deutsche übersetzt

gebrauchen zu können, nach seinem Bedürfniß umgearbeitet hat. Hunter beschreibt: „Wenn die Luft, die sie (die Lungen) enthalten, von dem Athemholen herkömmt, so werden diese Blasen dem bloßen Auge kaum sichtbar werden; sind sie aber breit und erscheinen längs den Einschnitten hin, in zusammenhangenden Reihen, so ist die Luft ganz gewiß emphysematisch und durch die Fäulniß entwickelt, und darf mit der, die von dem Athemholen herrührt, nicht verwechselt werden."

Casper (l. c. pag. 750): „Immer sind es die Hirsekorn-, oder Perlen-, oder Bohnengroßen Luftblasen unter der Pleura, die entweder ziemlich alle in gleicher, oder in ganz verschiedener Größe, entweder noch vereinzelt oder gruppenweise und wie Perlenschnüre nebeneinander sitzend, auf der Oberfläche der Lunge, besonders gern auf ihrer Basis oder in den Interstitien der Lappen sehr deutlich sichtbar sind und die auch sichtbar bleiben, auch wenn später die innern Zellen des Parenchyms fäulnißlufthaltig werden."

Gegen die Bläschenbildung unter der Pleura als erstes Zeichen der Fäulniß spricht besonders Schmitt (l. c. p. 207): „Diese Erfahrungen (nämlich Büttner's Fall 59. 60 im Kindermorde, Baumer. Act. philos. med. soc. acad. scient. Hass. 1771 p. 121) lehren, daß es nichts weniger als Gesetz sei, daß sich an faulenden Lungen immer Luftblasen bilden müssen, sondern daß diese Luftblasen nur selten zum Vorschein kommen; sie lehren ferner, daß die Erscheinung der Blasen an den Lungen nicht mit dem Grade ihrer Fäulung parallel gehe." In den von ihm aufgeführten vier Beobachtungen fanden sich keine Luftblasen vor, doch scheint er sich in Beurtheilung des 32. Versuches geirrt zu haben, dessen Beschreibung nach Fäulnißblasen vorhanden waren und über den er pag. 213 sagt: „ich betrachte diesen Zustand als ein wahres Emphysem der Lungen". Man hat Schmitt blind geglaubt, bis endlich Casper den Fall richtig beleuchtet hat. Die Beurtheilung des Versuches 32 von Seiten Schmitt's läßt aber gegründete Zweifel darüber, ob Schmitt überhaupt die Fäulnißblasen habe diagnosticiren können und deshalb beweisen seine vier Beobachtungen nicht viel.

Während Orfila (gerichtl. Med. II. pag. 191) angiebt, daß die bei der putriden Fermentation entbundenen Gase in dem lamellösen Gewebe liegen, welches die Bronchialzellen trennt, und nicht in den Lungenzellen, und meist zwischen der Pleura und der Lunge und ferner (l. c. II. pag. 143), daß dieses Emphysem die die erste Erscheinung der Fäulniß sei, spricht sich Elsässer (l. c. p. 110) dahin aus: „Nicht immer bilden sich die faulen Gase bloß an der Oberfläche und in den Interstitien der Lungen und erheben hier die Pleura zu Blasen, während das tiefere fötale Gewebe luftleer bleibt; sondern es giebt auch Fälle, wo sich die Gase innerhalb des Parenchyms bilden und zunächst nur die Höhlen der Lungenzellen erfüllen. In den letzten Wochen wurden bei einem todtfaulen Kinde, welches in der hiesigen Gebäranstalt geboren wurde, lufthaltige Lungen gefunden. Hier befand sich aber die Luft in den Höhlen der oberflächlichen Zellen beider Lungen. Sie hatte sich nur in einzelnen Läppchengruppen entwickelt, und diese zeigten sich über das angrenzende, fötale Gewebe etwas erhaben. An diesen Stellen knisterten die Lungen beim Anfassen und beim Einschneiden. Beide Lungen schwammen für sich. Der Fäulnißgeruch war an ihnen deutlich zu bemerken, und das fötale, wie das lufthaltige Gewebe zeigte eine trübe, unreine Färbung. Dabei war in den übrigen Brust- und Baucheingeweiden noch keine Gasentwickelung zu bemerken. Aber äußerlich erschienen Gesicht, Brust und Bauch grün und die Oberhaut ging in großen Fetzen ab.“

„Die Fäulniß kündigt sich ferner immer durch mißfarbiges Ansehen und durch den putriden Geruch an; wo daher diese zwei Merkmale fehlen, da kann beim Luftgehalte der Lungen die Fäulniß außer Frage kommen.“

Zur Beurtheilung der Färbung und Entfärbung der Lungen ist eine genaue Kenntniß der normalen Färbung der Lungen erforderlich.

Der Farbe der Fötallunge wurde schon oben bei der Atelectase theilweise Erwähnung gethan. Orfila (l. c. II. pag. 175) beschreibt dieselbe folgendermaßen: „Die Farbe der Lunge ist bei Kindern, die noch nicht geathmet haben, im Allgemeinen braunroth, zuweilen jedoch weißrosenroth oder mit einigen röthlichen Flecken besäet. Wenn die Respiration stattgefunden hat, so ist die Lunge gewöhnlich rosenroth. Zuweilen beobachtet man aber das Gegentheil. Die Kinder, die einen oder mehrere Tage gelebt haben und an Erstickung sterben, haben eine rothbraune Lunge, während andere, besonders wenn sie nicht reif sind, eine weißrosenrothe oder mit röthlichen Flecken besäete Lunge haben, obgleich sie todtgeboren sind. Eine Lunge, deren Farbe vor der Eröffnung des Thorax braun war, veränderte ihre Farbe sogleich nach dem Zutritte der Luft, so daß es schwer ist, eine richtige Idee von ihrer Farbe zu erhalten. Ich könnte noch andere Thatsachen hinzufügen, um zu beweisen, daß dieses

Merkmal an und für sich wenig Werth habe, aber im Vereine mit andern nützlich werden kann." Besonders macht Orfila darauf aufmerksam, daß man nie die Analogie der Farbe der von Luft noch nicht durchdrungenen Lunge und der Thymus vergessen solle (l. c. pag. 138): „Oeffnet man den Thorax eines Kindes, welches noch nicht geathmet hat, so erstaunt man über das ähnliche Aussehen der Thymus und der beiden Lungenflügel. Die Thymus scheint, obwohl dies nicht genau richtig ist, ein dritter Lungenflügel zu sein, in welchen sich kein Bronchus öffnet. Anders verhält es sich, wenn die Respiration stattgefunden hat; man muß also die Aehnlichkeit bemerken, weil die Thymus, welche noch dasselbe Aussehen behält nach der Geburt und dem Eintritte der Respiration, als Maßstab dienen und anzeigen kann, ob das Parenchym der Lunge durch die Respiration verändert ist oder nicht." Die Fäulniß macht die Lungen mißfarbig, blaugrün, graulich oder matt kupferfarbig (Schmalz, gerichtsärztliche Diagnostik p. 177). Allein trotz dieser genauen Beschreibung wird es — mit Ausnahme der markirten Fälle — in vielen Fällen ganz unmöglich sein, wegen der vielfachsten Farben-Nüancirungen und Schattirungen und der Unbestimmtheit der Bezeichnungen derselben, aus der Farbe der Lungen einen sichern Schluß darauf zu machen, daß Lungen in Verwesung übergegangen sind. Oftmals kann man aus der Farbe nicht einmal entscheiden, ob man Fötal- oder geathmet habende, besonders unvollständig geathmet habende Lungen vor sich hat. Orfila (l. c. I. p. 137) bemerkt deshalb mit Recht: „Ihre Farbe ist außerordentlich verschieden und nach dem plethorischen oder blutleeren Zuständen des Individuum mehr oder minder intensiv;" und Schmitt (l. c. p. 240): „Unter allen Merkmalen ist keines so schwankend und trügerisch als die Farbe der Lungen."

Dasselbe, was von der Farbe gilt, gilt auch von dem Geruche. Wo freilich ein intensiver Geruch vorhanden ist, kann keine Täuschung sein, in Fällen beginnender Fäulniß ist jedoch dieses Merkmal ohne Werth.

Die Fäulnißgase in den Lungen lassen sich nach Hunter (Pyl, Mag. Bd. I. S. 423.), Gumpert (Hufeland's Journ. 24 B. 4 St.), Remer bei Metzger (System. §. 327.), Schmitt (l. c. p. 211), Wildberg (Pneobiomantie p. 51), Orfila (l. c. II. p. 191), durch Einschneiden in die Luftblasen und mäßigen Druck so entfernen, daß zuvor schwimmende Lungen dann im Wasser sinken. Orfila sagt: „Drückt man die Lunge zwischen den Fingern aus, und legt sie von Neuem ins Wasser, so sinkt sie zu Boden, wenn sie in Fäulniß übergegangen ist, während sie fortwährend schwimmt, wenn das Kind geathmet hat."

Doch macht Elsässer (l. c. p. 110) darauf aufmerksam, daß das Ausdrücken der Luft aus faulen Lungen nicht überall so leicht sei, wie es meist geschildert wird, besonders in solchen Fällen, wo die Fäulnißgase sich in den Zellen befänden, und Mende (Ausführl. Lehrb. der gerichtl. Medicin. III S. 92), der emphysematische Lungenstückchen zusammendrückte, konnte aus denselben nicht alle Luft daraus entfernen; die Stückchen schwammen trotz dieser Manipulation.

Ferner knistern Lungen mit Fäulnißgasen nicht. (Orfila II. p. 191); Gumpert (l. c.): „die Lungen zischten beim Durchschneiden nicht", Klose (Masius Lehrb. II. 3. p. 519): „die durch Fäulniß entwickelte Luft bringt auch nicht, wie die eingeathmete, beim Einschneiden in die Lungen unter einem zischenden oder knisternden Geräusche aus derselben hervor."

Endlich füllen faulende Lungen, wenn sie nicht geathmet haben, niemals die ganze Brusthöhle aus, wenn sie auch auf dem Wasser schwimmen (Klose l. c. p. 518.) Daß dieses Symptom nicht viel beweist, folgt aus den oben pag. 131 angeführten Beobachtungen Elsässers über Ausdehnung des Lungengewebes; noch weniger kann es beweisen, wenn unvollständig geathmet habende Lungen in Bezug auf Ausdehnung den fötalen noch sehr ähnlich sind.

Fassen wir schließlich zusammen, was im Vorstehenden weitläufiger erörtert ist, so ergiebt sich Folgendes:

1) Nur bei von Luft ausgedehnten Lungen kann die Frage entstehen, ob die Lungenprobe trügen könne. Bei nicht ausgedehnten ist es stets unzweifelhaft in allen Fäulnißgraden, daß das Kind nicht gelebt hat.

2) Von Fäulnißgasen ausgedehnte und schwimmende Lungen lassen sich mit Sicherheit von nicht faulen unterscheiden. Die Hauptkriterien faulender Lungen sind die Fäulnißblasen in dem interstitiellen Lungengewebe unter der Pleura, die sich wegdrücken lassen, eine eigenthümliche Form haben und kein knisterndes Geräusch beim Durchschneiden veranlassen. Als Hilfsbeweis dienen Fäulnißgeruch und Mißfarbigkeit der Lungen und daß sich aus emphysematischen Lungen die Luft ausdrücken läßt, und zwar in dem Grade, daß die ausgedrückten

Stücke im Wasser untersinken, was bei geathmet habenden nicht der Fall ist.

3) Wenn sich aber faule Lungen von geathmet habenden unterscheiden lassen, so ist auch bei Anwendung der Lungenprobe von dieser Seite keine Täuschung zu fürchten und der sub 4b. gemachte Einwand ein unbegründeter.

Nachdem so in dem Vorstehenden gezeigt ist, daß die sämmtlichen von den Gegnern der Athemprobe gegen die Beweiskraft der Lungenprobe erhobenen Einwürfe unbegründet sind, so ist es nicht gerechtfertigt, die Lungenprobe als ein zweifelhaftes Mittel, das vorhanden gewesene Leben eines Kindes nach der Geburt auszumitteln, hinzustellen. Bei Berücksichtigung der im Vorstehenden erläuterten Cautelen besitzen wir nicht allein kein besseres Mittel, das stattgehabte post-partum-Leben nachzuweisen und ist die Lungenprobe nicht allein ein nicht zu umgehendes Verfahren, sondern die Gerichtsärzte können sich glücklich schätzen im Punkte der Ausmittelung des statt- oder nicht stattgehabten Lebens, in der Lungenprobe ein Mittel von solcher Sicherheit zu besitzen, wie in der Therapeutik es keines giebt. Keine der nach der Lungen-Schwimmprobe erfundenen Proben zu gleichem Zweck hat sich als „lebensfähig" erwiesen und füllen solche nur noch unnöthiger Weise nach längst erfolgter und gründlicher Widerlegung die Spalten der meisten Bücher, trotzdem daß z. B. das „Regulativ für das Verfahren der Gerichtsärzte in Preußen (1858)" dieselben als unnütz und zwecklos vernünftigerweise ganz unerwähnt gelassen hat und deren Anstellung von keinem Gerichtsarzte verlangt. Aus demselben Grunde sind diese Proben auch hier mit Stillschweigen übergangen, wo schon genug des Ballastes zur Erwähnung kommen mußte. Ueber die Anstellung des Experimentes selbst enthält das eben angegebene Regulativ die gesetzlichen Vorschriften. —

b) Sugillationen.

„Sugillationen sind Blutanhäufungen in den Gefäßen unter der Haut, ohne Zerreißung derselben, wodurch die eigentlichen Blutgefäße mehr Blut enthalten und auch die nur wässrige Flüssigkeit führenden Uebergangsgefäße mit blutiger Flüssigkeit angefüllt sind, daher der sugillirte Körpertheil roth, blauroth, blau, blauschwarz, gelb, gelbgrün, grün, je nach der Zeit der Entstehung aussieht, auch durch Einschnitte der ungewöhnliche Blutreichthum, die Blutanhäufung nachgewiesen wird. Extravasation, Extravasate sind mit wirklicher Zerreißung der Gefäße verbunden, wodurch sich Blut aus ihnen in das Zellgewebe ergießt, und hier entweder in flüssiger oder fester Form und umschrieben angesammelt bleibt. Je nach der Form und Menge der Ansammlung werden sie von Suffusionen und Ecchymosen unterschieden, bei welchen das Blut zuweilen nur die Theile dünn übergossen zu haben, oder in die organischen Gebilde hineingesickert zu sein scheint. Sugillationen treffen meist die Gebilde unter der Haut und lassen trotz der geringer vorhandenen Menge von Blut den Theil anders gefärbt erscheinen, während die Extravasate, eine größere Menge Blut enthaltend, und mehr in der Nähe größerer Gefäße befindlich, mehr die tiefern Theile des Körpers heimsuchen, sich in dessen Höhlen ergießen und oft äußerlich nicht wahrgenommen werden" (Cohen van Baren. Zur gerichtsärztlichen Lehre von verheimlichter Schwangerschaft, Geburt und dem Tode neugeborner Kinder. 1845. pag. 167). Diese Trennung der Begriffe wird jedoch durchgehends von den gerichtsärztlichen Schriftstellern nicht festgehalten, sondern unter Sugillation „Blutaustritt **aus** den Gefäßen" verstanden.

Man ging in der gerichtsärztlichen Beurtheilung der Sugillationen von dem Satze aus, daß Sugillationen nur bei vorhandenem Blutumlaufe, mithin nur bei noch bestehendem Leben sich bilden können. Aus diesem physiologischen Satze machte man die falsche Folgerung, daß vorhandene Sugillationen demnach das Leben nach der Geburt unbedingt beweisen müßten, und verwechselte so den Begriff Leben überhaupt mit Leben nach Geburt. So Hebenstreit (Anthrop. for. p. 319): „hae (sugillationes) illatam a contundente instrumento violentiam indicant, simulque vitam docent superfuisse tunc, cum instrumentum applicatum est, cum fluens extra vasa sanguis cordis motum supponat; veluti, si sugillationes verae sunt, illis in cognoscenda vita neogenitorum, tanquam fidelibus signis, etiamsi pulmones in aqua submerguntur, uti solemus."

Ludwig (institutiones medicinae forens. §. 244): „Si in loco pressis et vexatis sanguis coagulatus stagnans deprehenditur, vitam infantis et plenam humorum circulationem adhuc adfuisse, certissimum est;" und Daniel (Sammlung von Gutachten Cas. 63—79), der, wo er starke Sugillationen sahe, sogar gegen die Resultate der Lungenprobe, auf Leben nach der Geburt schloß. Andere vindicirten den Sugillationen nur eine bedingte Beweiskraft und nahmen die Sugillationen, die während der Geburt am Kindskopfe entstehen, als beweisende aus, während die anderwärts am Körper vorgefundenen ihre Beweiskraft für stattgehabtes Leben nach der Geburt behielten. So Jäger (Disq., qua casus et annotationes ad vitam foetus neogeni dijudic. 1780. §. VIII. 3): es könne eine solche Extravasation ohne jede Schuld der Mutter eintreten, wenn während der Geburt der Kopf des Fötus in einer unpassenden Lage durch die Contractionen des Uterus heftig an die Knochen des Beckens gedrückt würde; ferner

Büttner (Kindermord): „Wenn man an einem Kinde äußere Contusiones oder blutrünstige blaue Flecke in der Haut und unter derselben noch ausgetreten Blut entweder wenig oder viel bemerkt: so ist dieses ein wahrer Beweis des gehabten Lebens des Kindes, weil, sobald ein äußerer Druck auf die in der Haut befindlichen Gefäße geschieht, in der Gegend der Umlauf des Blutes gestört wird, daß sogleich in der Haut geringe, sogenannte Sugillationes, oder stärkere Ecchymoses, Blutaustretungen, oder nach Beschaffenheit der härtern Gewalt, zusammengeronnenes Blut unter der Haut, es mag auf dem Kopf oder andern Theilen des Kindes sein, entstehen müssen.

Wenn ausgetreten Blut sich unter der Kopfhaut, über und unter der Beinhaut zeiget, so ist hierbei wohl zu merken, daß nicht allezeit die am Kopfe eines jung gebornen Kindes unter der Haut sich zeigende geringe Blutaustretung, Sugillation, von der Gewalt der Mutter komme; sintemalen dieses Merkmal allein, ohne dickes, schwarzes coagulirtes Blut, ohne Brüche der Knochen und besonders ohne ausgetreten Blut über, unter der harten Hirnhaut und im Gehirn darthut, daß das Kind einzig allein in der Geburt lange gestecket und der Kopf davon eine starke Pressung erhalten, mithin aus den gepreßten Kopfgefäßen eine geringe Austretung von wenigem Blut entstanden, die aber gemeiniglich mit einer coagulirten weißen oder wässrigen Feuchtigkeit verbunden zu sein, und das Ansehen einer Gelée oder Gallerte zu haben pfleget, daraus man schließen kann, es sei das Kind mit dem Kopfe in den engen Geburtswegen sehr eingepresset und von Anfang zwar lebendig gewesen, durch die Länge der Zeit aber davon gestorben und todt zur Welt gekommen, ohne daß dasselbe am Kopf eine äußere Gewalt erlitten gehabt."

Metzger (System. 1820. pag. 416) läßt die Sugillationen nur als „Nebenmerkmale des Lebens nach der Geburt" gelten, insofern sie wahre Sugillationen und mit andern Kennzeichen einer vorsätzlich ausgeübten Gewaltthätigkeit verbunden sind.

Ploucquet (Commentar. §. 23) und Haller (Vorles. II. 2. S. 9) sehen die Beweiskraft der Sugillationen für völlig unbedeutend an.. So äußert sich Haller: „Die Sugillation ist eins von den gefährlichsten Zeichen, wobei ein Arzt sein Gewissen vorzüglich in Acht zu nehmen hat. Denn fast alle Leichname von Kindern, welche einem anatomischen Theater überliefert werden; haben dergleichen Blutergießungen, besonders am Kopfe. Man darf sich also im Schließen nicht übereilen."

Der Streit über die Beweiskraft der Sugillationen für das Leben des Kindes nach der Geburt, wurde dadurch endlich erledigt, daß

1) die schon von Haller (l. c. pag. 9) angeführte Erfahrung, daß sich Sugillationen vor und während der Geburt bilden können, durch die geburtshilfliche Praxis täglich bestätigt wurde. Die Worte Hallers sind: „ohne die unmenschlichste Unbilligkeit kann eine Weibsperson wegen Sugillationen an einem Kinde nie auf den Kindermord angeklagt werden. Denn der Weg, durch welchen die Kinder zur Welt kommen müssen, ist so enge, daß beinahe kein Kind geboren werden kann, ohne sugillirt zu sein, und dies besonders an der Fontanelle." Daß diese Sugillationen bei Neugebornen nicht allein unter der Kopfschwarte vorkommen („Kopfgeschwülste der Neugebornen"), sondern sogar unter dem Periost, wiewohl eine äußere Verletzung durchaus nicht stattgehabt hatte, wies schon A. K. Hesselbach nach (Vollst. Anleit. zur gesetzmäß. Leichenöffnung. Würzb. 1812). Ebenso beschrieben Michaelis, Naegele u. Gölis Blutgeschwülste bei Neugebornen, die gleichfalls schon vor der Geburt entstanden waren. Ueber diese Verletzung ante partum und in partu s. den Abschnitt § 11 u. 12. In Rücksicht auf diese Erfahrungen stellte man den Satz über die Beweiskraft der Sugillationen folgendermaßen (J. J. Günther, Revision der Kriterien. Köln 1820. pag. 84):

„Die Sugillationen können für sich keineswegs als Kriterium dienen, daß das Kind nach der Geburt gelebt habe. Sie gehörig zu würdigen, müssen alle dabei obwaltende Umstände, vorzüglich der Vorgang der Geburt, wohl berücksichtigt und zugleich bemerkt werden, ob sich deutliche Spuren erlittener Gewalt, z. B. Fingereindrücke oder andere Kennzeichen dieser Art entdecken lassen, die dem Kinde nur möglicherweise nach der Geburt zugefügt sein können."

Dieser Satz verlor jedoch seine Präcision durch die Behauptung Henke's (Lehrb. §. 570), daß das Geronnensein des ergossenen Blutes andeute, daß eine Sugillation durch eine während des Lebens wirkende

Gewalt erzeugt sei, und den Satz Wildbergs (Pneobiomantie. 1830. pag. 16 u. 30): „Anhäufungen von Blut in den Hautgefäßen (sugillationes), und Austretungen des Bluts aus den Gefäßen in das Zellgewebe (suffusiones, extravasationes, ecchymoses) enthalten nur bei Leichnamen solcher neugeborner Kinder coagulirtes Blut, die schon das Respirationsleben zu führen angefangen haben. Man findet zwar auch wohl bei nicht geathmet habenden Kindern, ja auch, wohl sogar nach dem Tode bei eingetretener Verwesung, wahre Blutanhäufungen und Blutaustretungen; aber dann ist das Blut in denselben nie coagulirt, sondern allemal flüssig." „Auch muß der Gerichtsarzt bei den Sugillationen und Suffusionen allemal noch besonders durch Einschnitte in dieselben zu erfahren suchen, ob das enthaltene Blut coagulirt oder flüssig ist, weil nur an der coagulirten Beschaffenheit des enthaltenen Bluts zu erkennen ist, daß sie während des vorhanden gewesenen Respirationslebens entstanden sind, indem es durch die Erfahrung erwiesen ist, daß alle vor oder während der Geburt entstandenen, alle gar erst nach dem Tode durch eingetretene Verwesung verursachten Sugillationen und Suffusionen allemal flüssiges, nie coagulirtes Blut enthalten."

Diese Behauptung hat jedoch Elsässer (l. c. pag. 62) gründlich widerlegt. Er untersuchte 28 Fälle mit Extravasaten. Die Kinder waren nicht faul. „Das Blut war flüssig 2 mal; halb geronnen oder geronnen 26 mal (zum Theil ins Zellgewebe unter der Galea infiltrirt). Zu erwähnen ist, daß in einem Fall, wo sowohl ein geronnenes Extravasat unter der Galea, als ein flüssiges unter dem Pericranium neben einer Fissur des Schädels vorhanden war, die Zange erst nach dem entschiedenen Tode des Kindes applicirt wurde .... Nach diesen Thatsachen ist die Behauptung H's und W's durchaus falsch; häufiger sind Extravasate, vor der Geburt entstanden, wenigstens halbgeronnen, als flüssig. Die Extravasate beweisen also nicht, daß das Kind nach der Geburt gelebt hat; noch weniger, daß es geathmet hat."

Ebenso führt Casper (Lehrb. I. pag. 26) einen schlagenden Gegenweis gegen die Behauptung von H. und W. an, daß sich nämlich in der erkaltenden Leiche die bekannten „Herzpolypen", also eine Gerinnung des Blutes bilden, und unterstützt diesen Beweis durch die Worte Engel's (Darstellung der Leichenerscheinungen. Wien 1854. S. 176): „ich glaube nicht, daß es irgend eine Krankheit oder Todesart giebt, bei welcher das Blut in der Leiche nicht gerinnt. Es mag immerhin sein, daß das Blut in einem concreten Fall nicht geronnen ist, aber es wird immer von derselben Krankheit oder Todesart Fälle geben, in denen es gerinnt."

2) Daß nachgewiesen ist, daß auch Blutextravasate nach dem Tode des Kindes durch Fäulniß entstehen können. Wildberg (Lehrb. §. 489 u. 90) war der erste, der diese Erscheinung hervorhob; irrthümlich aber ist seine Behauptung, daß die Beschaffenheit des bei den Einschnitten angetroffenen Blutes anzeige, ob sie während des Lebens überhaupt, oder erst nach dem Tode entstanden seien, indem in jenem Falle das Blut coagulirt, in diesem aber flüssig sei, da, wie im Vorhergehenden gezeigt ist, auch Extravasate, die bei Lebzeiten des Kindes entstanden waren, flüssig sein können (s. den Elsässer'schen Fall mit flüssigem und coagulirtem Extravasate). Elsässers Beobachtungen (l. c. pag. 61) sind folgende:

„Bei todtfaulen Kindern, d. h. solchen, die längere Zeit als todt im Körper der Mutter blieben und einen eigenthümlichen Fäulnißproceß eingingen, kommen häufig Extravasate von einem dünnen, schmutzigrothen Blut vor, theils in die serösen Höhlen, theils unter fibröse oder seröse Membranen, theils ins Zellgewebe; im letzteren Fall ist dann das Blut nicht flüssig und in Blasen angesammelt, sondern in die Maschen des Zellgewebes infiltrirt, so daß das Ganze eine rothe gallertartige Masse bildet. Es wurden beobachtet Ecchymosen (kleine punktförmige oder größere flüssige) unter die serösen Häute (Herzoberfläche, Herzklappen, Lungen, Leberoberfläche); Austritt von flüssigem Blut in die Säcke des Herzbeutels, der Pleuren, des Bauchfells; blutiger Urin, blutiger Magen-Inhalt. — Blutige Infiltrate ins Zellgewebe (eine rothe zitternde Gallerte bildend, aus der ein Theil des Blutes abfließt) 3 mal beobachtet; 1 mal ins Zellgewebe um die Wirbelbogen; 2 mal ins Zellgewebe unter der Kopfschwarte. Außerdem kamen in 3 Fällen Extravasate vor unter dem Pericranium (durch Fäulniß entstandene Kopfblutgeschwülste); 2 mal auf allen 4 Knochen des Schädeldachs, 1 mal nur unter beiden Scheitelbeinen. Das Blut theils flüssig, theils schmierig, dicklich.

Daß solche Fäulnißextravasate nicht das Gelebthaben des Kindes zur Zeit ihrer Entstehung bedeuten, versteht sich; auch kann man Wildberg Recht geben, wenn er sagt, „solche Extravasate durch Fäulniß seien flüssig".

3) Erwägt man endlich, daß oftmals bei den allererheblichsten Verletzungen keine Sugillation vorhanden ist, wie in dem Jäger-

schen Falle oder dem von Hart (s. pag. 209) und die Casper'sche Erfahrung (l. c. I. pag. 131), daß bei den blitzschnell tödtenden Verletzungen, wo das Leben und der Tod nicht durch den Mittelzustand einer Agonie, des Actes des Sterbens, getrennt ist, gar keine Sugillation zu stande kommen kann, so ist der Casper'sche Lehrsatz (l. c. I. pag. 767) ein vollkommen begründeter:

> „Nicht im Geringsten beweisen Extravasate von Blut, selbst nicht von geronnenem, daß ein Athmungsleben des Kindes stattgehabt hatte."

In neuester Zeit hat man das Vorhandensein von Sugillationen dazu benutzt, das **in** der Geburt vorhanden gewesene Leben des Kindes zu beweisen.

Man führte an, nach der Bestimmung des Preußischen Strafgesetzbuchs §. 180 falle die Tödtung des Kindes nicht allein „gleich nach", sondern auch „in" der Geburt unter den Begriff Kindermord. In den Fällen von Kindestödtung, wo die Kinder nach der Geburt getödtet seien, sei allerdings mit Recht die Lungenprobe das das Leben beweisende Mittel, da das Leben nach der Geburt sich durch das Athmen charakterisire und dieses durch die Lungenprobe ausgemittelt werden könne. Leben **nach** der Geburt sei im forensischen Sinne identisch mit Athmen.

Während oder in der Geburt athme das Kind jedoch noch nicht; hier führe es nur ein Circulationsleben und da deshalb in der Leiche nicht die Zeichen vorhanden gewesener Respiration, sondern nur der Circulation, des Blutumlaufs, aufgefunden werden könnten, so dürfe dieses Leben nicht für identisch mit Athmen gehalten werden und aus der Abwesenheit der Zeichen des Athmungslebens auf Abwesenheit des Lebens überhaupt geschlossen werden. Als die erkennbaren Folgen und Erscheinungen des stattgehabten Circulationslebens in der Kindesleiche seien die Sugillationen zu erachten, und da dieselben die sichern Zeichen vorhanden gewesener Blutcirculation zur Zeit ihrer Entstehung wären, so müßten sie auch für eben so sichere gerichtlich-medicinische Zeichen vorhanden gewesenen Lebens in der Geburt gelten, und dieselbe Beweiskraft für das Leben des Kindes in der Geburt haben, wie sie die von der Athmung hergenommenen und durch die Lungenprobe darzulegenden für das post partum-Leben hätten, um so mehr, als die gesetzlichen (Preußischen) Bestimmungen in keiner Weise als bestimmtes und alleiniges Kriterium des stattgehabten

Lebens die Lungenprobe verlange, sondern alle Mittel billige, die zu diesem Beweise herbeigeschafft werden könnten.

Wenn deshalb in strafrechtlicher Beziehung der Fall eintrete, daß eine Mutter ihr Kind tödte, bevor es die Athmung begonnen, so träten die Sugillationen als beweiskräftige Zeichen des stattgehabten Lebens ein. Dieser Fall könne vorkommen, wenn 1, eine Mutter den Beginn der Respiration dadurch verhindere, daß sie den Augenblick abpasse, wo Mund und Nase bei der Geburt aus den Gebärtheilen trete und diese Oeffnungen dann sofort durch Zuhalten verschließe und 2) wenn dieselbe, sobald sich das erste Segment des vordringenden Kopfes zeige, durch gewaltsame Einwirkungen schon jetzt das Leben des Kindes zerstöre. In beiden Fällen könne keine Luft in die Lungen eindringen, die Lungenprobe demnach kein Kriterium abgeben und würde trotzdem die Lungenprobe angestellt, so könne sie nur ein negatives Resultat ergeben, demnach nur ein falsches Urtheil, daß nämlich das Kind zur Zeit der Einwirkung schon todt gewesen sei, veranlassen, obwohl das Leben des Kindes noch unzweifelhaft vorhanden gewesen sei.

Gegen diese Auffassung, die man besonders durch die beiden unten angeführten berühmten Fälle zu stützen gesucht hat, haben sich jedoch gewichtige Stimmen erhoben und erklärt, daß in diesen Fällen nicht ein Leben in forensischem Sinne angenommen und die Sugillationen nicht als hinreichend beweiskräftige Zeichen anerkannt werden könnten. Man erinnerte an die Fälle nach der Geburt, wo einzelne Reflexerscheinungen bei dem gebornen Kinde vorhanden waren, wie Herzbewegung, Bewegung des Thorax, der Lippen, Zuckungen u. s. w. und wo das wirkliche Leben schon entschwunden war, in denen also diese einzelnen Lebenserscheinungen nicht dazu berechtigten, noch vorhandenes Leben anzunehmen, da das Kriterium in gerichtlich-medicinischen Fällen fehlte, ob ein solches Kind wirklich aus diesem (fälschlich sogenannten) Scheintode aufgewacht würde sein. Wer, fragte man, kann beweisen, daß diese Sugillationen als in der Leiche erkennbare Folgen und Erscheinungen allerdings vorhanden gewesener Circulation bei einem Kinde entstanden sind, in welchem die wirkliche Lebensflamme noch nicht erloschen war und diese allerdings *in der Regel* vitalen Erscheinungen *wirkliche* vitale Erscheinungen, d. h. solche gewesen sind, wie sie Kinder zeigen, die nach der Geburt auch das Athemleben unzweifelhaft würden begonnen haben? Kann aber Niemand hierüber Auskunft geben, so ist es willkührlich, in allen diesen Fällen ein Leben in forensischem

Sinne anzunehmen, ein Verfahren, das in allen Rechtsverhältnissen nicht zu billigen ist. Und aus diesen Gründen lehnte es in dem nachfolgend erzählten berühmten Falle aus Neu-Stettin unsere oberste Medicinalbehörde — die wissenschaftliche Deputation in Berlin — mit Recht ab, ein Leben in forensischem Sinne anzunehmen (Casper's Vierteljahrschr. Bd. IX. S. 193). Die Befürchtungen, die der Staatsanwalt Düsterberg in Neu-Stettin (Casper's Vierteljahrschr. Bd. X. 1. Heft pag. 79) in entgegengesetzter Auffassung des Falles geltend gemacht hat, daß, im Falle dieser (von der wissenschaftlichen Deputation geltend gemachte) Grundsatz volle Anwendung finde und, wie nicht anders vorauszusetzen sei (?), in die Oeffentlichkeit dringe, keine Mutter ihr uneheliches Kind mehr anders, als in der angedeuteten Weise tödten werde und diese ganze Kategorie der Kindesmörderinnen dann für straflos erklärt würden, können in der That nicht für hinreichend erachtet werden, den Grundsatz zu adoptiren, daß die alleinigen Erscheinungen aus der Circulation schon beweiskräftig genug sein müssen, in forensischem Sinne Leben anzunehmen, da bei diesem Grundsatze einestheils jede Zuckung und jede Zusammenziehung des Herzens ebenso die Berechtigung erhielte, das Leben nach der Geburt zu beweisen, wie anderntheils offenbar eine Menge Fälle eintreten würden, in denen eine Mutter, wenngleich unschuldig, wegen des Verbrechens des Kindermordes, condemnirt werden müßte. Beim Festhalten am Grundsatze der wissenschaftlichen Deputation werden zwar manche schuldige Kindesmörderinnen frei ausgehen, was natürlich als ein bedauerlicher Mangel der Wissenschaft betrachtet werden muß; niemals jedoch werden Unschuldige schuldig befunden werden und somit stimmt der Grundsatz der wissenschaftlichen Deputation ganz mit den Principien der Rechtswissenschaft überein, daß in allen zweifelhaften Fällen Alles für den Angeklagten ausgelegt werden soll.

Die beiden Fälle sind nun folgende:

1) Düsterberg (l. c. pag. 80 ff.):

Am 27. Januar 1855 wurde die unverehelichte Caroline N. zu A., welche bereits vor mehreren Jahren außer der Ehe geboren hatte, von einem Kinde männlichen Geschlechts ohne Beisein anderer Personen entbunden. Ueber den Verbleib des Kindes machte sie mehrfache unwahre Angaben, bis die Leiche eines neugebornen Kindes am 14. Februar 1855 im Walde, unter einem Wachholderstrauche versteckt, eine Meile von dem Wohnorte der Caroline N. entfernt, gefunden wurde. Nach anfänglichem

Leugnen räumte die N. ein, daß sie ihr todtgebornes Kind am 31. Januar 1855 an dem Orte im Walde versteckt habe, wo es demnächst aufgefunden worden ist.

Die Leiche hatte während der schärfsten Kälte des vorjährigen Winters über 14 Tage im Freien gelegen und war so hart gefroren, daß erst am 16. Februar die Obduction derselben veranlaßt werden konnte. Das Resultat derselben, so weit es für den vorliegenden Zweck in Betracht kommt, war wesentlich folgendes:

a) Die Leiche war die eines vollständig ausgetragenen, reifen Kindes;

b) das Kind hatte niemals geathmet, wie die auf das Sorgfältigste angestellte Lungenprobe ergab;

c) auf der Nase, den Wangen, Lippen, dem Kinn, der Stirn und unter dem linken Knie der Leiche fanden sich zahlreiche, theils größere, theils kleinere Sugillationen, die beim Einschnitte ausgetretenes Blut zeigten;

d) die innere Fläche der Kopfschwarte war sehr blutreich, hatte auf dem Scheitelbeine und in der Gegend des Hinterhauptbeines sehr verbreitete Blutaustritte; beide Scheitelbeine waren vielfach gebrochen, namentlich das rechte in 2 große Stücke zertrümmert; in der Sehnenhaube befanden sich Knochensplitter; die innere Fläche beider Scheitelbeine hing fest mit der harten Hirnhaut zusammen, zwischen beiden befanden sich Blutaustritte; auf der Oberfläche des Gehirns lag ein weit verbreitetes Blut-Extravasat; am linken Scheitelbeine war die Umgebung der Bruchränder blutreicher als der übrige Theil dieses Knochens; eine nähere Untersuchung des Gehirns war nicht möglich, weil sich dieses als ein halbflüssiger Brei mit kaum erkennbaren Windungen dem Auge zeigte.

Gutachten der Obducenten: „Das Kind der Caroline N. ist reif und lebend geboren, hat aber nie geathmet, weil ihm Nase und Mund mechanisch durch eine stark drückende Gewalt verschlossen gehalten wurden, und ist bald darauf durch eine den Schädel zerschmetternde und einen bedeutenden Gehirnschlag hervorbringende Gewaltthätigkeit getödtet worden. Diese Verletzungen sind von der Art, daß sie unbedingt und unter allen Umständen in dem Alter des Verletzten den Tod zur Folge haben mußten."

Als Motive des Gutachtens wurde angegeben:

1) Die Menge und Erheblichkeit der Verletzungen; 2) die von diesen hervorgerufenen, deutlich an der Leiche bemerkten Reactionen; 3) die Erstickungssymptome, die gerade in der geschehenen und nicht in anderer Art ihrer Ansicht nach hervortreten mußten, wenn man berücksichtigt, daß der kleine Kreislauf des Blutes zur Zeit der Entstehung der Verletzungen noch

nicht eingetreten war, 4) die nach Angabe der Caroline N. leicht und glücklich im Bette abgelaufene Entbindung.

2) Orfila (l. c. II. pag. 229):

„Eine Frau gebärt ein lebendes, zeitiges Kind und tödtet es, während es athmet, dadurch, daß sie auf seinen Kopf mit einem Holzschuh schlägt, den sie in der einen Hand hält, während sie mit der andern, die auf dem vordern Theile des Halses liegt, den Körper auf der Erde festhält. Bei der Section kann man sich durch den Zustand der Lunge ꝛc. überzeugen, daß das Kind, sogar ziemlich lange Zeit, gelebt hat. Diese Frau bemerkt dann im Augenblicke nach diesem ersten Verbrechen, daß sie noch ein zweites Kind gebärt und schlägt auf den Kopf im Augenblicke, wo er aus den äußern Geburtstheilen tritt, mit demselben Holzschuh, mit dem sie schon das erste Kind getödtet hat. Dieses zweite Kind ist 15 Zoll lang, 2 Pfd. 7 Unzen schwer und der 16 Zoll lange Nabelstrang ist an seinem freien Ende abgerissen, das Haar, die Nägel und die andern Theile des Körpers sind vollständig entwickelt. Die Blase enthält keinen Urin, die Nabelgefäße sind blutleer, das in den Dickdarm herabgestiegene Meconium ist zum Theil aus dem After geflossen und hat dessen Umkreis, sowie die Hinterbacken beschmutzt; die wenig entwickelte, auf der Oberfläche rosenrothe, innen schwärzliche und dichte Lunge schwimmt nicht auf dem Wasser, weder mit dem Herzen, noch getrennt von ihm, noch in Stücken, die mit dem Finger ausgedrückt sind oder nicht. Sie knistert (?) unter dem Scalpel und ist gleich den Herzhöhlen mit venösem Blute angeschoppt. Der 9 Zoll im Umfange haltende Kopf ist mißstaltet, die behaarte Kopfhaut von dem Knochen getrennt und fast durchgängig sugillirt, das in seinem linken Theile der Länge nach gebrochene Stirnbein besteht aus 3 Stücken, die auch durch den rechten Theil gehen; das rechte Seitenwandbein ist in seiner vordern Hälfte durch eine horizontale Fractur getrennt, die vom vordern Rande entspringt und sich in der Mitte des Knochens endigt, das linke Seitenwandbein ist durch einen halbkreisförmigen Einschnitt in 2 Stücke getrennt, von denen das obere kleinere etwas über das Drittel des Knochens bildet; das Hinterhauptsbein ist der Länge nach in 3 Theile, einen rechten und einen linken, getrennt, die Nasenknochen sind ebenfalls gebrochen und der Unterkiefer an seiner Vereinigung getrennt, vorn auf der Basis des Schädels befindet sich ein bedeutender Bluterguß, endlich sind die Gewebe des vordern seitlichen und obern Theils des Halses stark mit Blut unterlaufen.

Diese von Bellot in den Ann. d'hyg. Juli 1832 erzählten Thatsachen beweisen nach ihm, daß dieses 2. Kind reif geboren ist, daß es lebensfähig war, daß es nicht geathmet hat, daß es im Augenblicke der Geburt lebte, aber daß das Leben bei ihm nur die Folge des Kreislaufs war, ein Umstand, der jedoch hinreicht, um den Kindsmord möglich zu machen; endlich daß nur dieses Kreislaufleben durch die Schläge auf den Kopf und den Hals vernichtet ist. Auf dem Schaffot gestand die Mutter den doppelten Mord ein."

c) Erscheinungen an der Nabelschnur.

Ihre Vertrocknung und ihr Abfall

Die Erscheinungen an der Nabelschnur machten zuerst Billard und Orfila zu einem genauern Studium, deren Resultate in dem Lehrbuche der gerichtlichen Medicin von Orfila, übersetzt von Krupp. I. Bd. pag. 76 und 77 enthalten sind und im Folgenden bestehen: „In den Werken über gerichtliche Medicin wird gesagt, das Vorhandensein des Nabelstranges zeige an, das Kind sei vor Kurzem geboren, während man annehmen kann, daß es etwa 5 Tage gelebt hat, wenn der Nabelstrang abgefallen ist; daß der Tod sehr bald nach der Geburt erfolgte, wenn der Nabelstrang frisch, feucht, schwammig und mit dem Nabel fest verwachsen ist; daß das Kind einige Zeit gelebt, wenn der Nabelstrang schlaff, trocken, bräunlich, zum Theil oder ganz abgetrennt ist, wenn der Nabel völlig vernarbt ist, oder sich ein noch eiternder röthlicher Kreis um ihn befindet. Da der Nabelstrang ohne Zweifel der Theil des Körpers ist, aus dem man das Alter des Individuum in der ersten Lebensperiode am besten erkennen kann, so muß man sich wundern, daß seine Veränderungen nicht seit langer Zeit genau untersucht sind. Um die gerichtlich-medicinische Geschichte des Nabelstranges richtig zu verstehen, muß man seine Welkheit, seine Vertrocknung, sein Abfallen, den rothen Kreis oder die entzündliche Thätigkeit und die Vernarbung des Nabels untersuchen.

Welkheit. Man kann sie für den ersten Grad der Eintrocknung halten; sie erfolgt in den fetten Nabelsträngen später, als in den kleinen und dünnen und von der Spitze zur Basis des Stranges. Gewöhnlich beobachtet man sie vom ersten bis zum dritten Tage nach der Geburt. So war von 15 Kindern, deren Nabelstrang nur etwas welk war, 1 fünf Stunden, 6 einen Tag, 4 zwei Tage, und 4 drei Tage alt.

Devergie behauptet also mit Unrecht, der Nabelstrang würde stets nach 32 Stunden oder höchstens 2 Tagen welk.

Vertrocknung. Das Eintrocknen des Nabelstranges kann am ersten, zweiten und selbst am vierten Tage beginnen. Von 86 Kindern begann bei 24 die Eintrocknung an der Spitze, gelangte dann bis zur Mitte oder erstreckte sich schon dicht bis an die Basis des Nabelstranges; 7 von ihnen waren nur einen Tag, 11 zwei Tage, 3 drei Tage und 3 vier Tage alt. — Gewöhnlich ist der Nabelstrang am Ende des dritten Tages völlig eingetrocknet, zuweilen aber auch, wenn er sehr dünn ist, schon am Ende des ersten Tages, während er in andern Fällen erst am fünften Tage völlig eingetrocknet ist. Von 86 Kindern war bei 25 der Nabelstrang ganz trocken; 5 waren zwei Tage, 9 drei Tage, 5 fünf Tage, 4 vier Tage, 1 einen Tag und 1 einen halben Tag alt.

Während der Eintrocknung erhält der Nabelstrang, der bei der Geburt frisch, fest, bläulich, rundlich, feucht, undurchsichtig war, eine röthlichbraune Farbe, wird platt und halbdurchsichtig. Seine Gefäße obliteriren, werden gewunden und trocknen ein. Wenn die Eintrocknung gewöhnlich an der Spitze des Nabelstranges beginnt, so erscheint sie zuweilen doch zuerst, trotz Devergie's Behauptung, an der unterbundenen Stelle, während der über sie hinausgehende Theil des Nabelstranges noch einige Zeit lang weich bleibt.

Die Eintrocknung des Nabelstranges ist eine vitale Erscheinung. Die Beweise dieser wichtigen Thatsache ergeben sich daraus, daß 1) der an der Placenta hängende Theil des Nabelstranges gleich einem anorganischen Körper welk wird und in Fäulniß übergeht, während sein Abdominaltheil alle Erscheinungen der Abtrocknung zeigt; 2) daß der Nabelstrang nicht mehr eintrocknet, sobald das Leben erlöscht; daß er gar nicht eintrocknet, wenn das Kind bei der Geburt stirbt; 3) daß der Nabelstrang an der Leiche in eine wahre Fäulniß übergeht, die von der normalen Eintrocknung sehr verschieden ist. Er bleibt weich und biegsam und seine Gefäße stehen so weit offen, daß man eine Injection in ihn machen kann; er wird weißgrünlich, runzelt sich an seinem Ende, wird welk, die Epidermis trennt sich ab und endlich verwandelt er sich zwischen dem 4. und 5. Tage in einen fauligen Brei. Der Nabelstrang eines neugebornen Kindes trocknet selten vor dem 5. oder 6. Tage ein. Diese Thatsachen sind von großem Nutzen, wenn es sich um die Bestimmung handelt, ob und wie lange ein Kind gelebt hat. Wenn man einen Fötus einige Zeit nach der Geburt oder wenn er wieder ausgegraben ist, untersucht und noch den Nabelstrang an ihm findet, so muß man genau beachten, ob er diese Zeichen der normalen Eintrocknung besitzt, das heißt, ob er röthlich, platt, halbdurchsichtig ist und ob seine Gefäße obliterirt und eingetrocknet sind, oder ob er noch weich oder in einem ähnlichen Zustande von Fäulniß, wie der ganze Leichnam ist, denn im ersten Falle war das Kind nicht todtgeboren und konnte 1 oder 2 Tage gelebt haben, weil die Eintrocknung, die nur während des Lebens stattfindet, schon begonnen hatte, während im andern Falle das Kind todt zur Welt gekommen sein oder nur kurze Zeit gelebt haben konnte, weil die normale Eintrocknung des weichen und nur welken Nabelstranges noch nicht begonnen hatte. Wenn man an der Leiche eines Kindes den Nabelstrang trocken, platt und schwärzlich findet, so muß dies wenigstens einen Tag gelebt haben, da dieser Zustand des Nabelstranges keine Leichenerscheinung sein kann.

Abfallen des Nabelstranges. Der Nabelstrang trennt sich meist zwischen dem 4. und 5. Tage vom Unterleibe; zuweilen fällt er früher oder später ab. Von 16 Kindern, bei denen der Nabelstrang sich abtrennte, waren 2 zwei Tage, 3 drei Tage, 6 vier Tage, 3 fünf Tage, 1 sechs Tage und 1 sieben Tage alt. Man kann also hieraus allein das Alter eines Neugebornen nicht genau bestimmen, obgleich man es in vielen Fällen daraus annäherungsweise bestimmen kann. Die Häute sind der erste Theil des Nabelstranges, die sich trennen, sodann zerreißen die Nabelarterien; die Vene bleibt länger unverändert. Untersucht man dann die Häute, so sieht man, daß sie kreisförmig abgetrennt sind, ohne einen Lappen zu bilden, während man gewöhnlich Lappen an ihnen bemerkt, wenn der Nabelstrang abgerissen ist.

Rother Kreis an der Basis des Nabelstranges. Dem Abfallen des Nabelstranges geht nicht stets ein rother Kreis um den Nabel vorher, sondern nach Billard sind die Fälle, in denen man diese entzündliche Thätigkeit bemerkt, weit seltner, als die, in denen man sie nicht beobachtete. Von 86 Kindern von verschiedenem Alter fand man nur bei 24 deutliche Spuren dieser entzündlichen Thätigkeit um die Basis des Nabels; bei 17 dieser Kinder war die Röthe des Nabelstranges von Geschwulst begleitet, aber ohne Eiterung; bei den 8 andern war außer der Röthe und der Anschwellung deutliche Eiterung vorhanden; von diesen Kindern waren 4 einen Tag, 9 zwei, 7 drei, 2 vier, 2 fünf und 1 vierzehn Tage alt; ihr Nabelstrang war seit langer Zeit abgefallen und der Nabel vernarbt. Nach Denys wird bei der während des Lebens erfolgten Abtrocknung die Basis des Nabelstranges von einer schleimigen Flüssigkeit umgeben, die der temporäre Hautring nach der Entzündung secernirt, welche das Abfallen des Nabelstranges nothwendig nach sich zieht. Aus diesen einander widersprechenden Resultaten folgt deutlich, daß die Abwesenheit oder die Gegenwart eines rothen Ringes um den Nabel kein wichtiges Zeichen zu der Erkenntniß liefern kann, ob das Kind vor, während oder nach der Geburt gestorben ist.

Vernarbung des Nabels. In den meisten Fällen ist zwischen dem 10. und 12. Tage der Nabel vollständig vernarbt und die Absonderung aus ihm versiegt. Oft schließt sich die Narbe früh und die Art der Insertion des Nabelstranges im Unterleibe ist eine der Ursachen, daß die Vernarbung längere oder kürzere Zeit erfordert. Ist der Nabelstrang dünn und der ihn umgebende Hautwulst wenig stark und wenig vorragend, so bildet sich die Narbe rasch. Ist der Nabelstrang dagegen dick, an der Basis breit und der Hautwulst groß und 3, 4 oder 6 Linien um den Nabel vorstehend, so erfolgt die Vernarbung später. Man kann mit andern Worten sagen, daß ein kleiner Nabel einem dünnen Nabelstrange entspricht und daß die Vernarbung vor dem 10. Tage beendet sein mußte, während ein sehr hervortretender Nabel anzeigt, daß der Nabelstrang sehr wahrscheinlich dick war und in diesem Falle erfolgte die Vernarbung eher nach, als vor dem 10. Tage."

Gegen die Behauptung Orfila's und Billard's, daß die Vertrocknung des Nabelstranges ein Vital-Phänomen sei und daß überall, wo man den Nabelstrang am Leichnam des Kindes vertrocknet, plattgedrückt und schwärzlich findet, das Kind mindestens einen Tag lang gelebt haben müsse, traten Vittadini und Trezzi zu Mailand (Omodei, Ann. univ. di Med. febbrajo 1841, Schmidt's Jahrb. 1843. 1. pag. 91 und 92) auf.

Schon im Jahre 1834 machte Dr. Trezzi bei der Section der Leiche eines Kindes, welches asphyctisch geboren war und nicht wieder zum Leben hatte gebracht werden können, die Bemerkung, daß dessen Nabelstrang trocken, plattgedrückt, etwas gekrümmt und bräunlich war, daß dessen Gefäße fadenförmig und geschlossen, die Haut an der Basis gerunzelt und röthlicht, und überhaupt zwischen dem Nabelstrange und denen lebender Kinder, welche gleichzeitig untersucht und verglichen werden konnten, kein Unterschied vorhanden war. Das Gemach, in welchem der Leichnam bis zur Section aufbewahrt worden, war feucht, tief, gegen Abend gelegen, die äußere Lufttemperatur zwischen 20 und 23° R., der mittlere Hygrometerstand 53°. Bei der Section eines andern asphyctisch gebornen und nicht wieder zum Leben gekommenen Kindes fand T. schon nach 30 Stunden

den Nabelstrang vollkommen vertrocknet und mit allen Merkmalen der an lebenden Kindern wahrnehmbaren Vertrocknung. Im Jahr 1839 wiederholte T. die Beobachtungen über diesen Gegenstand gemeinschaftlich mit Vittadini. Sie erstreckten sich über 17 Kinder, deren 10 im Entbindungshause todt geboren und 2 davon bereits putrescirt waren, die 7 übrigen wurden zufällig acquirirt, 2 von ihnen schon putrescirt, 2 mit den Zeichen des Todes während der Geburt, 3 waren bald nach der Aufnahme gestorben und zeigten einen bereits welken Nabelstrang. Die Leichen wurden ohne Rücksicht aufbewahrt und lagen theilweise unter den Leichen von Kindern, welche an Krankheiten verstorben waren, auf einer hölzernen Tafel oder auf dem bloßen Boden, in einem weiten, luftigen, im Winter erwärmten Gemache. Die vollkommene Vertrocknung des Nabelstranges ließ sich in allen diesen Leichen wahrnehmen und zeigte alle eigenthümlichen Charaktere der vitalen Vertrocknung, mit alleiniger Ausnahme einer dunklern Färbung bei den bereits putrescirt gebornen todten Kindern. Die Vertrocknung vollendete sich nicht überall binnen derselben Zeit. Bei trockner Witterung, bei geringer Länge des zurückgebliebenen Nabelstranges, bei geringer Menge der Wharton'schen Sulze und bei schon während des Lebens welk gewordener Nabelschnur erfolgte die Vertrocknung binnen 24 und 30 Stunden, im Winter dagegen, bei feuchtem Wetter, bei größerer Länge des Nabelschnurrestes, beträchtlicher Fettheit desselben und wo das Kind schon im Zustande der Putrescenz geboren worden, wurde die Vertrocknung erst mit 4 oder 5 Tagen vollendet. In einigen Fällen der letztern Art konnte dieselbe beschleunigt werden, wenn der Nabelstrang in ein Stückchen Leinwand gewickelt wurde, wie dies an lebenden Kindern zu geschehen pflegt.

Wo überall in den gedachten Fällen der Nabelstrang nicht unterbunden war, begann die Abwelkung und Vertrocknung desselben an der Spitze und erstreckte sich nach der Wurzel hin, die Haut des Nabels erschien gerunzelt und zeigte einen rothen Ring. Wo Unterbindung stattgefunden hatte, wurde zuweilen gleichzeitige Vertrocknung der Spitze und des von der Ligatur eingeschlossenen Theiles wahrgenommen. Bei während der Geburt verstorbenen Kindern offenbarte sich die Verwesung erst längere Zeit nach der Vertrocknung des Nabelstranges und letztere participirte nicht an jener, selbst wenn die Unterleibswandungen fast gänzlich durch die Fäulniß zerstört worden waren.

So weit gehen die Beobachtungen V's u. T's in Rücksicht der Vertrocknung des mit dem Nabel noch verbundenen Nabelstranges. Um aber den in Frage stehenden Gegenstand noch ausführlicher zu beleuchten, wurden außerdem mehrere anderweite Versuche angestellt, deren Resultate die nachstehenden sind:

1) Einige Stücke des isolirten Nabelstranges wurden ganz auf dieselbe Weise, wie der Nabelschnurrest am lebenden Kinde in Leinwand eingeschlagen. Abwelken und Vertrocknen derselben erfolgten fast gleichzeitig, nur mit dem Unterschiede, daß bei den ersten Versuchen dieser Art das isolirte Stück vollkommen blutleer war, die Gefäße daher nicht deutlich geschieden erschienen, während das Blut bei den spätern Versuchen mittelst zweier Ligaturen in den Gefäßen zurückgehalten wurde, die Vertrocknung daher regelmäßiger erfolgte und ganz die Charaktere der vitalen Vertrocknung zeigte.

2) Um zu entscheiden, ob die Vertrocknung während des Lebens aufgehalten und verzögert werden könne, wurden mehrfache Versuche angestellt: Einhüllen des Nabelstranges in eine dicke Lage fettiger Substanzen, besonders von Butter, Vermeiden aller Compression und Bestreuen mit absorbirenden Dingen hinderten das Welkwerden und Vertrocknen bis dahin, wo endlich die Häute des Nabelstranges von der Nabelhaut sich trennten und der erstere nur noch aus seinen Gefäßen bestand. Von hier an aber waren jene Substanzen nicht mehr im Stande, einen unvollständigen Grad der Vertrocknung aufzuhalten.

3) Mehrere Nabelstränge todtgeborner Kinder wurden, nachdem sie an den Cadavern bereits vertrocknet und mittelst der Scheere abgeschnitten worden, mit andern, von selbst während des Lebens abgefallenen, in Wasser gelegt, und nahmen darin binnen wenigen Stunden ihre ursprüngliche Form und Volum wieder an, die Gefäße wurden neuerdings wegsam, und was besonders hervorgehoben zu werden verdient, auch die von selbst abgefallenen Stränge zeigten an jener Stelle, welche mit dem Nabel continuirte, offene Gefäße.

4) Ein todtes Kind mit ganz vertrocknetem Nabelstrange wurde in Wasser gelegt und der letztere darin wieder weich, aufgelockert, die Gefäße neuerdings wegsam.

5) Mehrere noch mit dem Nabelstrange vereinigte Placenten wurden der Fäulniß überlassen. Je mehr das Gewebe der letztern sich erweichte und endlich zu stinkendem Brei umgewandelt wurde, desto mehr verdünnte sich der Nabelstrang, es blieb endlich nur seine membranöse Hülle übrig,

die Gefäße waren gleichsam geschwunden und der ganze Strang vertrocknete endlich zu einem höchst dünnen Faden, welcher mit dem am Kinde vertrockneten keine Aehnlichkeit hatte. Wurde dagegen ein Theil des Stranges durch Unterbindung isolirt, so vertrocknete der von der Placenta entfernte Theil mit allen Zeichen der vitalen Vertrocknung, und dies um so mehr, wenn derselbe in ein Leinwandläppchen gehüllt und etwas comprimirt wurde.

6) Abgetrennte und sich selbst überlassene Nabelschnurreste vertrockneten und man kann dieser Vertrocknung den Charakter einer vitalen Vertrocknung geben, wenn die Gefäße nicht gänzlich blutleer gemacht und in Leinwand eingehüllt werden.

Aus diesen Experimenten ergeben sich nach B. und T. nachstehende Folgerungen:

1) Die Vertrocknung des Nabelstranges ist ein rein **physisches** Phänomen und zeigt sich auch bei Todtgebornen, in Fäulniß übergegangenen Kindern.

2) Die Vertrocknung nach dem Tode hat kein besonderes Zeichen, wodurch sie von der während des Lebens erfolgenden unterschieden werden könnte.

3) Auch die nach dem Tode folgende Vertrocknung ändert sich durch das Vorschreiten der Verwesung nicht.

4) Der Gerichtsarzt darf aus der Gegenwart eines vertrockneten Nabelstranges allein noch nicht auf die Existenz des Extrauterinlebens schließen, bevor nicht andere Zustände dafür oder dagegen entschieden haben.

5) Die Frische und Wegsamkeit des Nabelstranges bei im Wasser gefundenen Kindern endlich sind keine Zeichen eines unmittelbar nach der Geburt erfolgten Todes, indem die Vertrocknung schwinden kann, obschon sie während des Lebens bereits vollendet war.

Die Elsässer'schen Versuche (s. den ausgezeichneten Aufsatz in Henke's Z. Bd. 43. 1842 und S. 242 und Bd. 64. 1852. S. 273 und Untersuch. über die Veränderungen im Körper der Neugeb. 1853. S. 75.) ergaben folgende Resultate:

1) Nicht unterbundene Nabelschnüre ins Wasser gelegt, zeigen anfangs einzelne Flecken oder Streifen von verschiedenen Farbennüancen, in denen jedoch das Roth vorherrscht, unter ihrem glatten Ueberzug, herrührend von dem Blutinhalt der Nabelvenen. Sehr bald, d. h. nach 24 bis 38 Stunden, erfolgt ein Durchsickern von Serum mit anhängendem Blut-

farbstoff durch die erschlafften, erweichten Gefäßwandungen, das sich allmählich nach allen Richtungen verbreitet und die allgemeine Färbung der Nabelschnur, in der jene Flecken nach und nach verschwinden, zu Stande bringt. Mit derselben haben die Färbungen der allgemeinen Bedeckungen bei Ertrunkenen einige Aehnlichkeit. Diese verliert sich erst viel später, nachdem die Fäulniß der Nabelschnur, welche in der ersten Woche schon beginnt, bereits bedeutende Fortschritte gemacht hat. Beachtenswerth ist der Umstand, daß der glatte Ueberzug der Nabelschnur der Fäulniß am längsten widersteht, indem derselbe bis zur vierten Woche ziemlich fest und zähe bleibt. Auffallend schnellere Fortschritte machte die Fäulniß der Nabelschnur von dem todtfaulen Kinde.

2) Unterbundene Nabelschnüre ins Wasser gelegt, zeigen im Allgemeinen dieselben Veränderungen, ausgenommen, daß die Flecken zahlreicher, intensiver gefärbt und ausgedehnter sind.

3) Abgeschnittene und der freien Luft ausgesetzte Nabelschnüre unterliegen einem ähnlichen Verschrumpfungs- und Vertrocknungs-Processe, wie der Nabelschnurrest an einem lebenden Kinde. Derselbe beginnt, wie hier, an einem Ende der Nabelschnur und zwar bei einer Temperatur von + 5—6° R. am vierten und fünften Tage; dagegen bei + 15—18° R. schon am zweiten und dritten Tage und der Proceß verlief in sämmtlichen Fällen ohne Gestank.

4) An Todtgebornen hängen gebliebene Nabelschnüre zeigten in zwei Fällen bis zum 15. u. 28. Tage eine vollkommen hornartige Vertrocknung, während die Leichen selbst bis dahin einen mehr oder weniger starken Fäulnißgeruch verbreiteten. Beachtenswerth ist ferner der schmale, braunrothe Ring der sonst unverändert gebliebenen Cutis an der Grenze der vertrockneten Nabelschnur, sowie deren fester Zusammenhang, selbst bis zum 28. Tage, ohne alle Spur von einem Abstoßungsprocesse.

Aus den Casper'schen Versuchen (Lehrb. I. p. 761) geht hervor:

1) Daß die Vertrocknung der Nabelschnur sowohl am todten Kinde wie von demselben getrennt, in der Sonne wie im Schatten, ebenso stattfindet, wie beim lebenden Kinde, so daß ein solcher Nabelstrang nicht von dem am lebendigen Kinde mumificirten zu unterscheiden ist;

2) daß auch nach längerem Liegen im Wasser der einmal getrocknete Strang nicht wieder seine früheren Charaktere annimmt; er bleibt grau verwaschen aussehend und lederartig.

Aus diesem Verhalten der Nabelschnur in physiologischer und physikalischer Beziehung lassen sich folgende Punkte als ausgemacht für die gerichtliche Medicin feststellen:

1) Finden sich Zeichen der Abstoßung des Nabelstranges, besonders also ein eiternder röthlicher Kreis an seiner Insertion in den Bauchring, so hat das Kind unzweifelhaft einige Tage gelebt und die Athemprobe zu machen ist dann unnütz.

2) Finden sich keine Zeichen der Abstoßung, so kann aus der Beschaffenheit des Stranges kein Schluß auf Leben oder Tod des Kindes nach der Geburt gemacht werden.

3) Eine vertrocknete mumificirte Nabelschnur beweist nur, daß die Nabelschnur längere Zeit an der Luft gelegen hat. Eine an einem aus dem Wasser gezogenen Leichnam befindliche mumificirte Nabelschnur beweist, daß das Kind, ehe es ins Wasser versenkt wurde — lebend oder todt — einige Zeit der Luft ausgesetzt gewesen ist.

4) Eine in Putrescenz übergegangene Schnur beweist, daß dieselbe längere Zeit in einem feuchten Medium sich befunden hat. Auch schon trockene Nabelschnüre, doch nur da, wo sich keine Verbiegungen und Knickungen befinden, schwellen im Wasser wieder auf und sind nicht von denen zu unterscheiden, die frisch ins Wasser gelegt wurden und darin einige Zeit gelegen haben. Knickungen und Umdrehungen an solchen trocknen Nabelschnüren behalten aber ihren verminderten Umfang und ihre schmutzig rothbraune Farbe und dehnen sich nicht wieder aus.

§. 11. Verletzungen des Kindes in utero

a) durch eine äußere der schwangern Mutter zugefügte Gewalt.

Die Frage, ob der Fötus in utero durch eine auf den schwangern Leib wirkende äußere Gewalt so verletzt werden könne, daß die Spuren der Verletzung noch nach der Geburt an demselben wahrgenommen werden können, ist von den verschiedenen Autoren bis in die neueste Zeit verschieden beantwortet.

Während bei dem ältesten bekannten Falle, den Valentin (corp. jur. leg. constans e Pandectis etc. Francof. 1722. fol. Pars I. Sect. II. Cas. 18.) erzählt, und welcher in extenso unten mitgetheilt werden soll, die medic. Facultät zu Leipzig unter dem 15. Febr. 1669 in ihrem Gutachten erklärt, daß in dem befragten Falle der Fußtritt auf den schwangern Unterleib das Kind im Mutterleibe verletzt und getödtet habe, wie schon ein ähnlicher Fall bei Louyse Bourgeois (Th. I. cap. 41. S. 260) vorkomme und Henke (Lehrb. 1859. pag. 397 §. 590) den Satz aufstellt „Es ist durch Erfahrungen erwiesen, daß der noch im Uterus befindliche Fötus durch die dem Unterleibe der Schwangern zugefügte Gewaltthätigkeit, solche mechanische Verletzungen erleiden kann, welche sich nach der Geburt an dem Körper des Kindes physisch nachweisen lassen. Zu solchen mechanischen Verletzungen des Fötus gehören Quetschungen, Blutunterlaufungen und Ergießungen, Knocheneindrücke und Knochenbrüche", so fehlt es gleichfalls nicht an Behauptungen gegentheiliger Art, und schon Ploucquet (Abh. über die gewaltsamen Todesarten pag. 135) äußert sich „es ist schwer zu begreifen, wie ein in Häuten eingeschlossener und in vielem Wasser schwimmender Körper (außer durch den Muttermund) verletzt werden könne, ohne wenigstens das enthaltende Gefäß, die Mutter, ganz flach zusammenzudrücken, welches ohne tödtliche Verletzung der Mutter kaum geschehen kann." In neuester Zeit behauptet Casper (Handbuch der gerichtl. Medicin Th. I. pag. 791), daß es noch keineswegs bewiesen sei, daß bei einer Frucht Knocheneindrücke und Knochenbrüche intrauterin durch Gewaltthätigkeiten auf den Leib der Schwangern erzeugt werden könnten, und stützt seine Behauptung darauf, daß die von ihm kritisirten Fälle nicht hinreichend das ursächliche Verhältniß zwischen Verletzung und der zugefügten Gewaltthätigkeit darthäten, wie andrerseits auf die Erfahrung, daß die roheste Behandlung von Schwangern aus der niedern Volksklasse, Stoß gegen harte Gegenstände, Fall und dergl., so alltäglich und dennoch Fälle von Einwirkungen der fraglichen Art auf die Frucht so ungemein selten seien, und darauf, daß ihm nie ein einziger Fall der Art vorgekommen sei.

Im Nachfolgenden sind deshalb alle bisher beobachteten Fälle möglichst sorgfältig gesammelt, um diesen für die gerichtliche Medicin so wichtigen Punkt aufzuklären.

1. Fall von Valentin (corp. juris medico leg. 1722. pars I. Sect. II. Cas. 18. p. 72) und Zittmann (medicina forens. d. i. eröffnete Pforte ꝛc. Frankf a./M. 1706. pag. 213. Cas. LIV)

„Den 6. October des Jahres 1668 hatte der Pastor zu Cosboden, Andr. Wolfeld, mit dem Schulmeister daselbst ärgerliche Zankhändel angefangen, bei welchem es bald von Worten zu Schlägen kam. Während der Pastor und der Cantor auf dem Boden wechselsweise auf einander knieten, kam die schwangere Frau des Cantors hinzu, in der Hoffnung, sie könne ihren Ehemann mit besänftigenden Worten vom Pastor abziehen; sie erhielt aber vom Pastor mit der Ferse einen harten Tritt in die linke Seite, worüber sie hernach und so lange sie noch schwanger gegangen, sehr geklagt. Vierzehn Wochen nach der Schlägerei, am 15. Januar des folg. Jahres, fühlt die Frau des Cantors Geburtsschmerzen und bringt am Abend desselben Tages zwischen 10 und 11 Uhr in der Nacht ein gesundes Knäblein zur Welt. Nachdem aber die Kindmutter aus gewissen Umständen vermeinet, daß noch eine Frucht, so gewiß todt sein müßte, vorhanden wäre, hat sie ihres Theils alle findsame Mittel zur Geburt angewendet, aber nichts erheben können, bis andern Tags hernach zwischen 10--11 Uhr in der Nacht, also 24 Stunden nach dem erstgebornen Kinde, ein todtes Knäblein ganz überstürzet, mit offnem Munde und offnem rechten Auge geboren worden.

Erstlich ist der rechte Arm mit der Nabelschnur umwunden, hervorkommen, darauf die Frucht mit der rechten Achsel und Genicke lange stehend blieben, bis endlich die Wehmutter mit Arbeitung der Finger der Frucht Fortgang befördert, welche denn fortgegangen, also, daß der linke Arm hinter dem Genicke, auf dem Rücken und das Köpfchen fast zwischen den Beinen gelegen, den Mund und rechtes Auge offen habend. An dieser todten Frucht ist die Nabelschnur auch um das Leibchen herumgewickelt gewesen, schwärzlich, als wenn sie faulicht wäre, anzusehen, daran irgend eine Spanne weit von der Bürde einer Faust großer Klumpe geronnenes Geblüts gehangen, ganz schwarz und hart und heftig stinkend. Ingleichen ist die ganze Bürde halb gut und gesund, die andre Hälfte aber ganz faul und stinkend gewesen. Und dieses alles hat die Wehemutter ausgesagt. Folget nun, was ich selbst in acht genommen habe. Nachdem nun das Kind in Augenschein genommen worden, ist Anfangs die Nabelschnur, wie vorberichtet, faulicht gesehen worden, und zwar meistentheils, wo sie in den Leib gegangen. Als aber der Leib geöffnet, sind die intestina nicht allerdings wohl befunden worden. Die Leber aber in der rechten Seite ganz schwarz, als wenn sie mit vielem geronnenen Geblüte angefüllt wäre, anzusehen gewesen, ganz weich und faulicht, daß sie gar leicht mit den Fingern gedrücket wurde, gegen der linken Seiten zu ist die Leber ganz gut gewesen. Die rechte Niere um die Runde herum war mit etlichen mit Geblüt unterlaufenen Flecken, so ein wenig in ipsam renis substantiam carnosam gingen, gezeichnet, an der linken aber nichts Böses vermerket worden. Scrotum, und zwar sinister Testiculus war ziemlich geschwollen, einer welschen Nuß groß, angefüllet mit vielem wässrigten Geblüte, daß man nichts Weißes daran merken können. Diese Schwulst und Geblüte zog sich herauf in den Leib, bis fast über die Blase, da man nichts weiters merken können, daß es weiter gegangen. Dexter Testiculus war wohlgestalt, und nichts Böses daran zu merken. Die Lunge ist gleichfalls auf der rechten Seiten schwarzlicht, als wenn sie theils faul, theils mit geronnenem Geblüte angefüllt wäre; auf der linken Seiten aber ist selbige benebenst dem Herzen ganz gesund gewesen. Auf der rechten Seiten sind auch 3 Rippen, als die 5. 6. 7. von oben herab gezählet, von der Cartilagine abgebrochen gefunden worden. Als man nun weiter fortgesucht, ist auch befunden worden, daß oben in der rechten Seite die Musculi intercostales, dorsales, et scapulae, meistens nach dem Rückgrat zu, mit vielem Geblüt unterlaufen gewesen, welches auch die ganze Achsel und Arme mit betroffen. Die Röthe ist äußerlich auf der rechten Schulter ziemlich gesehen worden, welche sich an das Genicke aufgezogen, nicht aber so heftig, auch nicht mit so vielem Geblüte unterlaufen. Das rechte Aermchen und rechte Seite war fast ganz rohe, und die Cuticula davon abgezogen, ja fast am ganzen Leibe ist es so gewesen.

Nach abgetrennter Haut am Haupte sind auf allen Haupt-Knochen, als os frontis, os occipitis, os syncipitis dextro et sinistro, etliche rothe und mit Geblüt unterlaufene Flecke, Groschen und Ortsthaler groß gefunden worden, welche aber ganz frisch mit dem Geblüte gewesen. Ingleichen waren auch alle suturae viel weiter als sonst bei den recens natis zu observiren ist, von einander, daß die Knochen ganz untereinander eines Fingers breit konnten geschoben werden. Signatum Jenae, den 18. Januar 1669."

Antwort der medicinischen Facultät zu Leipzig über die Verletzung des Fötus im Mutterleib durch Stoß.

Da Ew. Wohlgeboren über folgende zwei Fragen unterrichtet zu sein wünschen:

„ob von dem Stoße des Pastors der Fötus im Mutterleibe so sehr, wie der Bericht darstellt, verletzt worden sei?"

„ob der Fötus von diesem mit den Füßen ausgeführten Stoß, unter den obigen gefährlichen Umständen am folgenden neunten Tage gestorben sei?"

so benachrichtigen wir in Folge dessen nach vorausgehender collegialischer Berathung und sorgfältiger Zuziehung des ärztlichen Berichtes Ew. Wohlgeboren, daß jene Verletzungen, welche an dem todten Zwilling sowohl innerlich als äußerlich gefunden wurden, ohne allen Zweifel von dem vorhergehenden Stoß mit den Füßen herrühren, namentlich, wenn dem schwangern Weibe von der Zeit dieses Stoßes an eine ähnliche oder andere Verletzung nicht zugefügt worden ist. Aus diesem Grunde mußte der so zarte Fötus des Mutterleibes wegen der erfahrenen Gewaltthat leichtiglich das Leben aushauchen und in dem Mutterleibe des Todes ersterben. Auch das ist kein Hinderniß, daß er über drei Monate nach der Verletzung im Mutterleib bewahrt worden ist, denn die Natur wendete zwar, um den verletzten Fötus unversehrt wieder herzustellen, alle Sorgfalt an, aber vergeblich, da die Verletzungen zu groß und zahlreicher als recht, waren, weshalb er, bevor er zur letzten Vollendung gelangte, im Mutterleibe starb, indem auch noch der andere gesunde Fötus hinzu kam und er zu dessen Vortheil namentlich von Gott und der Natur bis zur gesetzmäßigen Zeit des Gebärens im Mutterleibe bewahrt wurde: er wurde aber aus dem Grunde später ans Licht befördert, weil er seine natürliche Lage verändert hatte, des Lebens entbehrte und so sich selbst gleich einem Lebenden nicht vorbewegen konnte. Ein im Ganzen ähnliches Beispiel, damit wir anderes verschweigen, kommt auch bei Louyse Bourgeois (Th. I. cap. 41. Seite 260) vor Ob aber dieser Embryo von dem erlittenen Stoße am neunten Tage nachher gestorben ist, jene Zeit kann genau nur sehr schwer bestimmt werden; wahrscheinlich aber ist, daß ebenderselbe nicht allzulange vor der herannahenden Zeit der Geburt gestorben sei. Denn sonst könnten wir es kaum begreifen, auf welche Weise durch die Natur der Leichnam des todten Fötus (da doch sogleich nach dem Tode der Leichnam der Leichenverwesung verfallen ist) so ohne Schaden und gefährliche Anzeigen der Schwangeren sowie des überlebenden Zwillings so lange und mehr als drei Monate im Mutterleib hat bewahrt und festgehalten werden können.

Gegeben Leipzig, am 15. Febr. 1669.

2) Frank (System einer vollst. medicin. Polizey IV. Bd. pag. 7):

„Zu Bruchsal wurden den 29. Junius auf einmal 66 Pfarreyen zu einer Stunde zur Firmung vorgeladen und unter diesen mehrere durch den Druck des angehäuften Volkes sehr übel zugerichtet. Ein 6 Monate schwangeres Weib von Neidhart ward hierbei von einer Wache mit dem sonst friedfertigen Gewehre so auf die linke Bauchseite gestoßen, daß sogleich eine Verblutung und Wehen erfolgten, bis das Kind nach wenigen Stunden abging. Die Nabelschnur war von dem Mutterkuchen losgerissen und das Hirn war dem Kinde ganz zerquetscht worden, obschon es noch seine Mutter noch den nämlichen Morgen bei Leben gespürt hatte.“

Poucquet-Eisenbeis (Disput. de laesionibus mechanicis simulacrisque laesionum, foetui in utero contento accidentibus etc. Tubing. 1794. pag. 16) enthält folgende Fälle (von No. 3—12):

3) Johannes Gardner erzählt in den Edinburg. medic. Comment. Bd. V. 328. folgenden Fall: Nach sehr schwerer Geburtsarbeit brachte ich

den Kopf heraus und traf zu meinem großen Erstaunen eine große Geschwulst hinter dem Kopfe an, die fast eben so groß als der Kopf war, diese Geschwulst saß genau auf der Lambda-Naht auf und hatte einen $1/2$ Zoll langen und 2 Zoll dicken Stiel und war gleich unmittelbar darauf so groß, als der Kopf des Kindes. Die äußere Haut dieser Geschwulst war sehr roth und voller Gefäße, allein ohne alle Haare. Die Decken waren sehr dick und hielten augenscheinlich eine Feuchtigkeit in sich. — Sie bestand aus einem Pfund aufgelösten Bluts von einer sehr schwarzen Farbe, das etwas übel roch. Es war auch mit einem großen Theil der markigten Substanz des Gehirns vermischt. Der untere Theil des Rückens sah sehr braun und blau aus, und die Lendenfortsätze des Rückgrats waren sehr einwärts gebogen und zerbrochen. Es schien, als wenn dieser Theil des Kindes wäre verletzt worden, welches, wie man aus dem Alter des Kindes und der Fäulniß schließen konnte, wenigstens 1 Monat vor der Entbindung mußte geschehen sein. Als ich die Frau fragte, ob sie in ihrer Schwangerschaft einigen Schaden gelitten hätte, so gab sie zur Antwort, daß sie ungefähr vor 2 Monaten einen heftigen Stoß auf den Unterleib bekommen, da sie auf den Rand eines großen Waschkorbes gefallen wäre.

4) Reuter (med. Wochenbl. 1784. n. 18):

berichtet, daß ein auf den schwangern Unterleib geschehener Schlag eine Contusion auf dem os sacrum des Fötus bewirkt habe, und daß durch den starken Fall der Mutter der Fötus die Arme und Oberschenkel gebrochen habe.

5) Glockengießer (act. med. Berol. Dec. I. Vol. IV. p. 95):

Todtes Kind „..... ad sectionem praeparavimus, ubi inventus fuit primo intuito, capite varie distorto, quasi manibus intorto, Cranium in partes divisum, hinc inde cacumina faciebat; Integumenta Cranii erant sugillata et gangraenosa, ut et abdomen, caloris fusci, subnigri, gangraenosum, ut cuticula cum cute digitis facile conteri potuerit; funiculus umbil. fere erat computridus, nec suo loco adhaerens. Separatis integumentis Capitis, Cranium deprehendebatur in 5 partes divisum, quasi cultro dissectum, tota cerebri substantia cum cerebello, erat purulenta cum sanguine mixta.

Maxilla tam superior quam inferior erant diffractae ..... intestina flatibus erant turgida....., — ubi (in superficie abdominis) praeter vibices introrsum in cute spectabiles, impressas atque sugillatas, nil deprehendimus, quae tamen sine dubio originem a fasciis et ligaturis, quibus nimis arcte se constrinxerat, duxerant, quae haud abs re caussa aliqua mortis in infante et stipantium Symptomatum lethalium esse potuerunt."

6) Gutermann (act. nat. cur. vol. III. obs. 109):

Ein lebendes und munteres Kind sei durch natürliche Entbindung geboren, jedoch mit zerbrochenem Oberarmknochen, was die Mutter einer stärkeren Verletzung ihres Unterleibes zugeschrieben, die sie 3 Wochen vor der Geburt erlitten.

7) Collection Vratislav. Ann. 1723. Herbstquartal. p. 554.

„Die Frau von U. ist mit einem todten Söhnchen ins Kindbett kommen; an selbigem ist das Köpfchen verletzt, die Hirnschale eingedrückt und die Haut mit Blut unterlaufen gewesen, auch das Genick war lädirt. Die Schuld dieses Unglücks ist gewesen, daß, als die gnädige Frau 4 Wochen vorher auf dem Hofe herumgegangen, selbige zu zwei Malen von einem Bocke wider den Leib gestoßen worden, daß sie beidemal darnieder gefallen, worauf sie dann kurz hernach das Fühlen verloren, bis endlich die unglückliche Geburt zur Welt gekommen."

8) Trew (Commerc. Liter. Nov. VII. pag. 323)

führt ein Beispiel von einer zum dritten Mal schwangern Frau an, welche bei schon abgelaufenem Termine ihrer Niederkunft von einer Bank, auf die sie gestiegen war, mit großer Heftigkeit auf den Unterleib fiel und in demselben ein Zerbrechen fühlte. Das Kind wurde todt zur Welt gebracht, aus seinem Unterleibe waren neben dem Nabelstrange alle Eingeweide hervorgefallen, Magen, Leber, Milz.

9) Slevogt (ebendas. Ann. X. p. 172)

führt einen ganz ähnlichen Fall an, wo gleichfalls nach einem Fall ein Kind mit zerrissenen Bauchdecken zur Welt kam.

10) Fränk. Sammlungen Bd. II. p. 69.

Eine schwangere Frau fiel mit einer Bürde Gras rücklings in einen Graben. Sie gebar Zwillinge, das eine war unbeschädigt, dem andern aber ward das Brustbein entzwei, die Knochen standen zur Seite heraus und in der Mitte war eine Höhlung.

11) Haller (de monstris, in opusc. min. tom. III. p. 36)

citirt aus Peu den Fall eines Neugebornen mit einem gespaltenen Kopfe in Folge eines erhaltenen Schlages.

12) Pallas (neue nordische Beiträge. 4. Bd. Leipzig 1783. S. 399)

„In der Nacht vom 23. auf den 24. Jan. 1782 schlug zu Barnaul der Blitz in ein Armenhaus und traf eine schwangere Frau, jedoch ohne sie unmittelbar zu verletzen, sie wurde nur betäubt, aber ihre Kleider fingen Feuer und ehe man dieselben ihr vom Leibe reißen konnte, wurde sie an Brust und Leib verbrannt; sie bekam ein Fieber, dieses und die Brandschäden wurden glücklich geheilt. Einige Tage nach dem Schlag gebar die Frau ein völlig zeitiges Kind, das Gesicht desselben hatte ein apoplektisches Ansehen, die Haut auf dem Kopfe war behaart und unverletzt, aber die Knochen in der Stirn und der ganze Hirnschädel bis ins Genick waren in kleine Stückchen zerschmettert.“

13) Schmitt (neue Denkschriften der physik.-med. Societät zu Erlangen, Nürnberg 1812)

erzählt einen Fall von einer 30 Jahr alten Frau, die viermal schon regelmäßig und leicht geboren hatte. In der 5. Schwangerschaft bekam sie zu Anfang des 8. Monats einen heftigen Stoß auf die rechte Unterbauchgegend, die augenblicklich entstandenen heftigen Schmerzen verminderten sich später, ohne ganz zu vergehen, und die sonst heftigen Bewegungen der Frucht wurden schwächer. Gegen die Hälfte des 9. Monats kam sie leicht und regelmäßig nieder mit einem wohlgebildeten, starken, dem Ansehen nach völlig reifen, scheintodten Kinde, aus welchem Zustande es nicht recht erweckt werden konnte, sondern in der folgenden Nacht verschied. Am Kopfe waren keine Spuren einer Comprimirung des Schädels wahrzunehmen, er war mittelmäßig groß, außer einer starken Einbiegung in der Scheitelgegend des rechten Stirnbeines bemerkte man nichts Außergewöhnliches. Die äußeren Bedeckungen an der eingebogenen Stelle waren weder angeschwollen, noch sugillirt, noch sonst alienirt.

Die Section ergab Folgendes An der tiefsten Stelle des Knocheneindruckes lag auf dem Pericranium etwas weniges coagulirtes Blut, welches schwarz aussah, der Knochen selbst war weder mißfarbig noch hochroth, oder sonst beschädigt, der Eindruck fing gegen die Mitte des Stirnbeines an seinem stärksten Wölbungspunkte an, bildete mehr eine Furche als Grube, welche auf der Stirn spitzwinkelicht anfing, und nach der Fontanelle hin spitzwinkelicht auslief, so daß der Fontanellwinkel des Stirnknochens der höchste Punkt der schiefen Fläche war. Die größte Länge des im Eindrucke befaßten Knochenstücks betrug 1$^{3}/_{4}$ Zoll, die größte Breite 1 Zoll und die größte Tiefe gegen 2 Linien. Am Scheitelrande, nicht weit von dem Fontanellwinkel wurde man 2 Risse gewahr, die unbedeutend waren.

Hedinger (über Knochenverletzungen bei Neugeborenen. Tübing. 1833. pag. 9) fügt diesem Falle folgende Bemerkung hinzu: „Alle Erscheinungen dieses Falles vom Augenblick der einwirkenden mechanischen Gewalt an bis zur Geburt, die Leichtigkeit der Geburt, die Abwesenheit aller Geschwulst und sonstigen Spuren eines beim Durchgang durch das Becken erlittenen Druckes am Kopfe des Kindes sprechen deutlich für den Satz, daß Knochenverletzungen der Frucht durch äußere Gewaltthätigkeiten, die der schwangeren Mutter zugefügt worden sind, entstehen können."

14) Hedinger (l. c. pag. 12) führt einen von Becker in Stuttgart beobachteten Fall an:

„Eine Erstgebärende ließ 24 Stunden nach Abfluß des Fruchtwassers den Dr. Becker rufen. Der Muttermund war geöffnet, die Gebärende behauptete, das Kind noch vor kurzer Zeit schwach empfunden zu haben; bei der Untersuchung wurde der Steiß eines welken, wie es schien abgemagerten Knäbchens gefühlt, der auf dem Eingang der Beckenhöhle vorlag, wovon bloß das Scrotum durch den völlig geöffneten Muttermund getreten und ganz schlaff und welk anzufühlen war. Die Frucht wurde durch Lösung der Füße leicht bis unter die Arme entwickelt, es war die zweite Steißlage. Bei Untersuchung der Stellung und Größe des Kopfes, um ihm nöthigenfalls eine günstige Richtung zu geben, wurden zum größten Erstaunen des Verfassers an der vordern, nach den Bauchdecken der Mutter zu gerichteten Seite zerbrochene Kopfknochen wahrgenommen. Das Stirnbein hatte eine Depression, wie sie sonst nur durch Druck gegen das promontorium ossis sacri bewirkt werden kann und das Seitenwandbein war so zerbrochen, daß die einzelnen Stücke mit Leichtigkeit hin- und hergeschoben werden konnten. Der Kopf wurde schonend in den schrägen Durchmesser eingeführt. Die Verengerung des Beckeneingangs durch das tief hereinragende Promontorium, welchem die verletzte Seite des Kopfes zugekehrt war, verursachte einige Schwierigkeit und statt das Ziehen mittelst der Hand zu verstärken, wurde die Zange zu Hilfe genommen, sie wurde ohne Schwierigkeit angelegt, umfaßte den Kopf so sicher und sanft, daß er durch einige leichte Tractionen entwickelt werden konnte.

Das Kind, ein Knäbchen von mittlerer Größe, vollkommen reif und ausgebildet, etwas abgemagert, welk und blaß aussehend, zeigte keine Spur von Leben, eben so wenig, als es unter der Entbindung sich bewegt hatte, es war nicht faulig, beim Durchschneiden der Nabelschnur flossen noch einige Tropfen Blut; es zeigte sich nur ein schwach gerötheter Streifen der Haut in der Gegend des linken Stirnbeins, wo die Zange gelegen hatte.

Die Kopfknochen waren in allen ihren Verbindungen so locker, daß sie leicht hin und hergeschoben werden konnten. Sehr deutlich fühlten sich die Eindrücke der Kopfknochen auf der rechten Seite, ohne daß an den äußersten Bedeckungen eine Geschwulst, veränderte Farbe oder irgend etwas Krankhaftes sichtbar gewesen wäre.

Die Wöchnerin erzählte, nachdem sie darüber gefragt wurde, daß sie 14 Tage vor der Entbindung schnell in ein Haus gehen wollte, und über eine steinerne Stufe nach vorn heftig zu Boden gefallen sei, sie sei darüber sehr erschrocken und habe von dem an das Kind nicht mehr so lebhaft gefühlt, außerdem aber nur so geringe Schmerzen empfunden, daß sie nicht einmal veranlaßt gewesen sei, nachzusehen, ob vielleicht äußerliche Spuren davon sichtbar gewesen seien. Ein während des Wochenbetts heftiger entzündlicher Schmerz in der Gebärmutter schien eine Folge dieses Falles zu sein.

Die vorgenommene Section zeigte Folgendes: Bei der Abnahme der Kopfbedeckungen auf der rechten Seite sah man auf der innern Fläche an einigen Stellen eine ungewöhnliche Röthe und entzündliche Beschaffenheit, welche dem nun sichtbar gewordenen Blutextravasat unter der Beinhaut entsprach; das größere erstreckte sich über die ganze untere Hälfte des Seitenwandbeins, hatte beinahe die Größe eines Thalers, war scharf begrenzt, etwas erhaben, fest anzufühlen. Das zweite Extravasat lag mitten auf der niedergedrückten Wölbung des rechten Stirnbeins auf, war von der Größe eines Groschenstücks und erschien wegen des tiefen Eindrucks des unterliegenden Knochens nicht so erhaben. Die linke Hälfte zeigte nichts Aehnliches von Extravasaten, aber einen etwas mehr durch Blutanhäufung in den Gefäßen gerötheten Zustand. Nach Entfernung des Extravasats zeigte sich ein schräg von hinten nach vorn aus der Gegend der Pfeilnaht nach der Kranznaht, von da abwärts längs der letzteren bis an das Schläfenbein laufender, den Knochen ganz durchdringender Riß, und ein zweiter weiter hinten von derselben Beschaffenheit, so daß durch diese zwei Risse das Seitenwandbein in drei Theile getheilt war, die nur nach oben längs der Pfeilnaht noch Zusammenhang hatten, da die beiden Risse nicht ganz bis in diese verliefen. Die Knochenstücke selbst waren in ihrer Substanz geröthet, der Knochen war vom Mittelpunkte aus in drei Risse gesprungen, wovon nur der nach unten gerichtete ganz in den Rand auslief, auch dieser war noch mit der Knochenhaut bedeckt und deshalb das Stirnbein noch mit dem Schläfenbein verbunden, statt daß bei dem weit stärker verletzten Scheitelbein die nach unten auslaufenden Risse auch zugleich eine völlige Trennung des Randes bewirkt hatten. Die Knochenstücke waren ganz los, von der äußern und innern Beinhaut getrennt. Noch zwei kleinere Risse, ohne begleitendes Extravasat, bemerkte man am Rande des rechten Scheitelbeins, welche sich nicht weit in den Knochen hinein verliefen. An den innern Theilen der Schädelhöhle sah man zwischen der harten Hirnhaut und der Arachnoidea weder blutigen noch serösen Erguß; alle Blutgefäße waren voll dunkelrothen flüssigen Blutes.

15) Flamm (Rust, Magazin 1829. Bd. 29. pag. 184):

Eine Mehrgebärende stieß mit der linken Seite des Unterleibes heftig gegen eine Wäschrolle. Lebhafte, jedoch bald vorübergehende Schmerzen; ausgebreitete Sugillation der Bauchdecken, Fruchtbewegungen von dieser Zeit an äußerst schwach und selten. Acht Tage darauf Geburt; Kind todt, nicht faul, aber mit beträchtlichem Wasserkopfe. Bedeutendes Blutextravasat fast über das ganze Schädelgewölbe. Nähte weit offen; rechtes Scheitelbein in vier Stücke gesprengt, tief gegen die Basis cranii gelegen, zum Theil unter der pars frontalis des rechten Stirnbeins, welches durch einen Bruch von seiner pars orbitalis getrennt war. Außerdem am rechten Scheitelbeine drei, am linken vier und am Stirnbeine eine Fissur. Sämmtliche Schädelknochen sehr dünn, am linken Scheitelbeine sogar eine erbsengroße, nicht verknöcherte Stelle; die Knochenränder auseinander stehend, Dura mater von dem Hinterhaupts-, Stirn- und Scheitelbeine gänzlich getrennt. Großes Gehirn nach Entleerung eines Quarts Flüssigkeit nur den zehnten Theil der Schädelhöhle ausfüllend, ganz breiig erweicht.

16) Beobachtung von Dr. Düsterberg in Lippstadt (Schmidt's Jahrb. Suppl. Bd. III. 1842. pag. 235):

Die im 7. Monate ihrer Schwangerschaft stehende Ehefrau eines Beamten hatte das Unglück, daß ihr, während sie von den durchgehenden Pferden mit dem Wagen in einen Graben geworfen wurde, das vom Vordertheile des Wagens abgerissene Fenstersach auf den Unterleib fiel, wobei sie einen geringen Schmerz in demselben und eine sehr lebhafte Bewegung der Frucht empfand, ohne daß sich jedoch weder unmittelbar nach dem Ereignisse, noch später an den Bauchbedeckungen auch nur die geringste Sugillation wahrnehmen ließ. Vier Wochen später steckte die Frau Gardinen auf und strengte sich dabei auf eine unvorsichtige Weise an. Die Folge davon war, daß sich ein Blutabgang aus den Geschlechtstheilen einstellte, mit dem sich bald Wehen verbanden, welche nach etwa 6 Stunden ein sehr schwaches, schlecht genährtes Kind männlichen Geschlechts zu Tage förderten. Am Kopfe des Kindes, das seinem ganzen Ansehen nach nur um einige Wochen zu früh geboren sein konnte, zeigte sich die Haut von der Mitte der Stirn bis zum Hinterhaupte, und zwar von einer

Schläfe bis zur andern blau unterlaufen, ohne aber geschwollen und entzündet zu sein, und spielte an den Grenzen ins Gelbe, wie dies bei Blutunterlaufungen der Fall zu sein pflegt, welche sich zu zertheilen beginnen. Ohne Zweifel war die eben beschriebene Sugillation nur eine Folge der Quetschung, welche die Mutter des Kindes beim Stürzen des Wagens am Unterleibe erlitten hatte.

17) Schnuhr (Med. Ztg. d. Vereins f. Heilk. in Pr. Jahrg. 3. 1834. S. 152):

Am 5. Nov. 1828 wurde S. zu einer im 8. Monate Schwangern gerufen, die Vormittags beim Waschen bemüht gewesen war, einen hölzernen, mit Wasser gefüllten runden Kübel mit beiden Händen aufzuheben, als sie auf dem glatten Fußboden ausglitt und mit dem Unterleib auf den scharfen Rand des Kübels fiel. Der Schmerz an der betroffenen Stelle war so heftig, daß die robuste 38jährige Frau ohnmächtig wurde, daß Blutfluß aus der Scheide erfolgte und die kurz vor dem Falle noch lebhaft empfundene Bewegung des Kindes aufhörte. Der Blutfluß aus der Scheide hatte sich, nachdem die herbeigerufene Hebamme kalte Umschläge von Essig und Wasser über die Scham gemacht, etwas vermindert, der Schmerz im Unterleibe war jedoch bei jeder Bewegung des Körpers noch sehr heftig und 2 Zoll über dem Kamm des linken Schambeins ein 3 Zoll langer und einen halben Zoll breiter rother Streifen in der Haut sichtbar. Die Umgebung dieser Stelle schmerzte bei der leisesten Berührung, von Zeit zu Zeit fand sich auch Kreuzschmerz ein, der Puls war voll, hart, beschleunigt und die Frau glaubte sich ihrer Entbindung nahe. — Zwölf Blutegel an die schmerzhafte Stelle, kalte Umschläge, ruhige Rückenlage. Am folgenden Tage war der Schmerz nur noch unbedeutend, der Blutfluß aus der Scheide hatte aufgehört; die Bewegung des Kindes bemerkte die Frau erst nach Verlauf von acht Tagen, der Schmerz hatte sich ganz verloren. Sie ging nun ihren gewöhnlichen Geschäften wieder nach und vier Tage nach dem Unfall stellten sich die Vorboten der Entbindung ein, zu welcher sich S: hatte rufen lassen. Die ersten Geburtszeiten waren sehr schnell vorübergegangen. S. fand die dritte Scheitellage, der Kopf stand in der Krönung und an dem wohlgebildeten Becken war eben so wenig als an den Geburtstheilen ein Hinderniß. Einige kräftige Wehen beförderten schnell die Geburt eines wohlgebildeten Mädchens, welches knapp 6 Pfd. wog, 18″ preuß. lang war und dessen Kopf einen Querdurchmesser von $3^1/_4$″, einen geraden Durchmesser von $4^1/_4$″ hatte. Am rechten Stirnbeine befand sich ein Eindruck, der beinahe 2″ im Durchmesser, eine unregelmäßige, fast sternförmige Figur hatte; er erstreckte sich vom tuber frontale bis gegen die Verbindung mit dem Scheitel= und dem linken Stirnbeine hin, nur ein schmaler Rand trennte ihn von der großen Fontanelle, die Haut war hier durchaus unverletzt und der Eindruck in der Mitte so tief, daß man bequem den Daumen hineinlegen konnte. — Das Kind blieb am Leben, der eingedrückte Knochen erhob sich allmählich und nach drei Monaten war der Eindruck gänzlich verschwunden.

18) Wittzack (Ztg. d. Vereins f. Heilk. in Pr. Jahrg. 10. 1841. S. 82):

beobachtete bei einem kräftigen durch die Wendung nach einer Rückenlage todt zur Welt geförderten Kinde, welches übrigens ganz wohlgestaltet war, am Stirn= und linken Scheitelbeine einen tiefen, 3'' langen, $^1/_2$'' breiten Knocheneindruck in einer von vorne nach hinten etwas gebogenen, gleichsam halbmondförmigen Richtung und ohne alle Merkmale der Sugillation oder Kopfgeschwulst. Ob die genannten Knochen eingedrückt oder zugleich gebrochen waren, ließ sich durch das Gefühl nicht mit Bestimmtheit ermitteln und die Section wurde nicht gestattet. Die Wöchnerin erzählte nun, daß sie drei Wochen vor der Niederkunft von einem hohen Kirschbaume herabgefallen sei und daselbst wohl eine Stunde habe liegen müssen, weil sie einen so heftigen Schmerz an der rechten Seite des Unterleibs empfunden, daß sie ohne Beihilfe nicht habe aufstehen können. Dieser Schmerz habe auch noch acht Tage angehalten und sei dann allmählich vergangen.

19) Albert (zu Wiesentheid) Henke's Zeitschrift für Staatsarzneik. Bd. 18. 1829. S. 441):

Bei einem 22jährigen blödsinnigen, sonst aber gesunden, wohlgebauten Bauermädchen verlief die Schwangerschaft ganz naturgemäß, und nur in der letzten Periode derselben war der Leib, im Verhältniß zur vorgerückten Schwangerschaftszeit, sehr klein, nach vorne platt und zu beiden Seiten stark hervorragend, so daß man auf eine regelwidrige Lage des Kindes und auf eine zu geringe Menge Fruchtwasser mit Bestimmtheit zu schließen berechtigt war. Acht Tage vor dem Ablaufe der Schwangerschaftszeit, als sie spät Abends eben mit einer Tracht Gras auf dem Rücken vom Boden sich erheben wollte, stürzte sie, von Schwindel ergriffen, vorwärts zu Boden, stieß mit der rechten Seite des Unterleibs dermaßen an einen 1'' über den Boden hervorragenden, oben abgeplatteten Grenzstein, daß sie sogleich ein dumpfes Krachen und starkes Schnellen im Unterleibe verspürend, bewußtlos und von der Last auf dem Rücken getrieben, nach rechts über den Stein hinsank. (Der Vorfall wurde von einem einige hun=

dert Schritte entfernten Manne, der ihr wegen eines dazwischen liegenden Grabens nicht sofort zu Hilfe kommen konnte, mit angesehen). Nach ungefähr vier Minuten kam sie wieder zu sich, empfand ein heftiges Drängen und Toben im Unterleibe, Reißen im Kreuz, Brennen und Schmerz bei der Berührung der rechten Seite des Unterleibes, wodurch sie gezwungen wurde, noch einige Zeit ihre bereits angenommene sitzende Stellung beizubehalten. Nach Verlauf von $^1/_4$ Stunde erhob sie sich, warf ihre Last von sich, ging langsamen Schrittes, unterwegs sich einige Mal ruhend, nach Hause, erzählte den Vorfall ihren Angehörigen, welche die Hebamme rufen ließen. Diese fand noch kein Zeichen einer nahe bevorstehenden Geburt; am Morgen erst traten, nach mehrstündigem ruhigen Schlaf, wehenartige Schmerzen ein, die gegen Abend heftiger wurden und mit einigem Blutabgang verbunden waren. Der jetzt hinzugerufene A. fand den Blutabgang sehr unbedeutend (ungefähr 4 Unzen), die Geburt im besten Gange; 12 Uhr Nachts wieder gerufen, vernahm er, daß schon einige Stunden keine Wehen mehr, wohl aber öfter Ohnmachten eingetreten seien, und fand die Gebärende in einem solchen ohnmächtigen Zustande, mit eingefallenem, blassem, entstelltem Gesichte, kleinem, kaum fühlbarem Pulse. Der Kopf des Kindes war im Durchschneiden begriffen, an dem gleichmäßig ausgedehnten Unterleibe nicht die geringste Bewegung in der Gebärmutter zu verspüren. Die durch den Fall verletzte Stelle des Unterleibes ($1^1/_2$" in gerader Richtung über der Crista ossis ilei, von der Größe einer hohlen Manneshand) war „greller" anzufühlen, zeigte aber außer einem 2" langen, 2''' breiten, von oben nach unten laufenden Eindrucke, der durch die dicke Naht des groben Hemdes bei dem Falle verursacht sein mochte, keine weitere Spur einer geschehenen Verletzung. A. entwickelte mittelst der beiden eingebrachten Zeige- und Mittelfinger den Kopf, dem auch bald der Rumpf folgte: kaum war aber dieser geboren, so stürzte ein Strom einestheils hellrothen, flüssigen, theils schwarzen, geronnenen Blutes aus der Gebärmutter hervor, und die Mutter verschied. — Das männliche, vollkommen ausgebildete Kind, schwächlich aber regelmäßig gebaut, kam todt zur Welt, war 18" lang, wog 5 Pfd. 25 Loth bayr. Gewichts. Am Kopfe fand sich das ganze linke, mehr als gewöhnlich verknöcherte Scheitelbein aus seiner Verbindung mit dem angrenzenden Knochen gerissen. Diejenige Partie, die mit dem rechten Scheitelbeine durch die Pfeilnaht in Verbindung steht, war der ganzen Länge nach dermaßen eingedrückt, daß eine 11''' breite Spalte gebildet wurde, durch welche die, durch Zerreißung der Häute bloßgelegte Gehirnmasse getreten war. Der hintere und vordere Rand des Scheitelbeins von den angrenzenden Knochen getrennt und etwas eingedrückt; der untere Rand vom Schläfenbein getrennt, aber einige Linien über dasselbe hervorragend. Am Knochen selbst war keine Verletzung zu finden, nur war derselbe zwei Finger breit über der Vereinigung mit dem Schläfenbeine kaum merklich auswärts gebogen. Unmittelbar über dem linken Ohre war eine blaue Stelle von der Größe eines Sechskreuzerstücks, die aber keine tiefer liegende Verletzung verborgen hielt.

20) Wagner (zu Balingen) (mitgeth. von Ploucquet in Loder's Journal für d. Chir. Geburtsh. u. s. w. Bd. 2. 1800. pag. 782):

Ein schwangeres Weib ward auf den Unterleib geschlagen und getreten. Sie gebar 7 Wochen nachher ein 7monatliches Kind, dessen linkes Os femoris in seiner Mitte eine Erhabenheit und Unförmlichkeit hatte. Nach 12 Tagen starb dasselbe und die Section zeigte ein wirklich gebrochenes Schenkelbein, dessen Bruchenden sich übereinander geschoben hatten, und durch einen deutlichen Callus wieder vereinigt waren.

21) Sachse (zu Parchim) (in Hufeland's Journ. d. pract. Arzneykunde Bd. I., St. 3. 1809. S. 107 mit einer Abbild.):

Eine 42jährige Tagelöhnerin, fiel, zum 9. Male schwanger, als sie sich 10 Wochen schwanger glaubte, auf dem Eise und verletzte sich dabei die linke Seite ihres Unterleibes, ohne jedoch Schmerzen oder sonst Beschwerden davon zu empfinden. Längere Zeit darnach, als sie ungefähr 8 Tage lang Bewegungen ihrer Leibesfrucht verspürt hatte, fiel sie abermals 3 Sprossen hoch von einer Leiter herab, so, daß die nämliche Seite auf einen großen Holzbock schlug. Als sie aufstand, merkte sie sogleich links im Unterleibe ein heftiges Stechen, wodurch sie gezwungen wurde, 8 Tage lang im Bett, und zwar stets auf dem Rücken zu liegen, weil das Stechen bei jeder Seitenlage unerträglich wurde. Den 3. Tag ging ihr Blut ab, und sie fürchtete einen Abortus, der aber nicht erfolgte. — Acht bis zehn Tage spürte sie gar keine Bewegung der Frucht; sowie diese aber nachher wieder eintrat, oder so wie sie bei Bewegungen den Unterleib zusammenbog, erlitt sie bis zur Entbindung immer stechende Schmerzen in der beschriebenen Gegend und konnte diese dann nur dadurch erleichtern, daß sie den Leib zusammendrückte oder links wegzuschieben versuchte. — 18—19 Wochen nach der Verletzung wurde sie von einem ungewöhnlich kleinen und schwachen Mädchen leicht entbunden, an welchem sich die gleich näher zu beschreibende Deformität fand. Zur Beseitigung derselben wollte ein Chirurg den Fuß von Neuem brechen, fragte deshalb S. um Rath und veranlaßte diesen dadurch, 14 Tage nach der Entbindung das Kind anzusehen. Dieser fand einen schiefen Bruch des Schien- und Wadenbeins, beim ersten Anblick unverkennbar, die beiden unteren Enden dieser Knochen an der vorderen Fläche des Schienbeins mehr nach außen heraufgeglitten und die Ferse mehr nach der Wade heraufgedrückt, so daß eine knieähnliche Biegung entstand. Die abgebrochene, hervorragende Schienbeinspitze war noch so scharf, daß das Kind beim mäßigen Druck zu schreien anfing, und sollte nach Aussage der Mutter gleich nach der Geburt noch weit schärfer gewesen, und die auf derselben liegende Narbe der Haut viel eingezogener und kleiner geworden sein. Die Länge des gesunden Unterschenkels betrug vom Knie bis zum Plattfuß $3^3/_4$", die des kranken hingegen vom Knie bis zur hervorragenden Knochenspitze $2^1/_4$", von dieser bis zum Plattfuß herab 1", vom Hacken bis zur Kniebeuge $1^1/_2$" — Außerdem zeigten der rechte Fuß und die rechte Hand noch andere Deformitäten, indem der erstere $^1/_2$" schmaler und $^1/_4$" kürzer als der gesunde war, und nur 3 Zehen hatte, während die rechte Hand mit dem Arme viel dünner und schmaler als die linke war, und auch nur 3 Finger hatte. (S. und mit ihm der Herausgeber des Journals, Hufeland, nehmen an, daß die Fractur durch den zweiten Fall der Mutter nach der Mitte der Schwangerschaft entstanden sei.)

22) Klein (zu Stuttgart) (in Kopp's Jahrbuch der Staatsarzneikunde. Jahrg. 10. 1817 p. 65) führt nach einem Bericht des Oberamtsarztes Dr Horrlacher im Oberamt Hall folgenden Fall an

Eine 30 Jahr alte, zum erstenmal schwangere Bauersfrau, hatte am 29. Juli 1816 in der 34. Schwangerschaftswoche das Unglück, in ein Loch, welches unversehens in dem Küchenboden des Hauses durchgebrochen war, zu stürzen. Sie blieb mit dem gespannten schwangeren Leibe in dem Loche stecken, und um sich zu erhalten, stemmte sie den Bauch links einbiegend an. Sie wurde auch sogleich wieder herausgezogen, es stellte sich indessen ein Schmerz ein, der mehrere Wochen lang auf der linken Seite des Bauches gefühlt, während an dem nämlichen Orte die Bewegung des Kindes nicht mehr empfunden wurde. Diese leidende körperliche Beschaffenheit behielt die Frau bis zur Beendigung ihrer Schwangerschaft. In der 40. Woche derselben gebar sie ein Knäbchen von vollkommener Größe und Stärke und war die Entbindung, nach Aussage der Hebamme und nach Bestätigung derer, welche während der Niederkunft beigestanden, als eine vollkommen natürliche Kopfgeburt, ohne irgend eine künstliche Hilfe leicht und schnell beendigt worden. An dem neugeborenen Kinde nun wurde bemerkt, daß es linkerseits einen kurzen, mißgebildeten Fuß habe, an welchem in der Mitte des Schienbeins ein Bruch mit einer kleinen „wässerigen" Wunde zu bemerken war. — Ein am folgenden Tage um Rath gefragter Wundarzt erklärte es für eine monströse Bildung und überzeugte sich nicht von der Anwendbarkeit einer Kur. — Am 2. November wurde das Kind dem Oberamtsarzt Dr. Horrlacher zu Krailsheim gezeigt, welcher folgendermaßen darüber urtheilte: Dem Oberschenkel fehlen an seiner Länge zwei Dritttheile; die Tibia sei in der Mitte gebrochen und an der gebrochenen Stelle eine Oeffnung, aus welcher eine wässerige Flüssigkeit ausfließe. — Am Oberschenkel finde kein Bruch statt ꝛc. — Als das Kind 7 Monate alt war, wurde es vom Dr. H. untersucht. Er fand dasselbe gut gebildet, muskulös, stark von Knochen und groß gewachsen. An dem linken Beine aber fand sich: 1) Der Schenkelknochen nach vorne aufgebogen, und daher ein Dritttheil kürzer als der rechte Schenkel, dennoch aber gleich stark und muskulös. 2) Das Schienbein und Wadenbein der Länge nach vorne, der Crista tibiae zu, einen Winkel bildend, auf welchem eine Narbe von der Größe einer Linse sichtbar und ein Callus deutlich zu fühlen war. 3) Der Fuß dem rechten gleich, groß und und gut gebildet, nur etwas klumpfußartig in der Richtung der Fußsohle, so daß der innere Knorren mehr vorstand, und das Gelenk luxirt schien. (Zur Versinnlichung ist eine Skizze beigefügt.)

23) C. G. Carus (zu Dresden) (in Gemeinsame deutsche Zeitschrift für Geburtskunde. Bd. 2. 1828. S. 31):

Eine 25jährige Dienstmagd hatte etwa im 5. Monate ihrer ersten Schwangerschaft das Unglück, beim Herabholen des Holzes von einem Holzboden, mit der Leiter umzustürzen, indem die höchste Sprosse derselben, auf welcher sie stand, brach, und sie aus einer Höhe von ungefähr 12 bis 15 Fuß besonders mit dem Unterleibe auffiel. Sie spürte damals die Kindesbewegungen heftiger als gewöhnlich, späterhin aber immer geringer. — Zu der normalen Zeit wurde, nach etwa 34stündiger Geburtsarbeit in der zweiten Hinterhauptslage ein ausgetragenes aber schwächliches, sehr dürftig genährtes Kind, von 5 Pfd. Gewicht und $15^1/_2$" Länge geboren, an dessen rechtem Unterschenkel man eine von dem äußeren zum inneren Knöchel herüberlaufende, $^3/_4$" lange, durch Haut- und Muskelsubstanz gehende Wunde, sowie die Tibia an ihrem unteren Ende dergestalt gebrochen fand, „daß die Epiphyse abgesprengt" erschien. Die Tibia selbst ragte aus der Wunde heraus, und war nach außen gedrängt, auch hatte der Knochen selbst ein mißfarbiges Ansehen, war von seinem Periosteum ganz entblößt und rauh anzufühlen. Die Wundränder hatten ein schlaffes, durchaus unblutiges, weißliches Ansehen. — Es wurde das obere

Ende der Tibia in seine normale Lage zurückgebracht und dann durch einen passenden Verband zu erhalten gesucht; aber schon am anderen Tage bemerkte man an den Wundrändern ein mißfarbiges Ansehen. Das Kind war übrigens wohl, trank, schlief, leerte natürlich aus. — In den nächsten Tagen trat eine Gangränescenz der Weichtheile ein, das Fußgelenk wurde durch Zerstörung der Gelenkkapsel eröffnet, an dem bloßliegenden Astragalus löste sich der Knochenüberzug ab, die untere Epiphyse des Wadenbeins trennte sich ebenfalls aus ihrer Gelenkverbindung und bis zum 6. Tage war die Zerstörung der Weichtheile so weit bereits gegangen, daß bis zur Wade hin von denselben nichts mehr vorhanden war, die Knochen über 1" lang ganz entblößt hervorragten, und der Fuß nur noch von der Fibularseite aus mit dem Unterschenkel durch eine schmale Hautbrücke zusammenhing. Auch am linken Unterschenkel, dicht über dem Malleolus externus, entwickelte sich aus einer künstlich eröffneten linsengroßen Eiterpustel ein um sich greifendes Geschwür, welches ebenfalls in das Fußgelenk eindrang, woselbst man die Knochen bloßliegend und rauh fühlen konnte. — Der nun ganz kalt gewordene rechte Fuß fiel von selbst ab, die Zerstörung am rechten Fußgelenk griff mehr um sich, und das zum Skelett abgemagerte Kind starb endlich am 13. Tage nach der Geburt. — (Eine Section wurde, wie es scheint, nicht gemacht.)

24) Blasius (H. T. Wiesing, Diss. de humana quadam inferiorum extremitatum monstrositate. Halis 1836. 8. c. tab. und Blasius, Klinische Zeitschrift f. Chirurgie und Augenheilkunde, Bd. 1. 1836. S. 261. Abbild. auf Tab. 5):

Bei einem zu B. gebrachten 17monatlichen sonst wohlgebildeten Mädchen fand sich die rechte Unterextremität etwas schwächer ernährt, von welkerer Beschaffenheit, der Oberschenkel 1/2" kürzer und die Kniescheibe ein wenig kleiner; 1 1/2" über dem Fußgelenk wich das Glied unter einem stumpfen Winkel von seiner geraden Richtung nach hinten ab, die Tibia bildete daselbst eiue scharfe Ecke, hing an derselben mit der Haut fest zusammen, und diese zeigte eine ovale Narbe von etwa 1''' Breite und 3 bis 4''' Länge, so daß die ganze Deformität genau das Ansehen hatte, als ob ein mit einer Wunde complicirter Bruch des Unterschenkels dagewesen und schief geheilt worden sei. Die Fibula war in gleicher Art wie die Tibia gebogen und, soweit dies durch die weitere Untersuchung zu ermitteln war, mit dem genannten Knochen, sowie mit dem Astragalus auf normale Weise verbunden; die Bewegungen des Fußgelenkes ungehindert. Wahrscheinlich fehlten mehrere Tarsalknochen; von den Metatarsalknochen waren nur zwei vorhanden und ihnen entsprechend auch nur zwei auffallend große und starke Zehen, nämlich die große und kleine; von den übrigen keine Andeutung vorhanden. Der Fuß war schmaler als der andere, die Achillessehne gespannt, die Spitze des Fußes gesenkt, der innere Fußrand etwas zu hoch stehend. — Die Mutter erzählte, daß sie im vierten Monat der Schwangerschaft einen heftigen Schlag von einem Webebaum gegen die rechte Seite des Unterleibes erhalten, und, nachdem sie bis dahin stets wohl gewesen, nunmehr lebhafte Schmerzen bekommen und auch während des ganzen übrigen Theiles der Gravidität an vielen Beschwerden gelitten habe. Die Narbe an der Stelle der Krümmung des Unterschenkels soll gleich nach der Geburt des Kindes viel größer gewesen sein.

25) Dieterich (Württembergisches medic. Correspondenzbl. Bd. 8. 1838. No. 1, S. 5 und Archives génér. de Médec. 3. Série, T. IV. 1839. p. 106 und Bruns Handbuch der pract. Chirurgie. S. 380):

Eine kräftige 32jährige Frau fiel in der 36. Woche ihrer dritten Schwangerschaft oben auf einer hohen steilen Treppe auf den Steiß und rutschte so die übrigen Stufen sehr rasch hinab. Ein heftiger Schwindel und sehr lebhafter Schmerz in der Kreuz= und Schamgegend waren die unmittelbaren Folgen des Sturzes, und dauerte der letztere, durch jede Bewegung vermehrt, bis zu der 16 Tage nach dem Unfalle, nach Angabe der Patientin 14 Tage zu früh, erfolgenden Entbindung an. Die Geburt hatte, als D. hinzugerufen wurde, schon seit 36 Stunden gedauert, das Fruchtwasser war schon vor 20 Stunden abgeflossen; sie erfolgte indessen auf natürlichem Wege. — Das Kind, weiblichen Geschlechts, war mager und schwächlich und zeigte an beiden Stirnhöckern eine Wunde von der Größe eines Groschens, deren Grund mit schönen Granulationen und gutem Eiter bedeckt war; an ihren ziemlich ungleichen Rändern zeigte sich bereits Narbenbildung. Eine dritte von $^1/_2$ " Breite und über 1 " Länge erstreckte sich schräg von oben nach unten und von rechts nach links in der Gegend des Hinterhaupthöckers. Die Schädelknochen zeigten die normale Beweglichkeit. Außerdem fand sich noch eine vollständige Fractur der beiden Knochen des rechten Vorderarms in geringer Entfernung vom Handgelenke, die Fragmente überragten einander, jedoch war die Reduction und Coaptation leicht. An den Weichtheilen der Extremität zeigte sich, wie an dem übrigen Körper, keine Spur von Verletzung. Ein einfacher Verband führte eine vollständige und schnelle Heilung herbei.

26) Gremse (zu Helmstädt) (C. W. F. Uhde in Monatsschrift f. Geburtsk. Bd. 8. 1856. S.):

Eine im 7. Monate schwangere Frau war in der Erntezeit aus einer

Bodenluke auf einen Leiterwagen gefallen, als sie im Begriff stand, eine ihr dargereichte Garbe zu empfangen; sie war, als sie von G. wenige Minuten darauf gesehen wurde, fast ohnmächtig und klagte über Kopf- und Leibschmerzen. Am 2. Tage nach diesem Unfalle befand sie sich bis auf geringe Schmerzen im Leibe wohl, und ging auch wieder zur Arbeit. — Sie gebar zur gehörigen Zeit ein ausgetragenes, munteres Kind, an welchem sich zwei übereinanderstehende, aber durch starke Callusmassen verheilte Fracturen vorfanden, eine in der Mitte der linken Clavicula, die andere im mittleren Theile des Os humeri. Nach acht Wochen starb das Kind an einer unbekannt gebliebenen Krankheit.

27) K. F. Burdach (Die Physiologie als Erfahrungswissenschaft Bd. 2. Leipzig 1828. 8. Seite 114)

Eine Frau, die im 6. Monate der Schwangerschaft einen Stoß auf den Unterleib erhalten hatte, gebar ein Kind, bei welchem Unterarm und Unterschenkel gebrochen, und in spitzem Winkel verheilt waren.

28) Guersant (Gaz. des Hôpit. 1855. p. 472 und 507)

stellte früher der Société de Chirurgie einen Fall von intrauteriner Fractur in der Mitte des Unterschenkels, mit einer der Bruchstelle entsprechenden Wunde vor. Die Mutter hatte im 7 Monate der Schwangerschaft einen Fall gethan; das Kind, welches sich vor diesem stark bewegte, schien dann aber in seinen Bewegungen sehr nachgelassen zu haben. —

Eine von Malgaigne in diesem Falle unternommene Resection des Winkels endigte lethal.

29) Devergie d. Ae. (Archives génér. de Médec. T VII. 1825. p. 467) machte der Académie royal de Médecine folgende Mittheilung:

Eine im 6. Monate schwangere Frau stieß sich den Unterleib heftig an einer Tischecke, indem sie von einem hohen Stuhle herabfiel. Der Schmerz war äußerst heftig, und hielt einige Zeit an, ohne daß etwas geschah, um ihn zu besänftigen. Allmählich ging er vorüber, und zur normalen Zeit gebar sie ein ziemlich starkes Kind, welches eine voluminöse Geschwulst in der Gegend des linken Schlüsselbeins zeigte. Es starb am 8. Tage, und bei der Section fand sich eine Schlüsselbeinfractur, deren einander etwas überragende Fragmente durch einen soliden, voluminösen Callus vereinigt waren, welcher die erwähnte Geschwulst gebildet hatte. Die beiden Fragmente hatten übrigens einen beträchtlicheren Umfang erlangt, als sie im Normalzustande zeigen. Das Präparat wurde im anatomischen

Museum des Hôpital du Val-de-Grâce niedergelegt, wo es aber nach Malgaigne (Traite des Fractures. Paris 1847. T. 1. p. 30) nicht mehr aufzufinden ist.

30) Feist (Abhandl. d'Outrepont l. S. 227)

fand an einem vor 16 Stunden geborenen Kinde eine Geschwulst von der Größe einer mäßigen Wallnuß, die auf dem linken Schlüsselbein ihren Sitz hatte, und sich ganz ähnlich anfühlte, wie eine durch Callus verheilte Fractur. Bei näherer Erkundigung erfuhr er, daß die Frau im 8. Mondsmonate von einer Leiter herab, auf die Kante eines aufrecht stehenden Ständers (einer hohen Bütte von etwa $2^1/_2$ Fuß Durchmesser) mit der rechten Seite des Bauches, etwas unter der Mitte desselben, gefallen, daß sie halbohnmächtig in das Zimmer gebracht worden sei, sich dort bald erholt habe, und daß von nun an, einige Tage hindurch, die Bewegungen der Frucht sehr stark geworden seien. Dieselben verminderten sich aber bald wieder, und sie gebar zur normalen Zeit. — Die Geschwulst verminderte sich nach und nach und hatte 3 Jahre später nur noch die Größe einer Haselnuß. —

31) Abele (Würt. Med. Corr.-Blatt. Stuttgart 1835. Bd. 5. pag. 1):

Eine 23jährige Frau ward in der 30. Woche der Schwangerschaft von einer Kuh rücklings zu Boden geworfen und erhielt von ihr mehrere derbe Tritte auf den Bauch. Heftige aber nicht wehenartige Schmerzen im Unterleibe, welche sich nach einigen Tagen ruhigen Verhaltens wieder verloren, waren neben einer grünlichten blauen Färbung der linken Unterbauchgegend die einzigen Folgen. Die Geburt erfolgte zu rechter Zeit durch bloße Naturthätigkeit. Das Kind durchaus normal gebildet; nur oberhalb des linken Stirnhügels eine klaffende Hautwunde von ungefähr $1—1^1/_2$ " Breite mit bläulicht aussehenden einwärts gestülpten Rändern, die Wundfläche selbst mit Eiter bedeckt, sowie auch noch am andern Tage ein Eitercoagulum, welches unter den etwas losgetrennten Rändern lag, beim Waschen des Kindes entfernt wurde. Am 3. Tage Knochen entblößt, jedoch ohne alle Verletzung gefunden; Scarification der Wundränder und Heftpflasterverband, durch welchen in 3—4 Wochen Heilung ohne Exfoliation des Knochens. („Fand hier ursprünglich eine Quetschwunde statt, oder eine bloße Contusion, welche in einen Absceß sich umbildete, der noch während des Fruchtlebens zerbrochen war?" Bruns Handb. d. Chir. p. 380. Th. 1.)

Das etwa sind die bisher beobachteten Fälle, in denen sämmtlich eine äußere auf den schwangern Unterleib gerichtete Gewalt als Ursache der vorgefundenen intrauterinen Verletzungen des Fötus angegeben ist.

Es fragt sich zunächst, wie verhalten sich diese angeführten Fälle zur Kritik, sind sie hinreichend zuverlässig und überhaupt der Art, um aus ihnen den für die gerichtliche Medicin so wichtigen Satz formiren zu können: „daß es durch die Erfahrung hinlänglich bewiesen sei, daß eine auf den schwangern Leib wirkende äußere Gewalt Knochenbrüche des intrauterinen Fötus bewirken könne?“ Fälle der Art, wenn sie hinreichende Beweiskraft haben sollen, müssen zunächst das ursächliche Verhältniß zwischen der eingewirkt habenden äußern Gewalt und der Verletzung klar darthun und ferner jede andere Ursache als die angegebene äußere Einwirkung abweisbar machen. Außer genauer Beschreibung des Geburtsvorganges, womöglich der Größenverhältnisse des Kindskopfes und des mütterlichen Beckens, des Verwesungsgrades der Kindesleiche, der Angabe der Zeit der Schwangerschaft, in der die verletzende Einwirkung geschehen, sorgfältiger Beschreibung der vorgefundenen Verletzungen am Kindesleichnam, dürfen sie daher auch keinen Argwohn in der Hinsicht erregen, daß etwa manuelle Hilfeleistungen während der Geburt durch die Zange u. s. w., oder wohl gar der intrauterine Verwesungsproceß oder Einwirkungen auf die Leiche erst nach der Geburt z. B., beim Vergraben der Leiche, die ursächlichen Momente gewesen sind.

Im 1. Falle, dem ältesten, von Valentin, überlieferten, war die Nabelschnur faul, die Leber auf der rechten Seite ganz schwarz, weich, verdorben, so daß sie mit den Fingern zerdrückt werden konnte, die Lungen rechterseits schwarz, zum Theil faulig, die 5. 6. 7. Rippe von den Knorpeln getrennt, die rechte Seite, die Rippen-, Rücken-, und Schultermuskeln mit vielem Blut unterlaufen, ebenso die ganze rechte Schulter, und die Arme; der rechte Arm und die rechte Seite fast nackt und von Haut entblößt. Trotzdem sollen die röthlichen und blutunterlaufenen Flecken auf dem Kopfe und das Blut — nach 14wöchentlichem Aufenthalt der Fötusleiche im Uterus! — ganz frisch erschienen sein, während die Verbindung der Schädelknochen („alle Nähte“) in hohem Grade gelockert war. Es ist kaum nöthig, noch ein Weiteres über diesen Fall anzuführen; wer nur einigermaßen die Leichenerscheinungen kennt, wird sicher nicht in das Urtheil der medicinischen Facultät zu Leipzig einstimmen: „daß jene Verletzungen ohne allen Zweifel von dem Stoße des Pastors mit den Füßen herrühre und zwar“ — wie dieses merkwürdige Gutachten fortfährt —

„namentlich deshalb, weil dem schwangern Weibe von der Zeit dieses Stoßes an eine ähnliche oder andere Verletzung nicht zugefügt worden ist.“ Casper (l. c. p. 788) sagt daher sehr richtig, „der (Valentin'sche) Fall hat gar keinen Werth und beweist im Geringsten nicht, was er beweisen soll, da jedes todtfaul geborne Kind mehr oder weniger dergleichen Erscheinungen zeigt.“ Es ist aus ihm nicht ersichtlich, daß überhaupt Verletzungen durch den Fußtritt des Pastors bewirkt sind; die Lostrennung der Rippen von ihren Knorpeln, ebenso die angeblichen Blutunterlaufungen können für nichts anderes, als für Verwesungserscheinungen gehalten werden. Dieser Fall ist daher ein für allemal ganz von denen zu eliminiren, die überhaupt eine intrauterine Verletzung des Fötus durch äußere Gewalt auch nur wahrscheinlich machen.

Der 2. Fall von Frank hat nur den Werth einer Notiz, nicht den eines wissenschaftlichen Falles. Man erfährt nicht, ob und welche Kopfknochen bei der gänzlichen Zerquetschung des Hirns gebrochen, noch wie der Geburtsvorgang gewesen, wiewohl in der „Verblutung“ ein Beschleunigungsgrund der Geburt lag und es ist jedenfalls räthselhaft, wie selbst ein sehr heftiger Stoß auf den schwangern Leib eine Losreißung der Nabelschnur vom Mutterkuchen und solch' enorme Schädelverletzung des Kindes bewirken konnte, ohne daß, wie in diesem Falle geschieht, die Beschädigung der Mutter auch nur erwähnenswerth erschien.

Diesem Falle kann daher wegen dieser Mängel keinerlei Beweiskraft zuerkannt werden.

Fall 3. Kopfgroße Geschwulst am hintern Theile des Kopfes zugleich mit zerbrochenen Lendenfortsätzen des Rückgrats, 2 gleichzeitige Verletzungen, die durch einen Stoß auf den schwangern Unterleib nicht erklärlich sind. „Die Geschwulst am Kopfe war kurz gestielt, ohne Haare, saß auf der Lambda-Naht auf, ihre Decken sehr dick und enthielt einen großen Theil der markigten Substanz des Gehirns“ — wer könnte besser eine Encephalocele congenita beschreiben? „die Lendenfortsätze des Rückgrats — (alle?) — waren sehr einwärts gebogen und zerbrochen“, dabei hoher Fäulnißgrad und „eine sehr schwere Geburtsarbeit“. Es ist wohl natürlicher, anzunehmen, daß die Brüche der Lendenwirbel durch die schwere Geburtsarbeit entstanden sind, und schon Gardner, der Berichterstatter dieses Falles, spricht sich zweifelnd über das ursächliche Verhältniß des angeblichen Stoßes und der Knochenbrüche aus, indem er sagt, „es schien, als wenn dieser Theil des Kindes wäre verletzt u. s. w.“ — Wer möchte daher diesen Fall für beweiskräftig halten?

Der 4. Fall ist ganz ohne wissenschaftlichen Werth und bedarf keiner Kritik.

Im 5. Falle erfährt man nicht, welche Knochenbrüche denn eigentlich gefunden wurden und ist die Annahme von Glockengießer, daß durch Zusammenschnüren des Unterleibs die „Zertheilung“ des Schädels geschehen, mehr als zweifelhaft, da derartige Fälle sonst alle Tage vorkommen müßten. Der Fötus soll außerdem „lange vor der Geburt gestorben sein“, wahrscheinlich war die Trennung der Schädelknochen durch den Verwesungsproceß bewirkt, wie das in den höheren Verwesungsgraden ja stets geschieht.

Auch der 6. Fall läßt zu viele Zweifel zu, um seine Beweiskraft gelten zu lassen. Ohne eine genauere Beschreibung des Bruches zu geben, enthält er nur die Angabe, daß das Kind mit zerbrochenem Oberarmknochen geboren sei. Es liegt die Frage nahe, woran konnte man sehen, daß es wirklich ein vor 3 Wochen geschehener Knochenbruch und nicht eine Hemmungsbildung war, da doch der physiologische Heilungsproceß in so langer Zeit bemerkbare Veränderungen an den Bruchenden bewirkt haben mußte. Die Angabe der Mutter, daß sie eine stärkere Verletzung 3 Wochen vor der Geburt erlitten, kann das ursächliche Verhältniß zwischen der traumat. Einwirkung und der Verletzung nicht hinreichend nachweisen, da man nichts darüber erfährt, worin eigentlich die Einwirkung bestanden.

Im 7. Falle wird eine genügende anatomische Beschreibung vermißt; so vage Ausdrücke wie „das Köpfchen war verletzt, die Hirnschale eingedrückt, das Genick lädirt“ erlauben noch nicht einmal eine Kritik, der übrigen Mängel des Falles gar nicht zu gedenken.

Im 8. Falle ist davon die Rede, daß im Unterleibe eine Zerbrechen gefühlt wurde, doch lesen wir nichts von einem Knochenbruche, sondern das Kind scheint mit einer unvollständigen Verschließung des Unterleibes, also einer Hemmungsbildung, geboren zu sein.

Die Fälle 9. 10. 11 bedürfen gar keiner Kritik, ihnen fehlen alle Requisite wissenschaftlicher Beobachtungen.

Der 12. Fall erregt dadurch Mißtrauen, daß „der ganze Hirnschädel bis ins Genick in kleine Stückchen zerschmettert“ gewesen sein soll, während die Frau nicht unmittelbar vom Blitze getroffen war. Es ist wohl bekannt, daß heftige Erschütterungen des ganzen mütterlichen Körpers zumal am Ende der Schwangerschaft eine Lostrennung der Placenta und dadurch frühere Entwickelung der Geburt bewirken können allein daß dieselben so erhebliche Knochenverletzungen wie in diesem Falle verursachen können, ohne daß zugleich Lostrennungen der Placenta erfolgen, ist nicht wahrscheinlich. Und so ist es nicht bedeutungslos, daß erst einige Tage nach dem Blitzschlage die Entbindung eingetreten sein soll und nichts von einem ungewöhnlichen Geburtsverlaufe berichtet wird. Bei diesen Zweifeln und der bei weitem näher liegenden Annahme, daß in diesem Falle wegen mangelnder Ossification der Schädel in so viele kleine Theile getrennt war, kann daher auch dieser Fall nicht für hinreichend beweisend gehalten werden.

Der 13. Fall (von W. J. Schmitt zu Wien beobachtet) ist wegen genauer anatomischer Beschreibung der Verletzung und dem hinreichend geführten Nachweis zwischen dem ursächlichen Moment und der Verletzung von den bisher angeführten der erste, dem die Beweiskraft nicht abzusprechen ist, und sowohl Hedinger wie Gurlt (Monatsschr. f. Geburtskunde von Busch, Credé u. s. w. Bd. IX. Heft 5. pag. 340) hält dafür, daß die vorgefundene Infraction durch den erwähnten heftigen Stoß auf die rechte Seite des Unterleibs der schwangern Frau intrauterin bewirkt sei.

Ueber den 14. von Becher beobachteten Fall hat schon Casper sein Bedenken ausgesprochen. Trotz vielfacher Versuche ist es mir aus der weitläufigen, gänzlich unklaren, ja anatomisch unrichtigen (das Stirnbein soll noch mit dem Schläfenbeine verbunden gewesen sein!) Beschreibung nicht gelungen, ein klares Bild von der vorgefundenen Verletzung zu machen. Andrerseits war es eine Zangenentbindung, und ist der Verdacht nicht ungerechtfertigt, daß die Knochenverletzungen durch die Zange bewirkt seien. Denn wenn der Kindskopf bei der Erstgebärenden so leicht gefolgt wäre, so wäre es ja die größte Nutzlosigkeit gewesen, daß Becher die Zange angelegt, zumal das Kind schon während der Geburt wahrscheinlich todt war. Der Becher'sche Fall kann daher nicht beweisen, was er beweisen soll.

Gegen den 15. 16. 17. Fall läßt sich nichts Erhebliches einwenden.

Der 18. Fall dagegen erregt dadurch Bedenken, daß es eine Todtgeburt war, deren Fäulnißgrad nicht angegeben wird, und die durch die Wendung entwickelt wurde. Ferner wird nicht erwähnt, ob und wie eigentlich eine directe Einwirkung auf den schwangern Unterleib durch das Herabfallen vom Kirschbaume geschehen.

Der 19. Albert'sche Fall ist ein so unklar beschriebener, daß er schon deswegen unmöglich etwas beweisen kann. „Die verletzte Stelle des Unterleibs der Mutter war „greller" (?) anzufühlen, zeigte aber außer einem 2" langen, 2''' breiten Eindrucke (in den weichen Bauchdecken?) keine weitere Spur einer geschehenen Verletzung." — „Am Kopfe des Kindes fand sich das ganze linke mehr als gewöhnlich verknöcherte Scheitelbein aus seiner Verbindung mit „dem angrenzenden Knochen" (eigenthümliche Anatomie!) gerissen (ganz unverständlich!)" u. s. w. Gurlt sagt über diesen Fall „Ich glaube zwar, daß die daselbst erwähnten sehr beträchtlichen Verletzungen des Kindeskopfes von der wahrscheinlich sehr bedeutenden Gewalteinwirkung abzuleiten sind, dagegen halte ich es, wegen der beträchtlichen Zerreißung der Nähte und Verschiebung der Kopfknochen, sowie wegen des Umstandes, daß nirgends eines Blutextravasates erwähnt wird, das doch in nicht unbeträchtlicher Menge bei einem zur Zeit der Verletzung noch lebenden Kinde hätte vorhanden sein müssen, für sehr wahrscheinlich, daß die Verletzung, die für die Mutter durch die Verblutung tödtlich wurde, einem schon seit längerer Zeit abgestorbenen Fötus zugefügt wurde, obgleich in dem Berichte nicht erwähnt wird, daß das Kind schon Zeichen des schon lange erfolgten Todes an sich trug." Auch Casper vermißt mit Recht die Beschreibung des Verwesungsgrades und sehr wohl könnte es möglich sein, daß in dem Albert'schen Falle der Verwesungsproceß die Lostrennung des betreffenden Scheitelbeins bewirkt hätte. Bei solchen Unbestimmtheiten kann daher dieser Fall zu keinem Beweise benutzt werden.

Von den nachfolgenden Fällen erregt der 21 und 24. Fall einige Zweifel. Im 21 ist es nicht evident erwiesen, ob der angebliche Knochenbruch nicht ein Knochendefect war, da deren der kranke Fuß und der rechte Arm in größerer Menge zeigte. Es kann freilich nicht geleugnet werden, daß Knochendefecte andere Erscheinungen zeigen, wie in diesem Falle vorhanden waren (es war die abgebrochene Knochenspitze noch scharf, schmerzte, die Haut war narbig eingezogen). Es ist ferner auch das ursächliche Moment nicht mit der nöthigen Bestimmtheit angegeben, da einerseits ein schon in der 10. Woche der Schwangerschaft auf dem Eise passirter Fall, andrerseits das Herabstürzen von ein paar Stufen einer Leiter als solches bezeichnet wird.

Im 24. Fall hatte die Deformität das Ansehen, „als ob ein mit einer Wunde complicirter Bruch des Unterschenkels dagewesen und schief geheilt worden sei" Blasius selbst enthält sich einer bestimmteren Diagnose. Ferner könnte es Zweifel erwecken, daß „mehrere Tarsalknochen wahrscheinlich fehlten, von den Metatarsalknochen waren nur 2 auffallend große und starke Zehen, nämlich die kleine und große, von den übrigen keine Andeutung vorhanden" Es liegt die Frage nahe, ob hier nicht ein Ossificationsdefect vorhanden. Auch hier war jedoch eine ovale Narbe an der Bruchstelle, eine scharfe Ecke der gebrochenen Tibia, an der die Haut fest verwachsen war, was alles nicht für einen Knochendefect, sondern für einen complicirten Knochenbruch spricht. Da jedoch in diesen beiden Fällen die volle Bestimmtheit über ihre Diagnose fehlt, so sollen sie im Nachfolgenden nicht mit zu den entscheidenden Fällen hinzugezählt werden.

Außer den schon oben als zuverlässig erwähnten Fällen Nr. 13. 15. 16. 17 sind die nachfolgenden 20. 22. 23. 25—31 zu denjenigen zu zählen, die unzweifelhaft darthun, daß eine auf den schwangern Unterleib wirkende Gewalt in der That Verletzungen und selbst Knochenbrüche des intrauterinen Fötus bewirken kann. Es sind dies im Ganzen 14 Fälle, von denen nur bei dreien erwähnt wird (Fall 15. 17 31), daß sich Sugillationen zugleich auf dem Bauche der Mutter vorfanden, in allen übrigen ist theils ausdrücklich gesagt, daß keine Spur von Verletzung der mütterlichen Bauchdecken da war, theils ist dieser Punkt stillschweigend übergangen. Es folgt jedoch aus diesem Ergebniß, daß die Annahme intrauteriner Verletzung nicht davon abhängig gemacht werden darf, daß sich zugleich Verletzungen der mütterlichen Bauchdecken vorfinden, wie das die Greifswalder Facultät in dem bei Mende (Th. 1) angeführten Gutachten thut. Auch Wildberg machte diese fälschliche Voraussetzung, wiewohl man 2 sehr beweisende Fälle kannte, in denen bei den erheblichsten innern Verletzungen nicht die geringste Spur auf der äußern Haut bemerkbar war. [1])

[1]) Es war dies der Fall von Hart (Friedreich gerichtsärztl. Praxis I. pag. 717), der bei einem Stallknechte einen Querriß im obern Theile des Dünndarmes in Folge eines Stoßes auf den Bauch von einem Pferde, ohne daß die äußern Bedeckungen verletzt waren, beobachtet hatte, und

der Fall von Jäger (disquis. qua casus et annotationes ad vitam foetus neogoni dijudicandam fac. prop. von Hennenhofer 1780 pag. 15) „robustus rusticus, cujus in cervicem currus lignis onustus tanta cum vi illisus fuit, ut mente constans mox in partibus inferioribus et post aliquot horas in brachiis etiam paralytice resolveretur, et post 18 horas convulsus moreretur In collo viventis et abs me et ab Honoratiss. collega prof. Dietz et a chirurgis diversis temporibus examinato nullum in cute

Die Verletzungen selbst in den einzelnen 14 Fällen waren in Fall 25 und 31 Hautwunden der Stirn, in Fall 16 eine große Sugillation unter der Schädelhaube, in Fall 13 und 17 eine Einbiegung des Stirnbeins, in nur einem Falle (Nr. 15), wo zugleich ein Ossificationsdefect und dünne Kopfknochen sich vorfanden, eine Fractur des rechten Scheitelbeins und die pars frontalis des Stirnbeins von der pars orbitalis durch einen Bruch getrennt, 1 Fall mit fractura femoris (20), 4 Fälle mit fract. tibiae (22. 23. 27 28.), 2 Fälle mit fract. antibrachii (25. 27.), 1 Fall mit fract. humeri, 3 Fälle mit fractura claviculae (26. 29. 30). Sollen wir hieraus ein Gesammtresultat ziehen, so würde es das sein, daß die langen Röhrenknochen besonders der Gefahr des Zerbrechens ausgesetzt sind, daß dagegen bisher noch kein zuverlässiger Fall beobachtet ist, wo wirkliche Knochenbrüche des Schädels des intrauterinen Fötus — außer in obigem Falle bei sehr dünnen Schädelknochen und einem Knochendefecte — in Folge von Verletzungen der Mutter vorgekommen sind.

Was endlich die Schwangerschaftsmonate betrifft, in denen die betreffenden Verletzungen bewirkt wurden, so war es in 2 Fällen (20. 23) der 5., in 2 Fällen (27 29.) der 6., in 4 Fällen (16. 26. 28. 31) der 7., in 4 Fällen (13. 17 22. 30.) der 8., in 1 Falle (25.) der 9. Monat, (im 15. Falle ist der Monat nicht angegeben). Im siebenten und achten Schwangerschaftsmonate scheint der intrauterine Fötus daher am leichtesten, vor dem 5. Monate jedoch nicht verletzt werden zu können.

Unter welchen Umständen kann man in vorkommenden Fällen annehmen, daß eine auf das schwangere Weib ausgeübte Gewalt eine Verletzung des intrauterinen Fötus bewirkt habe?

---

externum laesionis vestigium erat, licet locus affectus circa sextam colli vertebram sub elevatione capitis maxime dolorifica facile assignari potuerit, neque post mortem exterius indicium, attamen dissectis integumentis ibidem cruorem extravasatum ad 4 uncias aestimandum, apophysin sextae vertebrae colli spinosam in basi, qua ad canalem pro medulla formandum concurrit, diffractam et nexu solutam, subjacentemque medullam abruptam deprehendimus, unde manifestum quantum impetum cutis subinde ferre, quantam laesionem celare queat."

Hierher auch 2 Fälle von Horstmann (de fissuris in cranio neonatorum 1854), Brachet's Fall (Mende's Handb. VI. pag. 331), Posewitz (Journal für Med. u. Chir. Herborn. 1800. 2. Heft).

1) Wenn nachgewiesen ist, daß eine sehr heftige Gewalt entweder direct den schwangern Unterleib traf, — denn nur eine solche vermag den durch die weichen mütterlichen Bedeckungen und sein Fruchtwasser geschützten Fötus zu verletzen —; oder wenn eine sehr heftige Erschütterung des ganzen schwangern mütterlichen Körpers geschehen war, so daß der in seinem Fruchtwasser ballotirende Kindskörper mit heftiger Gewalt gegen die mütterlichen Beckenknochen geschleudert werden mußte, wodurch ebenfalls Quetschungen und selbst Knochenbrüche sehr wohl denkbar sind.

2) Wenn die Schwangere schon die Hälfte der Schwangerschaft überschritten hatte, da kein Fall bekannt ist, in dem vor diesem Zeitpunkte derartige Verletzungen des Fötus beobachtet sind. Die für Verletzungen günstigsten Monate sind der 7. und 8. Schwangerschaftsmonat.

3) Wenn unzweideutige Erscheinungen an der Mutter, wie Sugillationen, Schmerzempfindungen, heftige Bewegungen der Frucht von dem Zeitpunkte der eingewirkt habenden Gewalt an das ursächliche Verhältniß zwischen der angegebenen gewaltsamen Einwirkung und einer erfolgten Beschädigung des intrauterinen Fötus ankündigen, zumal wenn jede andere Ursache für diese Erscheinungen abweisbar gemacht werden kann.

4) Wenn endlich die am gebornen Kinde wahrgenommenen Verletzungen selbst solche charakteristischen Erscheinungen darbieten, daß sie einestheils in keinerlei Widerspruch mit der angegebenen Zeit, in der die verletzende Einwirkung geschehen, stehen, anderntheils entschiedene Zeichen wirklicher Knochenbrüche an sich tragen, die keine Verwechselung mit angebornen Knochendefecten möglich machen. Bei einer mehrmonatlichen Fractur muß deshalb ein entsprechender Callus vorhanden sein, und zwar lehren die bisher beobachteten Fälle, daß der intrauterine Callus ein umfangreicherer zu sein scheint, wie der nach der Geburt entstandene, was aus dem physiologischen Bestreben des Fötus, sich schnell zu gestalten und Knochensubstanzen zu bilden, zu erklären sein möchte.

Zu den pathognomischen Zeichen wirklicher Knochenbrüche und angeborner Knochendefecte gehört es, daß bei wirklichen Knochendefecten die darüber liegende Haut unverändert, verschiebbar, weiß ist und keine Empfindlichkeit zeigt, während bei intrauterinen Knochenbrüchen die Haut in der Regel verändert, auf den Knochen aufgelöthet, narbig eingezogen erscheint und die fracturirten Knochenenden oftmals noch spitz und empfindlich sind und alle Erscheinungen einer gewaltsamen Trennung zeigen. Es darf übrigens nicht unerwähnt bleiben, daß gerade bei Knochendefecten, wenn z. B. die Fibula fehlt, um so leichter zugleich Knochenbrüche bewirkt werden können, so daß man in einem Falle zugleich Knochendefecte und wirkliche traumatische Knochenbrüche vor sich haben kann, da solche schwächere und weniger Widerstand leistende Theile auch leichter fracturiren werden. Aehnlich verhält es sich mit den Knochenverdünnungen. Bei dünnen Schädelknochen, bei denen sich vielleicht noch gar angeborene Fissuren finden, sind vorgefundene Knochenbrüche die natürlichste Folge einer vorausgegangenen erlittenen Gewalt der Mutter. Und vielleicht sind nur bei derartiger Beschaffenheit der Kopfknochen wirkliche Fracturen derselben möglich, wenigstens so viel die bisherigen Fälle lehren.

b. Verletzungen des intrauterinen Fötus durch den mütterlichen Körper.

Wenn der Kindskopf einen länger anhaltenden Druck auf Exostosen im mütterlichen Becken oder andere Knochenvorsprünge, auf ein zu stark vortretendes Promontorium auszuhalten gezwungen ist, so kann der gedrückte Knochen mehr oder weniger große Einbiegungen erhalten, ja der betreffende Knochen an dieser Stelle ganz aufgesogen werden. Die Weichtheile über diesen Knochenverletzungen findet man unverändert, nicht sugillirt, wodurch sich diese Einbiegungen von allen durch andre Ursachen wie von den durch den Geburtsact bewirkten unterscheiden (Bruns I. 384). Im Uebrigen scheint das sonstige Befinden des Fötus, seine weitere Entwickelung, durch einen derartigen Druck nicht gestört zu werden, dagegen klagten die betreffenden Mütter über anhaltende Schmerzen an einer bestimmten Stelle. Die Fälle sind selten und möchten etwa folgende sein, wenn man diejenigen wegläßt, in denen die Geschwulst im mütterlichen Becken nicht speciell nachgewiesen ist

1) d'Outrepont (Neue Zeitschr. f. Geburtsk. III. 2.)

Eine 34jährige Erstgebärende von schwächlicher Constitution und kachektischem Aussehen klagte in den letzten Monaten der Schwangerschaft über einen anhaltend dumpfen Schmerz in der hintern obern rechten Beckengegend in der Nähe des vorletzten Lendenwirbels und hatte dabei gelindes Fieber In den letzten 14 Tagen senkte sich die Gebärmutter und nahm eine schiefe Lage nach vorn an und die Schmerzen verschwanden nun. Die Geburt erfolgte regelmäßig in der 40. Woche, die gut gebildete Frucht wurde in der ersten Kopflage geboren und hatte am linken os bregm. einen $1/2$" tiefen Eindruck ohne Fissur, Sugillation oder sonstige Spur einer kürzlich stattgehabten Beschädigung.

Dies in Verbindung mit den früher stattgehabten Schmerzen, bestimmte d'O., das Becken mit der ganzen Hand zu untersuchen und da die Gebärmutter sich noch nicht zusammengezogen hatte, sondern sich noch im großen Becken befand, so konnte er leicht an der Verbindungsstelle des 4. mit dem 5. Lendenwirbelbeine eine harte rundliche Erhabenheit fühlen. Mutter und Kind verließen nach 14 Tagen die Entbindungsanstalt gesund, als aber letzteres nach 4 Wochen in Folge des Icterus starb, fand sich bei der Section, daß durchaus keine Spur eines Hirnleidens vorhanden war, sondern es war das Gehirn unter der Knochenvertiefung gleichsam eingedrückt, aber ohne krankhafte Veränderung und selbst ohne Röthe.

2) Düntzer (Neue Zeitschr für Geburtsk. 1842 VI. pag. 360): Eine 30jährige rhachitische Frau litt in den beiden letzten Monaten ihrer vierten Schwangerschaft an einem beständigen dumpfdrückenden Schmerze, der in der Gegend der letzten Lendenwirbel seinen fixen Sitz hatte, Stuhl- und Urinabgang nicht besonders hinderte, die Rückenlage nicht gestattete, gegen Abend mit geringer fieberhafter Aufregung verbunden und trotz aller Mittel nicht zum Weichen zu bringen war. Geburt schwer, durch Zange beendet. Kind scheintodt, durch Chamillenbad, Auftröpfeln von Naphtha wieder zum Leben gebracht. Auf der linken Seitenhälfte des Stirnbeins ein Eindruck in querer Richtung vom Arcus superciliaris bis zur Sutura coronalis, ein Oval von $2^1/_2$'' Länge, $1^1/_2$'' Breite und 1'' Tiefe; Haut nicht geröthet. In wenigen Tagen hatte sich dieser Eindruck schon einigermaßen gehoben und nach 3 Monaten bereits ganz abgeflacht, so daß nach 6 Monaten das Stirnbein seine natürliche Wölbung beinahe wieder erhalten hatte. Bei der innern Untersuchung der Mutter gleich nach der Geburt fand man zwischen dem 4. und 5. Lendenwirbel eine ovale Knochengeschwulst von Taubeneigröße, Vorberg etwas mehr als gewöhnlich vorragend, Pelvis simpliciter justo minor.

3) Frank (Neuer Chiron von Textor. Sulzbach 1823 Bd. I. pag. 261)

erzählt eine höchst lehrreiche Krankengeschichte nebst 10 Geburten von einer Frau, bei welcher nach ihrer zweiten Schwangerschaft ein großes Osteosteatom am Vorberge und letzten Lendenwirbel entstand, welches sich später in eine kleinere, aber knochenharte Hervorragung verwandelte, welche mehr spitzig in den geraden Durchmesser des Beckens hineinragte. Bei der 7 Entbindung ward durch die Zange ein großer Knabe zu Tage gefördert, welcher in der Mitte des linken

Stirnbeines eine dreieckige, eingedrückte Vertiefung hatte, in welche füglich ein großes Taubenei hätte eingelegt werden können; gerade an der Stelle des Ossificationspunktes fehlte die Knochensubstanz in der Größe eines 24Kreuzerstückes gänzlich, so daß die Gehirnsubstanz hier bloß mit den Integumenten und den Hirnhäuten bedeckt war. Unerachtet dieses starken Eindruckes hatte das Kind keine weitern Zufälle, als daß es 3 Tage lang beinahe immer schlief; es erholte sich aber vollkommen und wurde stark. Nach Verfluß von 2 Monaten war diese eingedrückte Stelle nach und nach selbst hervorgetreten und mit Knochenmasse dergestalt geebnet, daß sie mehr eine gerade und kaum sichtbar eingedrückte Fläche und keine runde Erhabenheit bildete, wie die normale Knochenform an dieser Stelle gewöhnlich ist. Achte Schwangerschaft durch Abortus in Folge eines heftigen Schreckens im 4. Monate beendigt. Bei der 9. Geburt ein Knabe mit demselben Eindrucke an dem linken Stirnbeine, von der nämlichen Form und Tiefe mit fehlender Knochensubstanz. Das Kind schlief ebenfalls einige Tage sehr viel, erholte sich aber vollkommen, und der Eindruck hob sich in derselben Weise und Zeit, wie bei dem vorigen Kinde. Das 10. Kind, ein Mädchen, hatte denselben Eindruck auf dem linken Stirnknochen, schlief auch 36 Stunden, worauf Verlauf wie früher. Bei der 11. und 12. Geburt 2 Knaben, dieselben Eindrücke an derselben Stelle mit den nämlichen Folgen. Alle 4 letzten Geburten durch die Zange beendigt. Die flachen Knochenstellen sind auch späterhin noch bei den Kindern geblieben. Ob auch bei den 3 letzten Kindern die Knochensubstanz in der Tiefe des Eindrucks fehlte, ist nicht gesagt.

§. 12. Verletzungen des Kindes während der Geburt.

Daß der Fötus während der Geburt durch die Geburtsthätigkeit überhaupt verletzt werden könne, war schon den ältern Geburtshelfern wie Gerichtsärzten bekannt. So spricht sich ein Facultätsgutachten der Leipziger Universität vom Jahre 1656 (Valentin, pandect. pars II, Sect. VII, Casus XXI) dahin aus: „quod non solum probabile, sed et possibile, prout et saepius contingit, quod infans in difficultate partus, in tenero capite facile laedi possit “ Die Verletzungen bestehen theils in einfachen Quetschungen, besonders am Kopfe, wenn bei verzögerten Geburten der Kopf längere Zeit gegen einen vorspringenden Theil des mütterlichen Beckens (promontorium, linea arcuata) gedrückt wird, theils in den bekannten serös-blutigen Infiltrationen unter der Schädelhaube, dem caput succedaneum, welches in fast allen Geburten[1]), selbst bei den leichtesten und sogar bei Todtgeburten, beobachtet wird, theils in wirklichen Knochenbrüchen. Die einfachen Quetschungen haben immer nur einen kleinen Umfang und gewöhnlich eine rundliche, seltner eine längliche Form, sind entweder nur leicht eingedrückt und zugleich geröthet, oder erscheinen dunkler geröthet, bläulich oder blau durchscheinend von den in der Haut und in dem Unterhautzellgewebe befindlichen Blutextravasaten, ohne oder mit Abschilferung der Epidermis, und in den höchsten Graden als wirklich ertödtete, schmutzige, blasse, mißfarbige, eingesunkene Hautstellen, welche von einem gerötheten und geschwollenen Hofe umgeben sind (Bruns l. c. pag. 390). Die Kopfgeschwulst hat eine mehr oder weniger runde Form und besteht theils in einer Ansammlung von einer wässrigen, gelatinösen Flüssigkeit im subcutanen Bindegewebe unter der Schädelhaube, theils in wirklichen Blutextravasaten daselbst, so daß die darüber liegende Haut dunkelblauroth oder schwarzroth gefärbt ist oder in Blutextravasaten zwischen Periost und Knochen, so daß das Periost in verschiedenem Grade geschwellt und zugleich vom Knochen gelöst erscheint und den Anfang des sogenannten Kephalaematoms bildet.

Sowohl die einfachen Quetschungen, wie das Caput succedaneum sind niemals Objecte gerichtlich medicinischer Untersuchungen, da sie für sich allein niemals als Todesursache angesehen werden können (Casper), wie das die tägliche Erfahrung lehrt, daß nämlich die Gesundheit und das Leben Neugeborner mit Quetschungen der Weichtheile des Kopfes und Caput succedaneum ungehindert weiter bestehen kann, — und da sie ferner selbst bei Coincidenz mit andern gleichzeitig vorgefundenen Verletzungen keinen ursächlichen Antheil haben an dem erfolgten Tode.

Einen hierher gehörigen Fall erzählt Schöller in Berlin (Med. Zeitung v. V. f. H. in Pr. 1841 Nr. 39):

Eine 29jährige, an einem Inguinalbruche der linken Seite leidende, sonst gesunde Erstgebärende empfand am 22. August 1839 die ersten Geburtsschmerzen. Drei volle Tage waren bis zur völligen Eröffnung des Muttermundes nöthig. Der anfangs in der sogenannten 4. Schädellage vorliegende Kopf des Kindes drehte sich im Verlaufe der 3. Geburtsperiode, die fast 3 Stunden einnahm, in die erste Schädellage. Der Einfluß eines verengten Beckens war bei dieser Verzögerung der Geburt nicht zu ver-

---

[1]) Ploucquet, Comment. pag. 323 „raro fetus nascitur, in quo omnis a capite tumor absit“

kennen, wenngleich der Finger das Maß dieser Verengerung nicht herausstellte. Die heftigsten Kreuzschmerzen wurden selbst in der wehenfreien Zeit gefühlt und es stellte sich der Beobachtung ein krampfhafter, an das Entzündliche grenzender Zustand der Gebärmutter dar: es trat häufiges Erbrechen ein, der Uterus wurde schmerzhaft und der Puls hart und voll. Nach einiger Medication entwickelte sich die Wehenthätigkeit frei und ungestört und gegen 2 Uhr Nachmittags des 25. August wurde ein $6^1/_2$ Pfd. schwerer und 18" langer Knabe geboren. Das Kind kam asphyctisch zur Welt; das Gesicht war blauroth und die Bewegungen erfolgten mühsam. Geeignete Mittel riefen das Leben zurück. Am Kopfe, dessen Durchmesser alle um $^1/_4$" kleiner als normal waren, beobachtete man bedeutende Kopfgeschwulst auf dem rechten Scheitelbeine. Sowohl an der Mitte des linken Scheitelbeins, als auch am Stirnbeine in der Schläfengegend sah man einen deutlichen Eindruck vom Promontorium des Kreuzbeins und die Haut war daselbst abgeschunden. Das Kind lebte zwar, doch hatte es fortwährend Krämpfe ꝛc. Die beschädigten Stellen am Stirn- und Scheitelbeine wurden brandig und es umgab dieselben ein rother entzündeter Demarcationsring. Später sah man, daß die Beschädigungen am Kopfe ein solches Absterben der Knochen veranlaßt hatten, daß das Scheitelbein in der Größe eines Groschens kreisförmig zerstört wurde, gerade, als sei es trepanirt worden. Man sah hier deutlich die Dura mater, die sich mit dem Hirne beim Athmen des Kindes hob und senkte und beim Schreien sich hin und her bewegte. Am 11 September war die Beschädigung des Stirnbeins schon vernarbt und am 13. das Scheitelbein so weit verheilt, daß das Kind aus der Behandlung entlassen wurde. —

Für die gerichtliche Medicin ist erst die Betrachtung wirklicher Knochenbrüche und zwar der Schädelknochen wichtig, da sie für sich allein für eine hinreichende Todesursache gehalten werden müssen, obwohl es auch Fälle giebt, in denen trotz vorhandener Schädelknochenbrüche das Leben fortbestand. Die ältern Gerichtsärzte stellten es ganz in Abrede, daß Knochenbrüche des kindlichen Schädels durch die Geburt bewirkt werden könnten. So erklärt Haller (Vorles. II. 2. 1784. pag. 10) „Hirnschalenbrüche finden bei einer natürlichen Geburt niemals statt und sind folglich allezeit ein Merkmal einer verübten Gewaltthätigkeit", und Sikora (conspect. pag. 148) „in natis partu difficili leviores ossium cranii compressiones atque sugillationes, nec tamen fissurae ac fracturae locum habent", und Teichmeyer (institut. pag. 236 sub No. 9, 3) „contingit sugillatio talis cum fractura cranii, quod signum maximam violentiam illatam notat". Doch schon Weber, der Uebersetzer der Haller'schen Vorlesungen äußert sich (Vorles. II. 2. pag. 47) dahin, daß nach Stein in Cassel (Programm zu s. Pelvimeter S. 4) „ein Kopf während der Geburt auch abreißen, oder hie und da einbrechen könne" und „daß folglich ein Schluß von diesem Erfund auf gebrauchte Gewalt zuweilen sehr übereilt sei."

In der Geburtshilfe war es indessen schon längst bekannt, daß die Kopfknochen bei verzögerter und erschwerter Geburt fracturiren können. Schon die Justina Siegemundin sagt in ihrer Schrift „Die Chur-Brandenburgische Hof-Wehemutter". Leipzig 1724. S. 31 und 32: „Ich bin vielmahl dazu geholet worden, daß die Frauen drey bis vier Tage in höchster Gefahr gelegen und gekreißet haben, weil sie des Kindes Haupt so in die Breite zusammengedränget, daß die Frau unmöglich damit genesen können, und das zu allen Seiten aufgesetzte Haupt wegen der Größe, und daß es zu stark getrieben worden, nicht durchgekont, und sie davon sterben müssen, indem ich die Kinder schon todt bei ihnen gefunden, welches der Gestank und die abgeschälete Haut von dem Kinde gewiesen, wie auch die gantz zerdruckte Hirnschale, da es sich in der Geburt so zusammenknirschen lassen, daß es zu verwundern ist." Ferner Dionis (traité géneral des accouchemens), Kinder seien oft mit in Stücken zerbrochener Nase zur Welt gekommen; Deventer (Neues Hebammenlicht, Jena 1740): „Ist das Becken glatt, und stehen die Wirbel des Heiligenbeins nicht weit genug auseinander, so daß des Kindes Kopf dadurch zurückgehalten wird, so mag sich die Hebeamme wohl in Acht nehmen, daß sie die Kreißende nicht zu sehr anstrenge, oder diese sich allzu sehr anstrenge, um desto eher zu gebären, denn nimmt sie sich vor, geschwind und mit Gewalt den Kopf hinab zu drücken, so ist zu besorgen, daß der Hirnschädel gebrochen wird, indem der Kopf allzu heftig an die Beine angedrückt wird, wovon dann das Kind das Leben einbüßen kann."

Röderer (elementa artis obstetr. ed. Wrisberg. Göttingen 1766 §. 480): „Foetus cerebrum a fortiori pressione comprimitur, et collum ita tenditur, ut sanguis in capite circulus intercipiatur, quin ipsa quandaque cranii ossicula franguntur."

Auch die neuern Geburtshelfer bestätigen vollkommen das Vorkommen von Schädelbrüchen durch die Geburt.

Baudelocque (Anleitung zur Entbindungskunst, übers. v. Meckel, S. 111): „Ich habe schon bei vielen Kindern bemerkt, daß nach Einkeilung die Knochen der Hirnschale nach einwärts gedrückt und oftmals ganz zerbrochen, und die Gefäße vom Blut aufgeschwollen waren, daß geronnenes Blut die Blutbehälter des Gehirns angefüllt, dergleichen unter der harten Hirnhaut zwischen dieser und den Hirnschal-Knochen selbst, unter der von den Seitenwand-Knochen losgetrennten Beinhaut und an andern Orten mehr ausgetreten war und daß sich zwischen den Genickmuskeln Blut ergossen hatte."

Osiander (Handb. der Entbindungskunst. Tübingen 1821 S. 369): „Knochenbrüche ereignen sich beim langen Stecken des Kopfes im Becken und versäumter Hilfe zu rechter Zeit, ohne daß aber die Zange angelegt, noch mit der Hand gegen den Kopf gedrückt wurde, ein Umstand, der besonders in forensischen Fällen wohl zu berücksichtigen ist."

Schöller in Berlin (Schmidt's Jahrbuch, 3. Supplementb., 1842. S. 233) „Die Schädelknochen des Kindes werden während der Geburt auf verschiedene Weise beschädigt. Ist der Knochen da, wo der Druck eines Beckenknochens einwirkt, noch nicht gehörig verknöchert und hat derselbe eine knittergold- oder pergamentartige Beschaffenheit, so entsteht bei geringerer Dauer des Drucks ein Eindruck oder eine Grube, die bald wieder durch die Elasticität des Knochens selbst, oder durch den Gegendruck des sich beim Athmen bewegenden Gehirns, nach aufgehobenem äußern Drucke sich ausgleichen und verschwinden, hat dagegen der Druck längere Zeit angehalten, so findet man nach der Geburt am Kopfe einen tiefern Eindruck, oder selbst eine Grube, in die man ein halbes Taubenei legen könnte — dies aber immer noch ohne Zerbrechung des Knochens. Auch diese Eindrücke werden nach und nach durch Gegendruck des Gehirns von der Natur geheilt und hinterlassen keine Spuren. Ist aber der Knochen da, wo der Druck einwirkt, schon ziemlich fest und hart, so erfolgt die Einwirkung des Drucks an einer andern schwächern und weniger widerstrebenden Stelle desselben und es entstehen dann die Fissuren, die in der Regel an den Seitenrändern des Knochens ausgehen und namentlich am Hinterhauptsbeine nicht mit den normalen, oft tief in den Knochen gehenden Spaltungen, welche die Begrenzungen der früheren einzelnen Knochentheile des Hinterhauptsbeins anzeigen, verwechselt werden dürfen. Bei einer Beschaffenheit der Schädelknochen, die zwischen vollkommener Härte und knittergoldartiger Beschaffenheit die Mitte hält, wird schärfere Hervorragung des Vorbergs des Kreuzbeins oder eine zufällig vorhandene kleine Exostose an einem der Beckenknochen die Verletzung des Knochens verursachen, die man in diesem Falle vor sich hat. Die Kopfbedeckung wird durch den anhaltenden bohrenden Druck mortificirt und in dem unter ihr liegenden Knochen Entzündung und Eiterung hervorrufen. Was den Ort dieser Beschädigungen an den Schädelknochen anlangt, so hängt derselbe vom Mechanismus der Geburt ab, d. h. von der Art und Weise, wie der Kopf sich beim Durchgange durch das Becken dreht und so verschiedene Punkte seiner Knochen in den Kreis der Einwirkung der durch ihre Hervorragungen die Beckenbeschränkungen verursachenden Beckenknochen bringt. Und so findet man gewöhnlich die Beschädigungen vorzüglich an den Scheitelbeinen des Kindskopfs, selten jedoch auch an den Stirnbeinen, da diese Knochen am meisten dem Drucke ausgesetzt werden."

Scanzoni (Lehrb. der Geburtshilfe Th. II. p. 602): „Bei Verengerung des Beckens in der Richtung des geraden Durchmessers des Beckeneingangs bleibt der Kopf des Kindes meist durch lange Zeit über den Schambeinen stehen und rückt erst dann in den Beckeneingang herab, wenn die Contractionen des Uterus eine beträchtliche Intensität erlangt haben. Die Pfeilnaht verläuft dabei fast immer in der Richtung des Querdurchmessers des Beckeneingangs und die Schiefstellung des Kopfs erreicht einen so hohen Grad, daß die Pfeilnaht ganz in die hintere Hälfte der obern Beckenapertur tritt und beinah völlig gegen das Promontorium gerichtet ist. Allmählich werden unter meist beträchtlicher Anschwellung ihrer Bedeckungen die Schädelknochen so übereinander geschoben 2c., dabei eröffnet sich der Muttermund auffallend langsam. Das Kind leidet einestheils durch die heftige Compression seines Kopfes, anderntheils durch den Druck, welchen die mit dem ungewöhnlich vorspringenden Promontorium in Berührung stehende Partie seines Schädels erleidet, als dessen Folge tiefe Eindrücke und selbst Fracturen der Schädelknochen nicht selten beobachtet werden."

Von den Gerichtsärzten war Ploucquet der erste, der Verletzungen der Schädelknochen, durch die Geburtsthätigkeit bewirkt, als möglich angiebt. Abhandlung über die gewaltſ. Todesarten ed. I. pag. 138: „Es kann ein tödtlicher Druck durch ein verhältnißweise enges Becken, oder durch einen starken Widerstand eines einzelnen Knochens desselben ohne Schuld oder Zuthun der Mutter ausgeübt werden, daß also der Kopf auf beiden oder nur an einer Seite gequetscht erscheint. Ja, es können sogar einige der zarten Schädelknochen hierdurch zerbrochen werden."

Nachdem mehrere der unten angeführten Beobachtungen gemacht waren, stellte Henke (Lehrbuch Aufl. 5. pag. 405) den Satz auf: „Es können mechan. Verletzungen, und zwar nicht nur Blutunterlaufungen, Quetschungen, Geschwülste, sondern selbst Risse und Brüche der Schädelknochen nicht bloß die Wirkungen einer künstlichen, durch Instrumentalhilfe beendigten, sondern selbst einer natürlichen, aber schweren Geburt sein, wobei der Kopf lange eingekeilt war.“ Diesen Lehrsatz adoptirte auch Ed. von Siebold (Lehrb. der gerichtl. Medicin. 1847. pag. 418): „Nach den neuesten Erfahrungen unterliegt es keinem Zweifel, daß Fissuren der Kopfknochen lediglich bei schweren Geburten, bedingt durch zu starken Kopf oder beträchtliche Beckenenge entstehen können“ —, während Orfila (Lehrb. der gerichtl. Medic. Bd. 2. p. 265) schon eine „zu langsame Geburt“ für hinreichend zur Erzeugung von Schädelfracturen hält. Der Lehrsatz ist jedoch nicht ganz richtig, und die von Henke benutzten Fälle selbst beweisen, daß zur Erzeugung von Schädelfracturen keineswegs eine schwere Geburt nothwendig ist und Casper hat mit gewohntem Scharfsinn den Henke'schen Lehrsatz sehr richtig dahin corrigirt (l. c. pag. 795), daß Fracturen möglicherweise auch bei nicht besonders verlangsamtem und erschwertem Gebäract, folglich auch bei Erst- und bei heimlich Gebärenden entstehen können, wenn nämlich eine krankhafte Beschaffenheit der Kopfknochen vorhanden ist.

Die Fälle, auf die man sich zu stützen pflegt, sind folgende:

1) Schmitt (Neue Denkschriften der phys. med. Soc. zu Erlangen. 1812. S. 69):

Bei einer 20 Jahr alten, zum zweiten Mal schwangern Frau, bei der ohne Wehen die Wasser sprangen, und der Muttermund sich langsam eröffnete, hatte sich der Kopf auf den Eingang des Beckens gestellt und der rechte Arm war so um die Scheitelgegend des Kopfes geschlungen, daß die Hand auf das linke Stirnbein zu liegen kam. Nach eingetretenen heftigen Wehen wurde ein todtes Kind weiblichen Geschlechts geboren, das völlig ausgetragen einen ziemlich großen Kopf hatte, der in seinem langen Durchmesser $4^1/_2$ Zoll, im queren $3^1/_2$ Zoll maß. An der rechten Hinterhauptsgegend, von der kleinen Fontanelle über die hintere Hälfte des Seitenwandbeins bis zur Halsgegend war eine blau unterlaufene, aber eben nicht beträchtliche Kopfgeschwulst wahrzunehmen, die rechte Kopfseite war etwas eingebogen, der ganze Kopf merklich verschoben und stark zusammengedrückt, die obere linke Hälfte der Stirn eingebogen.

Bei der Section zeigte sich, daß der Hinterhauptsknochen unter die Seitenwandbeine, und diese unter die Schläfenknochen stark hineingedrückt waren. Das Jochbein der linken Seite hing mit den übrigen Knochen nur locker zusammen; den Vertiefungen der linken Seite der Stirne entsprach ein starker Eindruck des Knochens. Der innere Rand der eingedrückten Stelle endigte sich nach einer schief auf- und einwärtsgehenden Richtung in einen mit den Knochenfasern parallel laufenden Riß, der gegen $^3/_4$ Zoll lang und am Rande des Stirnknochens, wo er am stärksten klaffte, gegen $1^1/_2$ Linien breit war. Einen halben Zoll tiefer nach der Stirne war ein zweiter, jedoch unbeträchtlicher Sprung wahrzunehmen.

2) Hirt (de cranii neonatorum fissuris pag. 15. Lips. 1815):

In der Entbindungs-Anstalt zu Leipzig kam eine 28jährige Erstgebärende, nachdem von den ersten Wehen bis zur Geburt 7 Tage verlaufen waren, ohne künstliche Hilfe mit einem todten ausgetragenen Mädchen nieder. Das Gesicht desselben war mit Sugillationen bedeckt und es zeigte sich eine starke, besonders am Scheitel und einem Theil des Hinterhaupts sehr bedeutende Verschiebung der Kopfknochen, große Blutergießungen unter den Bedeckungen sowohl, wie auch unter den Schädelknochen; die Häute, welche die Pfeilnaht bildeten, waren zerrissen und am rechten Scheitelbein 3 große und 3 kleinere Fissuren vorhanden. Die erstere und größere derselben fing etwas hinter dem obersten Punkte des Scheitels an der Pfeilnaht an, lief nach der Richtung der Knochenfibern bis zum Tuber des Scheitelknochens und in diesem unter einem stumpfen Winkel vorwärts nach der Kranznaht hin. Die Länge derselben betrug 3 Zoll. Die Knochenränder waren sehr ungleich und rauh. Die zweite Fractur fing am untern Rande des rechten Seitenwandbeins an und lief schräg aufwärts hinterwärts nach der obern Fissur hin $^3/_4$'' lang. Die 3. Ruptur ging von der Kranznaht aus ziemlich gerade auf die erste Verletzung los, und war nur $^1/_2$'' lang. Der quere Durchmesser des so sehr zusammengedrückten Kopfes maß $3^1/_4$'', der lange 4''.

3) Carus (zur Lehre von Schwangerschaft und Geburt. Leipzig 1822. 1. Abth. pag. 75):

Rhachitische Multipara, 34 Jahr alt, der Unterleib war sehr nach vorwärts ausgedehnt, überhängend und konisch geformt, das Becken beträchtlich geneigt, wenig verengert und schief gebildet, so daß das rechte Darmbein höher steht als das linke und letzteres gleich den Lendenwirbeln einwärts gedrückt war. Geburtszeit von 9 Uhr Morgens bis 7 Uhr Abends. Starke Wehen. Dritte und vierte Geburtszeit schnell verlaufend. Todtes Kind. Ein tiefer Eindruck ins rechte Stirnbein und 1/2" langer Bruch in selbiges, wahrscheinlich durch Druck des Kopfes gegen das Promontorium schon vor der Geburt."

4) Meißner (Forschungen des 19. Jahrh. zc. Th. I. 1826. S. 325) beobachtete unter Jörg's Leitung in dessen Anstalt einen Fall, wo die Natur ebenfalls die Geburt allein beendete, und das Scheitelbein 2 Fissuren zeigte, von denen die eine über 1/2" lang, die zweite nur halb so groß war.

5) d'Outrepont (Abhandl. und Beiträge geburtshilfl. Inhalts. Bamberg und Würzburg 1822. Th. I. pag. 235).

Eine Frau, Mutter von 2 Kindern, die sie ganz ausgetragen und natürlich und schnell geboren hatte, mit einem vortrefflichen Becken, gebar in seiner Gegenwart ein drittes, nicht großes, übrigens ausgetragenes Kind schnell und leicht, welches gleich nach der Geburt an Convulsionen starb.

Bei der Section des Kindes, 24 Stunden nach dem Tode, fand sich ein länglicher Bruch am linken Seitenwandbein, welcher sich von hinten nach vorn bis zur Mitte der linken Kronnaht in einer Länge von 1 1/2 Zoll erstreckte. Es hatte von der Geburt bis zum Tode des Kindes keine äußere Gewaltthätigkeit eingewirkt.

6) Ed. von Siebold (in dessen Jorun. f. Geburtsh. Bd. 11 St. 3. 1831 S. 404 mit Abbild. und über Fissuren am Kopfe Neugeborner. Frankf. 1832):

Eine 30 Jahr alte, zum dritten Mal schwangere Frau wurde das erste Mal mittelst der Zange von einem todten Kinde entbunden, das zweite Mal gebar sie ein todtes Kind ohne Hilfe der Kunst. Bei der dritten Entbindung erfolgte die Geburt spontan. Eine genaue Untersuchung ergab, daß die Conjugata des Beckeneingangs 3 1/2" maß und sonst keine Mißstaltungen am Becken vorhanden waren. Bei der Geburtsarbeit bemerkte man deutlich die Kraftanstrengung, mit welcher der Kopf über das Promontorium sich herab zu begeben bemühte und nur durch die kräftigsten Wehen überwand der Kopf das mechan. Hinderniß und die Geburt erfolgte durch eigene Kraft der Natur. Das Kind war ein 7 Pfd. schweres, ausgetragenes und sehr stark gebildetes Mädchen, welches keine Lebenszeichen von sich gab und an der linken Schläfe eine bedeutende Sugillation hatte. Die Section ergab folgendes: Der lange Durchmesser des Kopfes hatte $4^1/_2$", der quere $3^1/_2$", der diagonale 5". Außer bedeutender Kopfgeschwulst, besonders linkerseits, sehr viel extravasirtes Blut auf dem Schädel selbst, das linke Scheitelbein unter das rechte an der Pfeilnaht untergeschoben, in geringem Grade eine solche Dislocation auch an der Lambdanaht linkerseits bemerkbar, das linke Schläfenbein ungewöhnlich hervorstehend, am linken Scheitelbein 3 Fissuren vorhanden, von denen die größte und breiteste $1^1/_2$" lang vom Tuber bis zur Pfeilnaht sich erstreckte, die 2 andern Fissuren vom Tuber nach der Kranznaht verlaufend, eine 4., 1" lange, im Stirnbein von der Kranznaht zum Tuber frontale gehend. Bei geringem Druck auf den Schädel quoll zwischen den Fissuren viel Blut hervor, das Gehirn wurde aber, um den Schädel zu erhalten, nicht untersucht.

7) J. Schwörer (Beiträge zur Lehre von dem Thatbestande des Kindermordes überhaupt, und den ungewissen Todesarten neugeborner Kinder insbesondere rc. Freiburg 1836. S. 37)

„Eine 32jährige hysterische Person wurde nach 27stündiger Geburtsarbeit, während welcher der Kopf des Kindes langsam vorrückte, und wegen der starken Neigung des Beckens, besonders am Rande des Einganges die größten Hindernisse zu finden schien, so daß er sich lange am oberen Rande der Schooßfuge stemmte, in S's Gegenwart, welcher das Kind mit seinen Händen empfing, in dem Entbindungsinstitut zu Freiburg, von einem Kinde entbunden, welches nicht athmete, aber deutliche Spuren des Lebens zeigte, dennoch aber nicht zu diesem gebracht werden konnte. — Am Kopfe, der von einem Ohre zum andern 3" 5"', und von der Stirn bis zum Tuber occipitale 4" 3"' maß, zeigte sich auf dem rechten Scheitelbein, die ganze Ausdehnung desselben einnehmend, eine violette, durch ein zwischen der Galea und Kopfhaut und unter dem Pericranium gelegenes Blutextravasat gebildete Geschwulst, auf deren Spitze sich 2 Excoriationen, von 5"' und 3"' Länge, befanden. An demselben Scheitelbein fand sich $1^1/_2$" vom obern und hintern Winkel abwärts, ein 1" langer, gegen das Tuber parietale verlaufender Sprung, außerdem ein spaltartiger Knochendefect, der auch, wie die wahre Fissur penetrirte. Ein Extravasat von geronnenem Blut, 2 Drachmen betragend, stellte sich, den Fissuren entsprechend, zwischen der Arachnoidea und Dura mater, und besonders zwischen dieser und der innern Knochentafel dar.

8) Hayn (zu Königsberg i. Pr.) (in Casper's Wochenschrift 1837. S. 563):

Von einer Erstgebärenden mit sehr engem Becken (die Conjugata betrug nach einer Messung nach der Entbindung nicht vollkommen 2$^{3}/_{4}$", wohl kaum über 2$^{1}/_{2}$"), welche jeden operativen Eingriff verweigerte, wurde nach 41stündiger Geburtsarbeit ein todtes Kind geboren, an dessen Kopf am linken Scheitelbeine 2 zolllange Fissuren sich befanden und dessen beide Scheitelbeine im höchsten Grade plattgedrückt waren. — Die Wöchnerin blieb vollkommen wohl.

9) Danyau (Journ. de Chir. par Malgaigne Janv. 1843):

„Eine Arbeiterin von kleiner Statur, aber ohne Spuren von Rhachitis, war 8 Mal entbunden worden, das erste Mal mit der Zange, Todtgeburt; von den 5 folgenden mit Steißlagen wurde eins lebend geboren, und die 2 letzten, mit dem Kopfe vorliegend, ebenfalls todt. In die Maternité zu Paris aufgenommen, verzögerte sich die Geburt derart, daß der in dem Beckeneingang zwischen Promontorium und Schamfuge eingekeilte Kopf von 7 Uhr Abends bis 10 Minuten vor 5 Uhr Morgens, trotz energischer Wehen, nicht von der Stelle rückte; $^{1}/_{4}$ Stunde später jedoch wurde der Kopf plötzlich durch eine einzige Wehe bis zu den äußern Genitalien gedrängt, 5 Minuten später war er ausgetrieben und der Rumpf folgte alsbald. Bevor der Kopf bis zu den Genitalien herabgetreten war, hatte man deutlich hinten gefühlt, daß das linke Scheitelbein deprimirt war. Als der Kopf den Beckeneingang zu passiren begann, hatte man kein besonderes Geräusch wahrgenommen, trotzdem daß, als das Kind geboren war, man nicht nur eine Depression, sondern auch eine doppelte Fractur im vordern Theile des linken Scheitelbeines erkannte. Das Kind, ein Mädchen, wog 3 Kilogramm 250 Gramm und bot kein Lebenszeichen dar. Der Kopf des Kindes zeigte nicht nur eine Abplattung von den Seiten her und ein Uebereinanderstehen der Knochen in der Pfeil- und Lambdanaht, sondern auch noch eine starke Depression des linken Scheitelbeins, die von dem Höcker desselben schräg nach dem vordern Rande desselben verlief, woselbst sie ihre größte Breite hatte, und von wo sie sich bis auf den benachbarten Theil des Stirnbeins erstreckte. Unter dem Pericranium, in der Höhe der Depression, fand sich ein Blutextravasat, und floß aus dem Innern des Schädels eine Menge davon durch zwei Fracturen aus, die von dem Scheitelbeinhöcker ausgingen, und nach oben und unten die deprimirte Partie begrenzten. Die beiden Fracturen verliefen von dem Scheitelbeinhöcker aus divergirend und bildeten 2 Seiten eines

Dreiecks; dessen am vordern Rande des Knochens gelegene Basis 11‴ Länge hatte. Die untere Fractur, von 18‴ Länge, setzte sich auf das Stirnbein mit einer Fissur von 4‴ Länge fort, am vordern Ende der obern 15‴ langen Fractur war eine kleine Partie des Frontalrandes fracturirt und eingedrückt. Endlich fand sich in der Mitte der Basis der von den 2 Hauptfracturen umschriebenen dreieckigen Fläche eine kleine Fissur des Scheitelbeins von 7‴ Länge. Eine Untersuchung des Gehirns wurde, um den Kopf ganz zu erhalten, nicht vorgenommen. Derselbe zeigte getrocknet folgende Durchmesser:

Dm. vom Hinterhaupt zum Kinn	4″ 6‴
„ „ „ zur Stirn	4″ 1½‴
„ von einem Scheitelbein zum andern	3″ 6‴
„ vom Hinterhauptsloche zum Scheitel	3″ 7‴

Das Becken der 2 Tage später in Folge einer sehr acuten Peritonitis gestorbenen Frau zeigte folgende an der Leiche genommene Durchmesser:

Gerader Dm. des Beckeneingangs	2″ 9‴
Querer „ „ „	4″ 4‴
Rechter schräger des Beckeneingangs	4″ 5‴
Linker „ „ „	4″ 3½‴
Vom Promontorium zur Eminent. ileopectin. sin.	2″ 8‴
„ „ „ „ „ dext.	2″ 7‴
„ „ „ Mitte des l. horiz. Schambeinastes	2″ 10‴
„ „ „ Mitte des r. horiz. Schambeinastes	2″ 11‴
Länge der Krümmung des Kreuzbeins	4″ 8‴
Höhe der Schambeinfuge	— 14‴
Dm. zwischen den Tubera ischii	3″ 8‴
„ „ Steiß- und Schambein, bei stärkster Rückwärtsbeugung des ersteren	4″ 6‴

10) Danyau (ibid.):

Eine 24jährige Person, klein aber ohne Zeichen von Rhachitis, hatte normal ein nicht ganz ausgetragenes aber lebendes Kind nach 48stündiger Geburtsdauer geboren. — Nachdem während der vorliegenden Geburt in der Maternité der Kopf eine Stunde lang in der ersten Kopflage im Beckeneingang gestanden hatte, wurde er durch kräftige Wehen plötzlich ausgetrieben. Das Kind lebte, schien ganz reif zu sein, wog 3 Kilogramm, das linke Scheitelbein war tief deprimirt. Am folgenden

Tage, als D. das Kind sah, fand sich eine etwas teigige Geschwulst in der Höhe der Depression und Röthung der Kopfschwarte. Die Depression nahm eine unregelmäßig kreisförmige Oberfläche ein, mit 2″ Durchmesser von vorne nach hinten; vorn erstreckte sie sich bis zur Kranznaht, nach oben bis 4‴ von der Pfeilnaht, nach unten bis zu 1″ von dem obern Theile der Ohrmuschel, nach hinten bis 17‴ von der hintern Fontanelle entfernt. Die dem Scheitelbeinhöcker entsprechende Stelle fand sich im hintern obern Theile der Depression; der tiefste Theil der Depression lag 4‴ unter der nicht deprimirten Partie. Obgleich nirgend eine Beweglichkeit oder Crepitation vorhanden war, fanden sich bei der Section (s. unt.) doch Fracturen. — Die Durchmesser des Kopfes waren folgende:

Dm. zwischen Hinterhaupt und Kinn	4″ 6$^1/_2$‴
" " " " Stirn	4″ 2‴
" " Hinterhauptsloch und Scheitel	3″ 9$^1/_2$‴
Von der Mitte der Depression links bis zum untern Theile des rechten Scheitelbeins	2″ 9$^1/_2$‴
Vom rechten Scheitelbeinhöcker bis zum untern Theile des linken Scheitelbeins, unmittelbar unter der Depression	3″ 4‴

Die Durchmesser des Beckens der Mutter, die nach einigen Tagen gesund das Hospital verließ:

Zwischen den beiden Spinae anter. sup.	8″ 10‴
" " höchsten Stellen der Crista ilei beiderseits	9″ 3$^1/_2$‴
Conjugata (durch Touchiren)	3″ 4‴
" (durch Messung mit dem Tasterzirkel	3″ 3‴

Das Kind, welches Anfangs nicht die Brust nehmen wollte, erholte sich bald und wurde nach 8 Tagen gesund dem Findelhause übergeben. Daselbst starb es jedoch in Folge eines confluirenden Soor's 18 Tage nach seiner Geburt. — Bei der Section zeigte sich, daß die Depression sich nicht erhoben und das Gehirn ihr entsprechend einen Eindruck hatte, aber sonst, sowie die Dura mater, durchaus unverändert war. Zwei Fracturen, die während des Lebens nicht entdeckt worden waren, fanden sich am Scheitelbein, beide von der Peripherie der Depression ausgehend und in der Pfeilnaht aufhörend, eine hintere, schräg verlaufende, von 15‴ Länge, und eine fast verticale, am mittlern Theile des obern Randes des Knochens endigend, von 7—8‴ Länge. Die Ränder dieser beiden Fracturen waren ungefähr 1‴ weit von einander entfernt, und war der Zwischenraum durch eine sehr dünne Knochenneubildung ausgefüllt. Endlich verlief eine ganz kleine, 3''' lange Fissur vom vordern untern Theile der Depression nach dem vordern Rande des Knochens. — Obgleich die Schädelknochen gleichmäßig dünn, leicht einzudrücken und ziemlich elastisch waren, hätte man doch weit eher die deprimirte Partie fracturiren als erheben können. Die Festigkeit derselben wurde noch vermehrt durch Ablagerung einer neuen Knochenschicht auf beiden Seiten, die außen ziemlich regelmäßig, weniger so innen, und am dicksten an der am meisten deprimirten Stelle war.

11) Götz (Medicin. Jahrb. d. k. k. österr. Staates. Bd. 56. 1846. S. 78)

beobachtete in der Gebäranstalt zu Grätz bei einem von einer 29jährigen Erstgebärenden gebornen todten Kinde, dessen Kopf 5 Stunden, bei starken Wehen, bedurft hatte, um die Beckenhöhle zu durchschreiten, an der Hinterhauptsspitze, dem linken Scheitelbein zu, eine blutunterlaufene derbe Geschwulst, der Kopf war von der vordern Hälfte dieses Scheitelbeins in der Richtung gegen die hintere Hälfte des entgegengesetzten Knochens plattgedrückt, das linke Scheitelbein selbst schien dem Gefühl nach deutlich in mehrere Stücke getheilt, sehr beweglich; dabei waren auch die übrigen Knochen des Kopfes lose untereinander verbunden. Das Kind, ungeachtet es ausgetragen schien, war nur mittelmäßig gebildet. Das Scheitelbein fand sich wirklich in 3 Stücke getrennt, und zwar so, daß eine Spalte der Pfeilnaht, eine dem vordern untern Winkel, und die dritte der Mitte des vordern Randes zulief. Dabei fand sich unter der Galea aponeurotica ein großes Blutextravasat, von dem jedoch in der Hirnschale nichts zugegen war.

12) Danyau (l. c.):

Eine 22jährige Erstgebärende gebar nach einer durch langsame Eröffnung des Muttermunds etwas verzögerten Geburtsarbeit ein todtes Kind, welches indeß eine Viertelstunde vor Beendigung derselben noch gelebt hatte, wie die Auscultation erwies. Normales Becken. Pericranium auf beiden Seiten der Pfeilnaht von den beiden Knochen losgelöst, flüssiges Blut unter der Beinhaut und in einer dünnen $^1/_2$''' breiten Schicht auf der Dura mater. An beiden Scheitelbeinen, längs ihren obern Rändern, ungefähr 7—8''' davon entfernt, eine Reihe zahlreicher, ganz unregelmäßiger, wellen- und zickzackförmiger Fracturen. Das Knochengerüst sehr dünn, unvollkommen entwickelt. Offenbar indirecte Fracturen, entstanden durch gewaltsame Uebereinanderschiebung der beiden Scheitelbeine in der Pfeilnaht,

Vermehrung ihrer natürlichen Convexität durch den seitlichen Druck, bis endlich die Brüche entstanden. Blutgefäße der Schädelhöhle stark gefüllt.

13) Ollivier (d'Angers) (Monatsschr. für Geburtskunde von Busch, Credé, von Ritgen, von Siebold. Bd. IX. Heft 6. pag. 420):

Ein 20jährige Erstgebärende wurde ohne Kunsthilfe, aber nach äußerst angestrengter, ungefähr 24 Stunden andauernder Geburtsarbeit, in Folge des schwierigen Durchtritts des Kopfes durch den Eingang und die Höhle des kleinen Beckens, welches eine ziemlich beträchtliche Enge zeigte, von einem todten Kinde entbunden. Der Kopf desselben war in seinem verticalen Durchmesser abgeflacht; sein querer Durchmesser (zwischen den Scheitelbeinen) verlief, statt horizontal schräg von vorn nach hinten und von rechts nach links, so daß der linke Scheitelbeinhöcker höher stand als der rechte. Das rechte Scheitelbein war dabei derartig herabgedrängt, daß sein unterer Rand zum Theil den Schuppentheil des entsprechenden Schläfenbeins, dessen Rand fracturirt war, bedeckte, während der hintere Rand desselben Scheitelbeins, indem er sich gegen den entsprechenden Rand des Hinterhauptsbeines stemmte, eine Fractur dieses Randes in der Ausdehnung von 1 Centimeter, in welcher das Scheitelbein fest eingekeilt lag, veranlaßt hatte. — An dem Schädel findet sich noch eine beträchtliche Erhebung des ganzen linken Scheitelbeines, in Folge der Herabdrängung, welche die ganze rechte seitliche Schädelgegend erlitten hatte, mit Ueberragen der rechten Hälfte des Stirnbeins über die linke. Alle Knochen sind dicht und hart.

14) Begasse (Schmidt's Jahrb. Suppl. Bd. III. pag. 231):

Eine 40jährige Bäuerin, die bereits 3 Mal von todten Kindern und zwar, da die Kinder ungewöhnlich groß waren, durch Kunsthilfe entbunden worden, war bei der 4. Entbindung schon 24 Stunden in der Geburtsarbeit und es waren schon seit 8 Stunden die Wasser abgeflossen, als B. zu ihr kam. Zweite Scheitellage mehr nach rechts auf der Linea arcuata. Der Uterus war krampfhaft zusammengezogen und umgab den Hals des Kindes eng und dicht. In dieser Strictur am Halse fühlte man die Nabelschnur ohne Pulsation, welk und schlaff. Aashafter Geruch. Zwei Tage lange Anwendung von krampfstillenden Mitteln, hierauf Geburt ohne alle Kunsthilfe. Das Kind war sehr groß, der Kopf kam mehrfach fracturirt, schwärzlich und halb aufgelöst zu Tage. Nach B. hätte ohne den Bruch beider Seitenwandbeine und des Hinterhaupts die Geburt wegen Größe des Kopfes nur durch Enthirnung vor sich gehen können.

15) Schilling (in d'Outrepont, Abhandl. und Beiträge geburtsh. Inhalts. Bamberg und Würzburg 1822. S. 218; Flügel in Casper's Wochenschrift 1851. S. 634):

Als bei einer 26jährigen, in der Entbindungsanstalt zu Bamberg niederkommenden Erstgebärenden, nach fast 24stündiger Geburtsarbeit, man die Geburt durch die Zange beendigen wollte, traten auf einmal die heftigsten Wehen ein, welche binnen kurzer Zeit die Geburt des Kindes beendigten, und zwar so, daß sich der Kopf mehr im schiefen Durchmesser, mit dem linken Scheitelbeine unter dem Schooßbogen, entwickelte. Das 7 Pfund Bayer. schwere, 21 ' lange Kind that einen einzigen Schrei, lag dann wie todt da, und starb nach 6 Stunden unter Convulsionen. Jeder der einzelnen Kopfdurchmesser hatte $^1/_4$ " über das gewöhnliche Maß. Außer einer sulzigen Kopfgeschwulst über dem Hinterhauptsbeine und der hintern Hälfte der beiden Scheitelbeine, fand sich auf der vordern Hälfte derselben, vorzüglich des linken, und auf dem Stirnbeine ein bedeutender Bluterguß. Die Nähte sowohl als die Fontanellen waren beinahe ganz geschlossen; die sämmtlichen Kopfknochen von der gewöhnlichen Härte und Dicke, bläulichroth. Auf dem linken Scheitelbeine zwei zackige Knochenrisse von $1^1/_2$ " und $^3/_4$ " Länge, vom unteren Rande nach dem Tuber hin verlaufend. Die Gefäße der Hirnhäute und des Gehirns strotzend mit Blut gefüllt und in den Hirnhöhlen etwas blutiges Serum.

16) Hüter (Horstmann: de fissuris in cranio neonatorum congenitis. 1854. pag. 4):

Mulier quaedam, triginta duos annos nata, leviore osteomalacia longius jam per tempus laborans, graviditate finita, propter pelvis angustiam foetum parere nequiit. Quum res, ne sectio Caesarea adhibenda esset, jam in periculo fuit: dolores ad partum conquassantes subito expergefacti sunt, inter quos strepitum in pelveos maternae regione exortum adstantes mox distincte audierunt. Infantis cranium, dilatatam nunc pelvin mox superans, fracturas ossis bregmatis sinistri duas, sectione instituta melius affirmatas, praebuit.

17) G. A. Michaelis (Neue Zeitschrift f. Geburtsk. 1836. Bd. IV. S. 356 mit Abbild. Taf. III):

Von einer 36jährigen Erstgebärenden, deren Becken bei der gleich nach der Geburt angestellten Untersuchung keine Abweichung ergab, dessen gera=

der Durchmesser des Ausganges nicht unter $3^3/_4$" groß war, während das Steißbein etwas unbeweglich schien, wurde nach 56stündiger Geburtsdauer, bei mäßigen Wehen, ein nach wenigen unvollkommenen Athemzügen wieder verscheidendes Kind in der 3. Kopfstellung (Hinterhaupt über den Damm, Gesicht unter dem Schambogen sich entwickelnd, etwas nach links gewandt) geboren, dessen Kopf eine höchst auffallende Form zeigte, indem er höher als lang war, vom Kinn bis zum Scheitel 6" Par. M. dagegen von der Stirn zum Hinterhaupt nur 4" maß. Diese Verlängerung des perpendiculären Durchmessers war durch eine starke Verbiegung und Verschiebung, sowie durch Zerspaltung einiger Scheitelknochen erreicht, welche bei einer im Allgemeinen schwachen Knochenbildung hier einen so hohen Grad erreichte, weil der Kopf mit dem Vorderscheitel voran in ungünstiger Stellung durch das Becken gedrängt wurde. — Die Section zeigte die Stirnbeine seitlich stark abgeplattet, die Pfeilnaht aufgeworfen, das Hinterhaupt abgeplattet und tief unter die Scheitelbeine geschoben, das rechte Scheitelbein, welches beim Durchgange des Kopfes gegen das Promontorium gerichtet war, oben und vorn mit einem Blutgerinnsel bedeckt, und in demselben nach Entfernung des Periost's, außer 4 Knochenlücken, 5 concentrisch von dem Rande des Knochens nach dem Tuber parietale verlaufende Fissuren. — Nach Eröffnung des Schädels fand sich unter den Fissuren kein Extravasat, dagegen war nach hinten unter der Pfeilnaht, dicht an der kleinen Fontanelle, der Sinus longitudinalis zerrissen, und unter der Dura mater ein weitverbreitetes, mehrere Linien dickes Blutcoagulum, welches rechts die hintere Hälfte des großen Gehirns und das Tentorium cerebelli bedeckte, linkerseits etwas weniger ausgedehnt war, vorhanden.

18) Flügel (zu Bamberg) in Casper's Wochenschrift f. d. ges. Heilk. 1851. S. 596:

Bei einer 39jährigen Frau, die bereits einmal ein ziemlich starkes Kind leicht und rasch geboren hatte, stellte sich bei der 2. Geburt in der Entbindungsanstalt zu Bamberg der Kopf des Kindes in einer Gesichtslage (im 2. schiefen Durchmesser, Kinn nach vorn) zur Geburt, welche nach 7 Stunden, wobei zuletzt das Gesicht fast ganz im geraden Durchmesser des Beckenausganges stand, beendigt war. Das große, $7^1/_2$ Pfund schwere, 20" lange wohlgenährte Kind, das nach den Ergebnissen der Auscultation noch 10—12 Minuten vor der Beendigung der Geburt gelebt hatte, wurde todtgeboren. Section: Ueber dem hintern obern Winkel des linken Scheitelbeins, gegen das Tuber parietale gerichtet, war das Pericranium im Umfange eines kleinen Hühnereies abgelöst, in eine platte Geschwulst von etwa 2 ''' Höhe erhoben, enthielt ungefähr einen Fingerhut voll flüssigen Blutes. Im unterliegenden Knochen befand sich ein vom obern Rande beginnender, gegen das Tuber parietale hinlaufender 1 '' 4 ''' langer Riß, aus dem gleichfalls Blut hervorquoll. Eine gleich große Blutgeschwulst und ein 1 '' 3 ''' langer Riß befanden sich unter dem Tuber parietale, gegen den untern Rand des Scheitelbeins, sowie ein viel kleineres Extravasat und ein Riß über dem vorderen mittlern Theile desselben Scheitelbeins. Das Gehirn nicht untersucht. — Die Durchmesser des sceletirten, getrockneten Kopfs: der gerade 4 '' 3 '''; der hintere quere 3 '' 7 '''; der vordere quere 2 '' 11 '''; der senkrechte 3 '' 3 '''; Kinn-Stirndurchmesser 2 '' 10 '''; Diagonaldurchmesser 4 '' 7 '''.

19) Schwartz, die vorzeitigen Athembewegungen 1858 pag. 301:

Bei einer kleinen, stark scoliotischen Erstgebärenden mit rhachitisch und rechts mehr als links verengtem Becken (Conj. diag. 3 '' 7 ''') begann am 12. März 1853 Morgens 10 Uhr die rechtzeitige Geburt. Die Wehen waren regelmäßig, der Uterus stand hoch, das Fruchtwasser war nur in mäßiger Menge vorhanden. Der anfänglich hoch und lose liegende Kopf war schon fest und mit stark untergeschobenen Nähten in zweiter Hinterhauptsstellung auf und zum Theil in den Eingang hineingetrieben, als 11 Uhr Nachts die Fruchtblase sprang. Unter seltenen, aber kräftigen Wehen erfolgte 4 Uhr Morgens die Geburt. Das Kind, ein Knabe von $6^1/_2$ Pf. 20 Z. zeigte noch 6 Stunden nach der Geburt eine ziemlich beträchtliche Kopfgeschwulst, rothe Druckstreifen vom Promontorium und der Symphyse, sowie einseitige Abflachung des Schädelgewölbes; es schien sich anfänglich wohl zu befinden, wollte jedoch nicht recht saugen, verfiel in Convulsionen und starb am 3. Tage nach der Geburt.

Section 20 Stunden nach dem Tode. Die großen Venen des Wirbelkanals strotzend von dunklem, flüssigem Blute, die Spinalflüssigkeit röthlich tingirt, die feinen Rückenmarkshäute sehr blutreich und serös infiltrirt, das Mark selbst von normalem Blutgehalte und normaler Consistenz. — Im Bindegewebe der Kopfschwarte mehrere Blutextravasate von unbeträchtlichem Umfange. Das linke Scheitelbein sehr hyperämisch und unterhalb des Pericsts wie der Dura mater blutig beschlagen; das rechte Scheitelbein zwischen Tuber parietale und Lambdanaht durch ein größeres, theils flüssiges, theils geronnenes Blutextravasat vom Pericranium wie von der Dura mater getrennt und an dieser Stelle mit zwei Fissuren von $^1/_2$—$1^1/_2$ Zoll Länge behaftet. Die Oberfläche wie die Basis beider Großhirnhälften und des kleinen Gehirns, jedoch links mehr als rechts von zum Theil sehr dicken Schichten geronnenen Blutes belagert; die Hirnsubstanz serös durchfeuchtet, linkerseits überall hyperämischer als rechts. Die Ventrikel beträchtlich ausgedehnt, die Plex. choroid. strotzend blutroth. Zwischen den Platten des Tentorium cerebelli, sowie im Gewebe der harten Hirnhaut an der Schädelbasis kleine Blutergüsse. — Der rechte Vorhof und beide Ventrikel beträchtlich mit größtentheils geronnenem Blute gefüllt, die fötalen Communicationen noch durchgängig; Nabelgefäße noch etwas bluthaltig. — Die linke Lunge hoch hellroth gefärbt, gesund; die rechte Lunge theils hell, theils dunkel von Farbe, von ungleicher Oberfläche, größtentheils lufthaltig, jedoch hie und da atelectatisch und überdies mit kleinen, peripherischen, einerseits über das Niveau hervorragenden, andererseits ziemlich weit in die Tiefe sich erstreckenden, derben Infiltrationen durchsetzt. Die Bronchien, der Kehlkopf und die Luftröhre gesund. — Im Cav abdom. eine beträchtliche Menge, gleich den allgemeinen Decken und der Conjunctiva icterisch gefärbten Serums. Die Leber stark ödematös; Galle zäh und dunkel. Im Magen schwarzbraun verfärbtes Blut (gleichzeitig mit vorzeitigen Athmenversuchen verschluckt?). Im untern Theile des Dünndarms noch viel Meconium angehäuft; Dickdarm entleert. Nieren stark mit harnsauren Infarcten imprägnirt.

Daß die Expulsivkraft des Uterus nicht allein Brüche der Schädelknochen, sondern auch die allerheblichsten **Knochenverletzungen an den Extremitäten und dem übrigen Körper bewirken können**, wenn gleich eine solche auf natürliche Weise und nicht durch Kunsthilfe beendigte Geburt zu den allergrößten Seltenheiten gehört, lehrt folgender Fall.

20) **Strehler** (zu Mallersdorf) in Henke's Zeitschr. 30. Ergänzungsh. 1842. S. 201

Selbstentwicklung eines quergelagerten sehr großen Kindes, das gedoppelt (Kopf und Rumpf nebeneinander) die Geburtswege passirte. S. wurde zu einer 30jährigen kräftigen, zum 4. Mal, jetzt aber schon seit 2 Tagen gebärenden Bauernmagd gerufen, und fand nicht nur den rechten Arm aus der Schamspalte hervorragend, sondern auch den größten Theil des Rückens, der Brust und des langgezogenen Halses. Eine Wehe folgte der andern, der **Uterus** war in einer fast **tetanischen** Anstrengung begriffen. Nachdem S. den linken noch zurückgeschlagenen Arm gelöst hatte, rollten **Kopf und Bauch, beide ganz platt gedrückt** hervor, und gleich danach die untern Extremitäten sammt allen Nachgeburtstheilen. — Die Wöchnerin hatte gar keinen (örtlichen oder allgemeinen) Schaden erlitten, und verließ bereits am 4. Tage das

Bett. — Das Kind, ein großer, wohlgenährter Knabe, war auf eine schreckliche Weise verunstaltet; der vorgebogene Arm nicht sonderlich angeschwollen oder mißfarbig, dagegen die Brust, die Wirbelsäule und der Bauch gänzlich zerdrückt, überall weich und widernatürlich beweglich; an dem Kopfe sämmtliche Schädelknochen unter ihrer häutigen Bedeckung ganz und gar beweglich, aus ihren Verbindungen gerissen und formlos zusammenpreßt. Die einzelnen Theile des Gesichts kaum mehr zu erkennen, auch alle Gesichtsknochen gleichsam aus ihren Fugen gerissen; dazu Blutunterlaufungen an verschiedenen Stellen, Hautabschürfungen, Eindrücke u. s. w.; kurz, der ganze Kopf fühlte sich an wie ein lederner Beutel, in welchem ein regelloses Convolut von Knochen eingeschlossen ist. Der Hals endlich war ungemein langgezogen, und ebenfalls in seinen Gelenkverbindungen überall beschädigt. Die Section war nicht gestattet.

Endlich ist der Fälle noch zu gedenken, wo durch die Geburtsthätigkeit einzelne Extremitäten-Knochen gebrochen wurden. Allerdings können sie für sich allein nicht als hinreichende Todesursache gehalten werden, allein da aus ihnen ersichtlich ist, welch' bedeutende Wirkungen der alleinige Geburtsact haben kann, Wirkungen, die unter Umständen leicht für die Folgen absichtlicher Gewalt gehalten werden könnten und da der Fall als möglich gedacht werden muß, daß eine derartige Fractur die Ursache des Todes des Kindes werden kann, so sollen ein paar Fälle dieser Art hier ihre Stelle finden:

21) Löwenhardt (zu Prenzlau), Medic. Zeitg. d. Vereins f. Heilk. in P. Jahrg. 9. 1840. S. 91:

Eine kräftige 22jährige Primipara hatte, als L. dieselbe sah, bereits seit dem vorhergehenden Tage gekreißt. Die Wehen kamen auch jetzt noch kräftig, vermochten aber dessenungeachtet nicht den, bereits im Ausgange des kleinen Beckens in der 3. Scheitellage stehenden Kopf durchzutreiben. Bei der Untersuchung fand sich eine sehr kurze Schamspalte und durch das mehr nach unten und gerade gestellte Os pubis eine Reclination und Verengerung des Beckenausgangs. Um das Mittelfleisch nicht zu verletzen, wurde die Zange, nachdem der Kopf durch die verengte Stelle geführt war, abgenommen, und der völlige Austritt den Wehen überlassen. Als dies unter einigen Manipulationen von L's Seite geschehen war, und der Kopf, mit dem Gesichte nach der linken Seite der Mutter, auf seiner Hand ruhete, wurde, nach einer mehr als gewöhnlichen Pause, durch die kräftig wiederkehrenden Wehen die rechte, sich Anfangs langsam über den Damm entwickelnde Schulter mit einem Male rasch ausgetrieben und kaum war die linke, nach oben und rechts gewandte Schulter durchgetreten, als ein Knacken gehört wurde, und nach völligem Austritt des Rumpfes an dem über der Brust gelegenen linken Arme L. sich überzeugte, daß dieser am obern Drittheil gebrochen sei. Es wurde alsbald ein Verband angelegt. — Es scheint in diesem Falle, nach L's Ansicht, die Fractur durch 2 harte Körper, das zurückgedrängte Os pubis und die Rippen beim schnellen Hervortreiben der sich nach oben wendenden Schulter, wozu die sehr enge Schamspalte wohl auch beigetragen haben mag, bewirkt worden zu sein.

22) Schubert (Casper's Wochenschrift 1838. S. 813)

beobachtete bei einem in seiner Gegenwart in der ersten Steißlage gebornen ausgetragenen Mädchen, welches von der Epidermis entblößte und livide aussehende Stellen auf dem Rücken und den Hinterbacken zeigte, die anfänglich für deutlich ausgesprochene Zeichen der Fäulniß gehalten wurden, das aber für kurze Zeit wenigstens zum Athmen gebracht wurde, dann jedoch starb, eine knarrend bewegliche Fractur in der Mitte des rechten Oberschenkels, ohne daß äußerlich an den Weichtheilen Veränderungen wahrzunehmen waren. Ein Geräusch war weder von der Mutter, welche übrigens sehr laut schrie, noch von S. und der Hebeamme wahrgenommen worden; eine äußere Gewalt hatte auf die Mutter nicht eingewirkt. — Section nicht gestattet.

23) Schneider (zu Fulda) (in Heidelb. Klinische Annalen Bd. 7. 1831. S. 489)

wurde zu einer Kreißenden wegen Vorfalls einer Hand und der Nabelschnur, welcher, nach Angabe der Hebeamme, zugleich mit dem Wassersprunge erfolgt war, gerufen. S. ging mit der rechten Hand ein, und brachte diese beiden vorliegenden Theile nach den Regeln der Kunst langsam zurück. Da aber linkerseits und nicht weit vom Muttermunde die Placenta ihren Sitz hatte, so gelang ihm die Wendung des Kindes nur unvollkommen, und er war genöthigt, weil er mit seinem Handrücken an der Placenta hatte hinaufgehen müssen, und hierdurch ein Blutfluß entstanden war, die rechte Hand herauszunehmen und mit der linken, in der rechten Seite des Uterus die Füße des Kindes zu suchen. Dies geschah; mit leichter Mühe fand er den linken Fuß des Kindes, löste denselben, und war eben im Begriff, den rechten aufzusuchen, da entstand eine Wehe und das Kind war in einem Augenblicke, ohne weiter nur das geringste mit ihm vornehmen zu können, bis über die Lenden geboren. Nach der Lösung der Arme war die Zutageförderung des Knaben ein Werk von einigen Minuten. Er schrie sogleich nach der Geburt laut auf und wurde der Hebeamme zur Reinigung übergeben. Beim Waschen schrie das Kind immer ärger und bei genauer Untersuchung wurde entdeckt, daß der rechte Oberschenkelknochen, etwas mehr als über der Hälfte nach oben zu ganz gebrochen war. Dieser Fuß des Kindes war aber schlechterdings von S. nicht berührt worden, auch vor seiner Ankunft nicht von der Hebeamme, da diese mit der Hand nicht in den Uterus gekommen war.

24) Fuchs (zu Bergen) (Schneider in Schmidt's Jahrb. Bd. 2. 1834. S. 222):

Bei einer 24jährigen Kreißenden, die schon einmal geboren hatte, wurde wegen Wehenmangel die Zange angelegt und nach einigen Tractionen ein ziemlich starker, wohlgebildeter Knabe zur Welt gefördert, an dem aber bemerkt wurde, daß der rechte Oberarmknochen in der Mitte völlig entzwei war. Die Ursache dieser Fractur an dem in der ganzen Geburtszeit mit aller Schonung und Aufmerksamkeit behandelten Kinde, war nicht aufzufinden. Von Seiten der Mutter war weiter nichts auszumitteln, als daß sie vor einiger Zeit mehrere Stunden lang ganz außerordentliche Kindesbewegungen gefühlt habe, aber ohne weitere Folgen.

25) Feist (Gurlt in der Monatsschr. für Geburtsk. u. Frauenkrankheiten von Busch u. s. w. Bd. IX. Heft 6. S. 432)

fand bei einer gut gebaueten 24jährigen Erstgebärenden den Kopf des Kindes in der Beckenhöhle, und neben diesem die linke Hand vorliegend. Durch die kräftigen Wehen wurde das Kind 20 Minuten nach geschehener Exploration, nachdem der ganze Geburtsverlauf etwa 5 Stunden gedauert hatte, geboren. Das kräftige Kind schrie gleich laut auf, beim Reinigen wurde das Schreien immer ärger, und Feist entdeckte nun eine Fractur des linken Oberarms. Die Geburt war in der linken Seitenlage im Bett erfolgt; außer der Unterstützung des Dammes war keine Hilfe geleistet worden; Kopf und linker Arm gingen gleichzeitig durch den Ausgang. An der Fractur hörte man deutlich Crepitation; während der Schwangerschaft hatte die Frau keine Verletzung erlitten.

Resultate aus diesen Beobachtungen.

In den ersten 19 Fällen, die nur Brüche von Schädelknochen

enthalten, waren die Gebärenden: Erstgebärende 8, Mehrgebärende 9, in 2 Fällen ist darüber keine Angabe gemacht.

1. Satz: Sowohl bei Erstgebärenden wie Mehrgebärenden können Knochenbrüche des Kindes durch die Geburt erzeugt werden; die Möglichkeit zum Zustandekommen derselben ist bei erstern so groß wie bei den letztern.

In 17 Fällen war eins oder beide Scheitelbeine, in 2 Fällen das Stirnbein die gebrochenen Knochen; in 12 Fällen ein Scheitelbein, in 1 Falle beide Scheitelbeine, in 2 Fällen ein Scheitelbein und das Stirnbein, in 1 Falle 1 Scheitelbein und 1 Schläfenbein, und in 1 Falle (todtfaules Kind) beide Scheitelbeine und das Hinterhauptsbein. Von den Scheitelbeinen war 10mal das linke, 7mal das rechte gebrochen, in 1 Falle fehlt die Angabe.

2. Satz. Von allen Kopfknochen ist das linke, und demnächst das rechte Scheitelbein am meisten, das Stirnbein und noch mehr die Schläfenbeine am wenigsten der Fracturirung ausgesetzt. Die gewöhnliche Zahl der gebrochenen Knochen ist **eine**, höchstens sind zwei Knochen gebrochen, wenn die Kinder nicht todtfaul geboren werden, wo dann andere Bedingungen zu Fracturirungen eintreten.

Die Zahl der Brüche anlangend, so wurde nur in 2 Fällen 1 Fraktur, in 9 Fällen 2, in 4 Fällen 3, in 1 Falle 4, in 1 Falle 5, in 1 Falle 6, in 1 Falle eine „Menge" Fracturen beobachtet.

3. Satz. Ueber die Zahl der Fissuren resp. Fracturen läßt sich nichts Bestimmtes festsetzen — es ist **jede** Zahl beobachtet. Am häufigsten kommen 2 Fracturen vor.

Eine Uebereinanderschiebung der Kopfknochen ist in 7 Fällen von 19 besonders erwähnt, in den übrigen fehlt die Angabe. Depressionen von Knochen sind in 8 Fällen notirt, von den übrigen fehlt die Angabe.

4. Satz. In fast der Hälfte der Fälle von Fracturen durch die Geburt kommen mit den Fracturen zugleich Depressionen und Uebereinanderschiebungen der Kopfknochen vor.

Blutunterlaufungen theils unter der Schädelhaube, theils unter dem äußern wie innern Periost wurden 12mal in 19 Fällen besonders verzeichnet; dagegen waren nur einmal Excoriationen der äußern Haut, und einmal rothe Druckstreifen bemerkbar.

5. Satz. In der Mehrzahl der Fälle der Fracturen durch die Geburt werden Blutextravasate unter dem äußern wie innern Periost der knöchernen Schädeldecke beobachtet, äußerst selten dagegen Excoriationen und andere Hautverletzungen. In keinem Falle entstehen penetrirende Hautwunden der Schädelhaube durch die Geburt allein.

Die Ursachen der Fracturirungen waren in 9 Fällen Beckenenge und kräftige Wehen, in 3 Fällen mangelhafte Ossification der Schädelknochen theils mit ungünstiger Kindesstellung zur Geburt, theils mit kräftigen Wehen, in 3 Fällen enges Becken allein bei gewöhnlichen Wehen, in 3 Fällen zu großer Kindskopf theils mit Striktur des Uterus, theils mit heftigen Wehen. In 1 Falle geschieht der Ursache keine Erwähnung.

6. Satz. Die Ursachen von Fracturirungen der Schädelknochen sind theils in einem Mißverhältnisse der Größe des Kindskopfes und der Weite des mütterlichen Beckens oder in mangelhafter Ossification der kindlichen Schädelknochen zu suchen. Im erstern Falle reicht schon ein zu großer Kindskopf bei kräftigen Wehen hin, um Fracturen zu erzeugen, im letztern Falle können Abnormitäten des Beckens fehlen. Kräftige Wehen allein bei fehlerlosem Becken und gewöhnlicher Größe des Kindskopfs und normaler Knochenbildung desselben können nicht als hinreichend erachtet werden zur Erzeugung von Fracturen während der Geburt.

Ueber die Knochenränder erfährt man in den obigen Fällen nur, daß sie in einem Falle rauh und ungleich, in einem andern unregelmäßig zickzack- und wellenförmig, in einem dritten zackig waren.

7. Satz. Die Knochenränder der in der Geburt entstandenen Fracturen und Fissuren scheinen sich durch keine

Eigenthümlichkeiten von denen durch äußere Gewalt nach der Geburt bewirkten zu unterscheiden. Die Annahme, daß derartige Knochenrisse den Knochenfasern parallel laufen, ist durch obige Beobachtungen (bes. Nr. 14) widerlegt.

Endlich ist in den obigen Beobachtungen eine (Beob. 10), in welcher das Kind trotz zweier Fracturen am Scheitelbeine und einer tiefen Depression 18 Tage gesund blieb und erst dann an einer intercurrenten Krankheit starb. Es folgt hieraus der

8. Satz. Daß Depressionen und Knochenbrüche allein **nicht immer** hinreichende Todesursache sind und ein Kind trotz solcher Verletzungen fortleben kann.

Anatomischer Charakter der durch den Geburtsact bewirkten Knochenbrüche.

„Die meisten dieser Hirnschalenbrüche", beschreibt Bruns (l. c. pag. 424), „erscheinen als einfache Spaltbrüche, welche von dem Rande der Knochen gegen deren Verknöcherungspunkt hinlaufen, gewöhnlich in der Richtung der von diesen Punkten auslaufenden Verknöcherungsstrahlen. Die Länge dieser Brüche ist bald gering, beträgt nur wenige Linien, andere Male mehr, $^1/_2$—1—$1^1/_2$ Zoll, in seltenen Fällen geht auch der Bruch über den Verknöcherungspunkt hinaus zum entgegengesetzten Rande, so daß der zerbrochene Knochen in 2 vollständig getrennte Stücke zerfällt. Gewöhnlich finden sich mehrere solcher Spalten von verschiedener Länge gleichzeitig vor, welche sämmtlich am Rande des Knochens am weitesten klaffen und gegen die Mitte hin sich verengend in feine Risse auslaufen, die dann sehr häufig in verschiedener Weise von der ursprünglichen Richtung abweichen. Es erklärt sich dieses eigenthümliche Verhalten daraus, daß in dem peripherischen Theile der Schädelknochen die Masse zwischen den Verknöcherungsstrahlen dünner, und daher leichter zerbrechlich ist, während in dem mittlern Theile an und um den primären Verknöcherungspunkt herum die Masse gleichförmiger ist, und deshalb der Bruch in seinem Verlaufe nicht mehr so durch bestimmte Stellen geleitet wird. Bei den Schädelknochen des Neugebornen findet sich daher nur in deren Mitte dasjenige Verhältniß, was bei denen des Erwachsenen in ihrer ganzen Ausdehnung statthat.

Uebrigens kommen auch hier außer den Spaltbrüchen noch in Folge directer umschriebener Gewalteinwirkung Splitterbrüche vor, und zwar sowohl regelmäßige als unregelmäßige.

Sämmtliche erwähnte Bruchformen können ohne wesentliche Lageveränderung bestehen, oder sie sind mit einem solchen verbunden, und zwar bilden sie einen regelmäßigen Eindruck nach innen gegen die Schädelhöhle hinein, oder die Bruchstücke sind in mehr irregulärer Weise über- und untereinander geschoben, wobei nicht selten einzelne Ecken und Ränder nach außen emporgerichtet werden.

Mit allen diesen Brüchen ist immer Zerreißung von Blutgefäßen an der Bruchstelle der Knochensubstanz verbunden, die natürlich um so beträchtlicher ist, je größer und ausgedehnter die Fractur ist, und namentlich je mehr die Bruchränder des Knochens von einander gedrängt sind, aber auch bei den kleinsten Brüchen oder Fissuren nicht ganz fehlt, wo sie sich noch durch einen schmalen rothen Streifen zu erkennen giebt. Bei den übrigen Brüchen verbindet sich mit dieser Gefäßzerreißung im Knochen gewöhnlich noch Zerreißung der vom Knochen zur Beinhaut gehenden Gefäße, Loslösung derselben in verschiedenem Umfange um den Bruch herum, und dem entsprechend Blutextravasat unter dem Pericranium und über der Dura mater — Combinationen, die hier häufiger und in höherem Grade sich finden, als bei den Schädelbrüchen der Erwachsenen, was sich aus der Verschiedenheit des Zusammenhanges der Beinhaut mit den Schädelknochen in diesen verschiedenen Lebensaltern von selbst erklärt."

Diagnose der durch die Geburt bewirkten Knochenbrüche von den durch äußere Gewalt erzeugten:

Friedreich (Die Knochen in forensischer Beziehung 1833. pag. 36. 37):

„Einen diagnostischen Werth haben aber die unterscheidenden Merkmale zwischen den durch den Geburtsact bewirkten Knochenverletzungen und jenen, die durch eine äußerliche Gewalt bewirkt worden sind. Die erstern, besonders die Knochenspalten charakterisiren sich dadurch, daß sie nur an dem Rande eines Knochens vorzukommen pflegen, der in keiner festen Verbindung mit dem angrenzenden und noch weniger mit dem entgegengesetzten Knochen steht, und daß die Knochenspalten, deren Ränder platt und nicht zackigt sind, nicht nach der Quere verlaufen, sondern ganz der Längenrichtung der Knochenfasern folgen, und in ihrer Umgebung keine Spur von Sugillation oder Extravasat sich vorfindet, während bei dem durch äußere Gewalt bewirkten Bruche die Bruchenden rauh, ungleich und bisweilen widernatürlich beweglich sind, und dergleichen Eindrücke und Brüche gleichzeitig an mehreren Knochen und an verschiedenen oft gegenüberliegenden Stellen vorkommen."

Nach diesem Friedreich'schen Satze wäre es nicht schwer, die für die gerichtliche Medicin so wichtige Entscheidung beider Arten von Knochenverletzungen zu treffen. In Wahrheit verhält sich die Sache ganz anders. Die anatomischen Befunde in den oben angeführten Fällen widersprechen in jedem Einzelnen den Friedreich'schen Beschreibungen und genügt ein einfaches Durchlesen derselben zur Widerlegung der sämmtlichen von Friedreich aufgestellten Behauptungen.

In Bezug auf den anatomischen Befund unterscheiden sich die durch den Geburtsact bewirkten Knochenverletzungen in keiner Weise von denen, die kurz nach der Geburt durch äußere Gewalt entstanden sind.

In welchen Fällen kann man annehmen, daß Knochenverletzungen durch die Geburt, und in welchen, daß sie durch äußere Gewalt bewirkt sind?

1. Wenn bei einer Geburt die oben angegebenen Bedingungen vorhanden waren — Beckenenge und kräftige Wehen, ungünstige Kindeslage und kräftige Wehen, unvollkommene Verknöcherung der Kopfknochen; und

2. Wenn die Knochenbrüche sich nur in geringerer Anzahl und an den Stellen des Schädels vorfinden, an denen erfahrungsmäßig durch die Geburt Knochenbrüche bewirkt werden können, so ist die Entstehung durch die Geburt wahrscheinlich.

3. Wenn jedoch die Geburt leicht und schnell war, das Becken regelmäßig, die Kopfknochen von natürlicher Beschaffenheit; ferner

4. Wenn eine größere Anzahl von Fracturen zumal an vielen Schädelknochen zugleich oder an solchen vorhanden ist, die nicht durch die Geburt leiden können (z. B. an der Basis des Schädels), so beweist dies die Einwirkung durch äußere Gewalt, da die Erfahrung lehrt, „daß absichtliche Tödtungen des Kindes gleich nach der Geburt, immer mit großer Rohheit und Gewaltthätigkeit verübt werden, eine Thatsache, die in der Stimmung der Mutter und dem Bestreben, das Ziel mit Sicherheit zu erreichen, ihre einfache Erklärung findet". (Casper l. c. pag. 816). Ebenso endlich

5. Wenn die an der Kopfoberfläche sichtbaren Spuren solche eigenthümliche Formen und sonstige Beschaffenheit besitzen, gleichsam Abdrücke

von fremden Werkzeugen darstellen, oder Spuren fremder Stoffe ihnen anhaften, so weisen dieselben mit Bestimmtheit auf die Einwirkung eines fremden Körpers von besonderer Gewalt. Desgleichen bezeichnen Wunden, durch stechende oder schneidende Instrumente bewirkt, immer die absichtliche Einwirkung, da Continuitätstrennungen der Kopfschwarte in keinem Falle von Verletzung durch die Geburt beobachtet sind.

§. 13. Tod des Kindes durch Compression und Umschlingung der Nabelschnur und krampfhafte Zusammenziehung der Gebärmutter.

Der erste, der darauf aufmerksam machte, daß der Tod des Kindes in Folge von Compression und Umschlingung der Nabelschnur und krampfhafte Zusammenziehung des Uterus bewirkt werden könne, war Teichmeyer (institut. 1767. S. 241). Derselbe äußert sich folgendermaßen: „Fieri potest, ut infans exclusus, antequam totus excluditur, respiraverit, statim vero antequam reliquo corpore utero egressus fuerit, moriatur, et quidem absque malitia matris — infans capite excluso potest suffocari vel a funiculo umbilicali eum strangulante vel quando uterus et pudenda muliebria externa constringuntur circa collum infantis.“ Damit stimmt Ploucquet (Commentarius med. in proc. crimin. etc. 1787. pag. 334. §. 109.) im Folgenden überein: „Notandum hic est, infantem sub partu etiam absque culpa matris strangulari posse. Corpora stringentia sunt aut uteri orificium, quod elapsum jam collum prehendit et stringit. Novimus, carpum embryulcorum ab eo saepe ad stuporem usque comprimi, idemque accidere posse collo infantum pariendorum, evincit observatio Roedereri (De suffocatis pag. 292) recensentis: „Matris perineum et reliquae pudoris sinum quae ambiunt carnes nimis rigidae capitis grandioris lapsum retardarunt. Interea temporis in capite tumor excrevit, caput in oblongam sphaeram compressum est, et os uteri summopere elasticum, velut laqueus quidam, pueri collum magna vi compressit. Neque valde miratus sum. Eo enim temporis momento, quo infantis caput per oris uterini aperturam penetravit, detersum penitus, ceu alias fieri solet, non fuit, sed ejusdem limbus, durus rigidusque, ad vaginae parientem repressus, postquam caput descendit solumque collum restitit, resilire, totum orificium secum trahere mollissimumque pueri collum constringere coepit. Per quinque omnino horae minuta prima caput, donec totus sinus dilatatus fuerit, in sinu haesit: dilatato dein sinu, ut caput, corpusculumque protraherentur, insignis, cum operatoris defatigatione, vis adhibenda erat. Constrictum uteri orificium sine dubio restitit. Solutus a matre puer nihil vitae, nec cordis pulsu, nec thoracis agitatione et respiratione, nec palpebrarum aliarumque partium motu probavit. Sub initium autem partus vixisse, ex capitis tumore, diaphragmatis artuumque, cum puer irritaretur, convulsione et motu, quem in utero, antequam in vaginam puer depulsus fuerit, mater sensit, rescivi."

Ipsam quoque vaginam posse periculosam stricturam efficere testatur Idem „si consideremus, vaginae orificii stricturam illam, ceu artis periti norunt, frequentiorem non minus, ac alteram, quae ab uteri orificio fit, nisi natum caput auxiliaris manus prehendat, celerique motu integrum corpusculum extrahat, periculosam esse: infantis sine matris culpa doloque in clandestino partu saepius perire, non amplius demirabimur."

Porro et funiculus umbilicalis, collo infantis circumvolutus eum strangulare potest.

In his omnibus casibus vestigia potentiae prementis circa collum apparebunt, linea livida, rubra, sugillata illud magis minus perfecte cinget: An ergo haec fune manuve injectis, an vero mox enarratis modis formata fuerit, difficile judicatu est, nisi forte excoriationes cutis in collo accesserint, quae indicarent, vim prementem non fuisse laeves matris partes, vel funiculum umbilicalem, sed potius funem, manum unguibus armatam, vel ejusmodi. Dein orificium uteri, vagina et funiculus aequabilem sugillationem efficient, manus non itidem, nec quoad figuram, nec quoad profunditatem. His non praelucentibus, anceps erit judicium physicum, Jureconsulto reliquum enucleandum relinquens".

Die spätere geburtshilfliche Erfahrung hat es allgemein bestätigt, wie schnell und leicht tödtlich die Compression der Nabelschnur ist und wie häufig dieselbe vorkommt.

Beobachtung von Hofmann aus dem Jahresbericht der geburtshilflichen Poliklinik zu München, deutsche Klinik 1852. pag. 240:

Eine Zehntgebärende, 34 Jahre alt, war schon im Jahr 1849 wegen Einkeilung mit der Zange entbunden. Bei der diesmaligen Entbindung fingen die Wehen am 13. März 1850, als am gesetzlichen Ende der Schwangerschaft an. Am 14. März Mittags war der Muttermund noch nicht gehörig geöffnet; dies war aber Nachmittags 4 Uhr der Fall, und man fühlte durch die Blase hindurch die Nabelschnur pulsiren. Wir warteten ruhig den Blasensprung ab, und als gegen 6 Uhr Abends der Kopf immer tiefer in die Beckenhöhle trat und jeden Augenblick die Blase zu springen drohte, brachten wir die Gebärende sogar auf das Querbett, um sogleich nach dem Blasensprung die Zange anlegen zu können. Wir behielten dabei genau den Nabelschnurpuls im Auge, der jedoch trotz des Herabtretens des Kopfes in die Beckenhöhle keine Veränderung zeigte. Endlich um 6½ Uhr sprang die Blase, und es fiel die Nabelschnur heraus. Darauf vorbereitet, legten wir sogleich die Zange an, und extrahirten mit ein paar Tractionen das Kind leicht. Nichts destoweniger kam es scheintodt und konnte trotz aller Mühe nicht gerettet werden. Vom Momente des Blasensprungs, wo die Nabelschnur noch lebhaft pulsirte, bis dahin, wo das Kind entwickelt wurde, waren höchstens ein paar Minuten verflossen.

Nach der Liste von Scanzoni (l. c. pag. 682) beobachteten das Vorfallen der Nabelschnur:

Collins	bei 16152	Geburten	97 mal	d. i. bei	165	Geburten	1 mal
Churchill	„ 90983	„	322	„ „ „	282	„	1 „
Michaelis	„ 2400	„	27	„ „ „	88	„	1 „
Boivin	„ 20357	„	38(?)	„ „ „	535	„	1 „
Lachapelle . . .	„ 15652	„	41	„ „ „	411	„	1 „
Hardy u. M'Clintock	„ 6702	„	37	„ „ „	181	„	1 „
Klein	„ 5490	„	55	„ „ „	100	„	1 „
Bartsch	„ 4425	„	16	„ „ „	276	„	1 „
Arneth	„ 6608	„	33	„ „ „	200	„	1 „
Scanzoni	„ 8415	„	29	„ „ „	290	„	1 „

Es kamen also bei 177,184 Geburten 695 Nabelschnurvorfälle vor, was ein Verhältniß wie 254 : 1 ergiebt. Nach einer zweiten Liste (pag. 686) sahen:

Mauriceau	bei	39	Nabelschnurvorfällen	das	Kind	15 mal
de la Motte	„	14	„	„	„	5 „
Clarke	„	66	„	„	„	49 „
Collins	„	97	„	„	„	24 „
Churchill	„	322	„	„	„	220 „
Hardy u. M'Clintock . .	„	37	„	„	„	25 „
Lachapelle	„	41	„	„	„	8 „
Michaelis	„	27	„	„	„	20 „
Boivin	„	38	„	„	„	18 „
Arneth	„	33	„	„	„	11 „
Scanzoni	„	29	„	„	„	13 „

somit bei 743 Nabelschnurvorfällen das Kind 399mal todt zur Welt kommen.

Ebenso bestätigt es die geburtshilfliche Erfahrung, daß Umschlingungen der Nabelschnur nur in seltnen Fällen für das Kind tödtlich wirken. So äußert sich Hohl (l. c. pag. 456): „Es können die Umschlingungen 6, 7 mal (L'Heretier) und öfters (Credé) um den Hals gehen, ohne allen Nachtheil für den Fötus bestehen, aber ihm unzweifelhaft auch üble Folgen bringen, wenn dies auch nur selten geschieht. Wir finden unter 200 Geburten 181 mal Umschlingungen der Nabelschnur, wobei 18 todte und 163 lebende Kinder geboren wurden. Von diesen letztern waren 5 scheintodt, eins schwach. Bei jenen 18 Kindern war ein Wasserkopf, 2 mal mit der Umschlingung Vorfall verbunden und die Wendung gemacht, 1 mal der Kaiserschnitt nach dem Tode, 2 mal die Zange angelegt, 1 mal das Fruchtwasser zu früh abgegangen. Es konnte in den andern 11 Fällen, wobei 3 mal der Fötus schon länger abgestorben war, nicht nachgewiesen werden, daß der Tod die alleinige Folge der Umschlingung gewesen wäre. Die Nabelschnur war in einem Falle 5 mal, in einem 4 mal um den Hals geschlungen, und zwar bei lebenden Kindern. Die Nabelschnüre waren ungewöhnlich lange, von gewöhnlicher Länge, auch kürzer als sonst. Aber auch bei Nabelschnüren von 28, 32, 36" Länge fand Umschlingung nicht statt." — In der Naegele'schen Klinik hatten nach Mayer in 685 Fällen von Nabelschnurumschlingung nur 16 dadurch ihren Tod gefunden. Auch Scanzoni (Lehrb. der Geburtshilfe. 1853. pag. 407) äußert sich dahin: „Auf das Leben des Kindes wirken selbst mehrfache Umschlingungen nur äußerst selten schädlich ein."

Die Wirkungsweise der Compression bei Vorfall der Nabelschnur, der Umschlingung der Nabelschnur und der krampfhaften Zusammenziehung des Uterus ist erst seit der Zeit genauer erkannt, als (1852) Kramer in der deutschen Klinik den Begriff des fötalen Athmens festsetzte und die Erscheinungen im Fötus in Folge unterbrochener Blutbewegung in der Nabelschnur — die in diesem Sinne von Hohl sehr bezeichnend die Luftröhre des Fötus genannt wird — als suffocatorische deutete. Durch diese Auffassung, die in der neuesten Zeit allgemeinen Eingang gefunden hat, fällt die Wirkungsweise der Compression und Umschlingung der Nabelschnur, desgleichen der krampfhaften Zusammenziehung des Uterus in eine zusammen, alle tödten durch Suffocation. Als Nachfolger Kramer's sind besonders Hecker, Hoogeweg und Veit (Verhandlungen der Gesellschaft für Geburtshilfe in Berlin. 7 Heft 1853. S. 145), Schwartz in Kiel (die vorzeitigen Athembewegungen. Leipz. 1858) zu nennen, während Hohl (Lehrb. pag. 838) und Scanzoni (l. c. pag. 686) und von den Gerichtsärzten Casper außer dem suffocatorischen Tode auch den apoplectischen für möglich halten. Hohl äußert sich in dieser Hinsicht folgendermaßen: „In der neuesten Zeit sind über unsern Gegenstand auch von C. Hecker Beobachtungen, die von ihm, Hoogeweg und Veit angestellt wurden, mitgetheilt, die allerdings darthun, daß das Kind während der Geburt durch Compression der Nabelschnur bei Vorfall und Umschlingung derselben, in Folge von Athmungsbewegungen an Erstickung sterben kann. Vollkommen überzeugt, daß diese Todesart vielleicht selbst in der Mehrzahl der Fälle eintritt, wenn die Nabelschnur bei Vorfall oder Umschlingung comprimirt wird, können wir uns doch der Annahme nicht anschließen, daß der Tod **immer** Folge einer Erstickung, nie einer Hyperämie mit apoplectischem Tode sei. Kein Grund ist vorhanden, der die Resultate von Sectionsbefunden, die für Hyperämie und Apoplexie sprechen, widerlegen könnte, und noch ist es viel zu wenig ermittelt, unter welchen Bedingungen der Tod durch Erstickung oder Apoplexie erfolgen dürfte, denn daß es Verhältnisse geben kann, wie z. B. bei einer starken Compression der Brust nach der Geburt des Kopfes und Umschlingung der Nabelschnur, vielleicht auch bei einer plötzlichen totalen Verschließung der Nabelschnurgefäße u. s. w. dürfte eben so wenig in Abrede zu stellen sein, als es gewiß bestimmte Bedingungen giebt, unter welchen erst Athmungsbewegungen entstehen. So wird nach unserm Dafürhalten eine allmähliche Compression der Nabelschnur weit eher im Kinde ein Athmungsbedürfniß und deshalb Athmungsbewegungen erwecken, als wenn die Isolirung des Kindes von der Mutter gewissermaßen mit einem Schlage geschieht."

Scanzoni: „Wir haben die Leichen aller in Folge eines Nabelschnurvorfalles abgestorbenen Kinder genau untersuchen lassen, sind aber nicht in den Stand gesetzt, aus den Sectionsergebnissen einen für alle Fälle giltigen Schluß in Bezug auf die Todesart des Fötus zu ziehen. Es fand sich 2mal Blutaustritt zwischen die Meningen und an der Basis cranii (beide Kinder waren mit der Zange extrahirt worden); einmal eine hochgradige Hyperämie der Hirnhäute, ohne nachweisbare Gefäßzerreißung (natürliche Geburt); fünfmal waren sämmtliche Organe auffallend anämisch, wobei sich 2mal große, frische apoplectische Herde im Parenchym der Placenta zeigten (3 Zangenoperationen, 2 Wendungen auf die Füße), und 3 mal (3 Zangenoperationen) gelang es durchaus nicht, eine pathologisch-anatomische Veränderung in der Kindesleiche zu entdecken.

Wir versuchten daher, uns auf dem Wege des Experimentes Gewißheit über den Einfluß einer Compression der Nabelschnur auf den Kreislauf in den Umbilicalgefäßen zu verschaffen. Wir brachten zu diesem Zwecke ein beiläufig 12″ langes Stück einer Nabelschnur, an deren einem Ende die beiden Umbilicalarterien, an dem andern Ende die Vene isolirt und mit dem Ansatzstücke einer Injectionsspritze versehen worden waren, zwischen eine kleine Presse, so daß es uns frei stand, mittelst derselben beliebig einen stärkern oder schwächern Druck auf die Nabelschnur auszuüben. Hierauf wurde gleichzeitig, bei nicht geschlossener Presse, durch die beiden Arterien einerseits und durch die Vene andrerseits Wasser injicirt, welches auch an dem entgegengesetzten Ende des Nabelschnurstückes im Strahle hervorspritzte. Nun wurde, während die Injection unausgesetzt vorgenommen wurde, die Schraube der Presse zugedreht und so die Nabelschnur comprimirt, wobei es sich ergab, daß bei einem bestimmten geringeren Grade des Druckes bald die Vene, bald die Arterien früher, bald alle 3 Gefäße zugleich undurchgängig wurden, während jede etwas stärkere Compression die Durchgängigkeit aller 3 Gefäße jederzeit vollkommen aufhob.

Aus diesen wiederholt und mit verschiedenen Nabelsträngen vorgenommenen Versuchen, bei welchen wir den Druck in verschiedener Ausdehnung (von 1—3″) auf die Nabelschnur wirken ließen, zogen wir den Schluß, daß auch bei einem Vorfalle derselben die Compression keineswegs immer dieselbe Wirkung auf die Cirkulation des Blutes in den Umbilicalgefäßen äußere, daß nämlich bei einem geringern Drucke einzelne Gefäße durchgängig bleiben können, ohne daß es aber möglich ist, dies nur für die

Arterien oder nur für die Venen in Anspruch zu nehmen, daß hingegen jeder bedeutendere Compressionsgrad die Circulation in allen 3 Gefäßen jederzeit vollständig unterbricht.

Halten wir dies fest, so ergiebt sich uns als nothwendiger Folgesatz, daß auch die durch einen Vorfall der Nabelschnur bedingte Todesart des Kindes keineswegs in allen Fällen dieselbe ist und daß es nur von der zufälligen, stärkeren oder schwächeren Compression aller oder bloß einzelner Gefäße der Nabelschnur abhängt, ob die Communication zwischen dem mütterlichen und fötalen Blute und somit die Function der Placenta als Respirationsorgan des Fötus vollständig aufgehoben wird oder ob es durch das Offenbleiben einer oder beider Arterien zur Anämie oder durch ihre Verschließung und die Durchgängigkeit der Vene zur Hyperämie und Apoplexie einzelner Organe kömmt."

Schwartz (l. c. pag. 284) dagegen äußert sich dahin: „Die alte und leider immer noch wieder aufgefrischte Annahme, daß ausschließlich oder vorzugsweise Compression der Nabelvene allgemeinen Blutmangel im Fötus erzeugen könne, verdient kaum noch eine Berücksichtigung. Druck auf die Nabelschnur, gleichviel, ob er die Arterien oder die Vene, oder alle 3 Gefäße verschließt, kann wohl eine momentane Stockung im betreffenden Capillargebiete zur Folge haben, aber nie und nimmer allgemeine Hyperämie oder Anämie des Fruchtkörpers veranlassen, einmal nicht, weil der Umbilicalkreislauf nur ein Anhängsel des in sich zusammenhängenden Körperkreislaufs ist, sodann aber deshalb nicht, weil mit Absperrung des Nabelschnurblutes die ganze Circulation erlahmt, da dem fötalen Herzen die Athmung und damit die vornehmste Bedingung zur ungeschwächten Fortsetzung seiner Thätigkeit entzogen wird. Allerdings ist es richtig, daß nach tödtlichem Nabelschnurdrucke das eine Mal ein auffallend vermehrter, mit den ausgiebigsten Extravasaten besonders in der Schädelhöhle und im Wirbelkanale verbundener, das andere Mal ein sehr viel geringerer Blutgehalt in der Fötusleiche gefunden wird" und pag. 293: „Ich bin zu der Ueberzeugung gelangt, daß dieselben (die Hyperämien und Extravasate) an und für sich betrachtet für die fötale Existenz eine sehr untergeordnete Bedeutung haben, daß sie das uterinale Leben niemals vernichten, und nur die Erhaltungsfähigkeit der Frucht beeinträchtigen, insofern sie geeignet sind, Leben und Gedeihen nach der Geburt zu untergraben.

Zuvörderst leuchtet von selbst ein, daß die Blutstauungen und Ergüsse in den fötalen Brust- und Unterleibseingeweiden für sich genommen keine tödtliche Wirkung auf das intrauterinale Leben äußern, sondern höchstens bei längerem Bestande des Lebens Functions- und Ernährungsstörungen in den einzelnen Organen und Geweben würden zur Folge haben können. Auch hat man diese Anomalien althergebrachter Deutung nach gewöhnlich nur als weniger wesentliche Theilerscheinungen apoplectischen Todes während der Geburt betrachtet und letzteren den Läsionen der Centralorgane des cerebrospinalen Nervensystems um so unbedenklicher zugeschrieben, als man hier entsprechend dem vorwiegend erlittenen Drucke auch die umfänglichsten und vorzugsweisen Kreislaufsstörungen vorfand. Einen tödtlichen Einfluß dieser Alterationen glaubte man ohne Weiteres auch für das Fötalleben folgern zu dürfen, weil man — abgesehen noch davon, daß man keine anatomischen Spuren anderweitiger Todesart der Brust entdeckte — in gleichartigen Erfahrungen beim Gebornen hinreichende Beweise für die Rechtmäßigkeit einer solchen Folgerung zu besitzen wähnte. Indessen ist die Analogie, die man hier zwischen dem fötalen und dem spätern Leben gezogen hat, eben so unerlaubt als irrig. Allerdings haben wir Beweise dafür, daß die Grundprocesse in beiden Abschnitten des Lebens im Wesentlichen dieselben sind, allein die Art und Weise, wie diese realisirt werden, ist verschieden genug und verbietet es, den Wirkungsbereich einer Schädlichkeit, welche jene fundamentalen Vorgänge nicht unmittelbar beeinträchtigt, für beide gleich zu setzen. Der Fötus ist keinerlei Angriffen einer feindlichen Umgebung ausgesetzt, hat keine der Außenwelt angehörigen Stoffe zu verarbeiten, bedarf keiner Thätigkeit der Athmungs- und Verdauungsorgane, sein noch nicht vollgereiftes Hirn und Rückenmark functionirt noch sehr spärlich und beherrscht namentlich weder die Herzthätigkeit, noch den Stoffwechsel. Demgemäß können bekanntlich in Folge von Hydrocephalie und Hydrorhachis die cerebrospinalen Centralorgane des Fötus vollständig vernichtet sein, und kann ferner auch während der rechtzeitigen Geburt die Perforation vollzogen werden, ohne daß das uterinale Leben verloren geht; in der Literatur finden sich zahlreiche Fälle verzeichnet, in denen trotz ausgiebiger Eröffnung der Schädelhöhle und trotz stattgehabter Entleerung beträchtlicher Hirnmassen dennoch die Früchte lebend zur Welt kamen, und selbst Stunden und Tage lang fortlebten. Schon hiernach muß es unstatthaft erscheinen, die Congestivzustände und Extravasate im Schädel- und Wirbelkanale, die noch dazu meist nur die Meningen betreffen, als vernichtend für die fötale Existenz zu betrachten.

Nicht weniger evident erhellt die Unhaltbarkeit der Annahme apoplectischen Todes während des Uterinallebens aus dem Vergleiche der Wirkungsweise des Geburtsactes mit dem Zustande, in welchem die Frucht geboren wird. Ohne alle und jede Störung in der Blutvertheilung kommt auf natürlichem Wege kein Kind zur Welt. Weder die Placenta noch der Fruchtkörper können der Pressung während der Geburt ganz und gar entgehen. In wie weit diese stark genug ist, um zeit- und theilweise Hemmungen der Körpercirculation mit deren anatomischen Folgen zu erzeugen, das können wir allerdings nicht immer ermessen. Wird die Frucht bei günstigen Raumverhältnissen und mäßiger Verkleinerung der Gebärmutterhöhle ohne ungewöhnlich gesteigerte Wehenthätigkeit bald nach dem Blasensprunge ausgestoßen, dann werden schwerlich nennenswerthe Ueberbleibsel stattgehabter Kreislaufsstörung vorhanden sein. Wenn aber die mechanischen Verhältnisse weniger günstig sind, wenn, wie das so häufig und namentlich oft bei Erstgebärenden der Fall ist, ein verhältnißmäßig großer Aufwand an Zeit und Kraft erfordert wurde, wenn während der Treibwehen eine vorübergehende Verlangsamung des Herzschlages eintrat, wenn eine beträchtliche Kopfgeschwulst, eine bemerkenswerthe Zerrung der Nähte, eine Verschiebung, einseitige Abflachung und Quetschung des Schädeldaches zu Stande kam — dann ist sicher anzunehmen, daß die Druckwirkung des Geburtsactes allgemein und örtlich energisch genug in die Fötalcirculation eingriff, um bleibende Spuren unregelmäßiger Anhäufung und Vertheilung des Blutes im Fruchtkörper und vor Allem im Schädel zu erzeugen. Nichts destoweniger kommt die Frucht auch unter den letztberegten Umständen in der Regel lebend zur Welt und bezeugt durch sein Gebaren unmittelbar nach der Geburt, daß die fötale Lebensenergie zunächst keinen, wenigstens keinen merklichen Verlust erlitten hat. Wurde dagegen während der Geburt die Pressung der Placentarcapillaren allzu ausgiebig und anhaltend, fiel dieselbe namentlich zusammen mit übermäßiger Verengerung der Uterinararterien, oder wurde die Nabelschnur gedrückt, löste sich der Fruchtkuchen vor der Zeit, erlosch das Leben der Kreißenden — dann, aber auch nur dann wird das Kind, je nach Umfang und Dauer dieser Abweichungen, todt oder scheintodt geboren. Gelangen die Scheintodtgebornen nicht oder nur für kurze Zeit zum selbstständigen Leben, so findet man hier wie bei den unter der Geburt Gestorbenen neben den constant vorhandenen Residuen verfrühter Inspirationen bald geringfügige, bald überaus bedeutende, ohne Zweifel bei Lebzeiten des Fötus entstandene Stauungen und Extravasate in den Nervencentralorganen.

Diese Anomalien finden sich gar nicht selten in sehr beträchtlichem Umfange auch dort, wo die Veranlassung derselben weder direct, noch indirect in der eigentlich tödtlich wirkenden Suffocationsursache — z. B. Nabelschnurdruck, vorzeitiger Abtrennung des Mutterkuchens — gesucht, wohl aber in dem vorgängig oder gleichzeitig stattgehabten mechanischen Drucke auf den Schädel gefunden werden kann. Aus dieser verschiedenen Wirkungsweise des Geburtsactes auf den fötalen Organismus läßt sich kein anderer Schluß ziehen, als der, daß nur die Behinderungen des Austausches zwischen Mutter und Frucht lebensgefährlich für die letztere werden, daß aber die Stasen und Blutergüsse in den cerebrospinalen Centralorganen des Fötus an und für sich betrachtet weder die alleinige noch die mitwirkende Ursache des Todes während der Geburt oder des angebornen Scheintodes sein können."

So steht die Frage heute, die Einen halten einen apoplectischen Tod, bedingt durch eine Einschnürung des Halses und eine Verhinderung des Rückflusses des Blutes in den Halsvenen und einen suffocatorischen für möglich, während die Andern bestimmt erklären, daß nur der letztere eintreten könne.

Als äußere Folgen der Umschlingung der Nabelschnur können Sugillationen, eine Strangrinne, Schwinden der Weichtheile an der umschnürten Stelle entstehen und so den Gerichtsarzt auf die Todesart des Neugebornen aufmerksam machen. Schon Ploucquet erkannte deren Wichtigkeit und stellte eine Diagnose derselben auf, nach der man derartige Strangrinnen von solchen nach der Geburt auf verbrecherische Weise bewirkten unterscheiden könne. Das oben angeführte Citat aus seinem Commentar enthält dieselbe. Roose (Taschenbuch für ger. A. u. W. A. 3. Aufl. S. 71) erklärt jedoch schon, daß die von P. gegebenen unterscheidenden Merkmale sehr trügerisch seien. Excoriationen, die die gewaltsame Strangrinne kennzeichnen sollen, könnten sich sehr gut auch unter der Geburt bilden, durch einen glatten Riemen oder eine überall gleiche Schnur könne gleichfalls eine glatte und gleichförmige Rinne wie durch den Nabelstrang bewirkt werden, andernfalls könne durch das Vorfallen eines Armes eine Strangrinne durch die Nabelschnur auch ungleichförmig werden. Klein (Hufeland's Journ. f. pr. H. 1815. Novbr. S. 109) bestreitet sogar das Vorkommen von sugillirten Strangrinnen in Folge der Einschnürung durch den Nabelstrang gänzlich, indem er sagt:

„Mir ist nie ein ähnlicher Fall vorgekommen, ungeachtet ich schon manches sehr fest durch die Nabelschnur ein- oder mehrfach um den Hals umschlungene Kind entband, und es entweder todt oder wenigstens mit sehr blauem aufgetriebenen Gesicht auf diese oder jene Art, schnell oder langsam, auf die Welt beförderte. Ich habe viele Stricturen des Muttermundes gehabt, welche bei der Wendung meinen Arm beinahe lähmten, wo die nachherige Anwendung der Zange wegen der festen Anlage des Muttermundes um den Hals äußerst schwierig wurde u. s. w. oder umgekehrt, daß dergleichen Stricturen um den Hals bei vorangekommenem Kopfe sich ereigneten — aber nie habe ich irgend einen Eindruck gesehen, nie eine Blutunterlaufung bemerkt.“ Auch Elsäßer (Henke's Zeitschr. 31 Ergänzh.) fand im Jahr 1835 in 134 Fällen keine Rinne, Furche oder Sugillation am Halse bei Einschnürung durch den Nabelstrang, ebenso nicht in 195 andern Fällen. Nur in einigen Fällen seiner Praxis beobachtete Elsäßer eine helle und dunkelrothe Färbung der Haut des Halses in Folge der Umschlingung des Nabelstranges, die aber nach dem ersten Bade spurlos von der Haut verschwand. Aehnlich Dohre in Pfaff's Mitth. Neue Folge. 2. Jahrg. 3. 4. Heft S. 98.

Andere, vorzüglich Geburtshelfer, fanden in der That Sugillationen, sowohl einfache Hautverfärbungen wie subcutane Blutextravasate in den durch Nabelschnüre verursachten Strangrinnen. So fand Wiegand, der gewiß zu den besten Beobachtern gezählt werden muß, „zuweilen den Hals mit einem rothen Streifen umgeben“ (die Geburt des Menschen Bd. II. S. 570.), Carus (IV. Jahresbericht über das Entbindungsinstitut zu Dresden in der Leipz. Literatur-Zeitung 1810. Nr. 57. S. 452) sah einmal bei einem todtgebornen Kinde sugillirte Stellen am Halse, in Folge des sehr fest umschlungenen Nabelstranges, und auch nach Hohl (Lehrb. pag. 457) können in Folge der Umschlingungen sugillirte Eindrücke entstehen.

In folgenden 8 Fällen wurden theils wirkliche Sugillationen und Excoriationen, theils andere sichtbare Marken in Folge von Nabelschnur-Umschlingung oder krampfhafter Zusammenziehung des Uterus beobachtet:

1) Löffler (Hufeland's Journ. Bd. XXIV. St. IV. S. 91):

Als ich des Mittags um 12 Uhr bei einer Hilfe verlangenden Erstgebärenden ankam, fand ich selbige in vollen Wehen begriffen und mit ihr eine gute Hebeamme beschäftigt. Ich untersuchte und fand den Kindskopf gut zur Geburt gestellt, auch bildete sich die Wasserblase vor demselben in einer guten Form, nur fühlte sich selbige, wegen der schwachen Wehen, nicht prall genug an. Ueberhaupt zögerte sich die Geburt sehr, weil die Wehen so schwach wirkten, und nur in langen Zwischenräumen wiederkehrten; so hatte das Geburtsgeschäft schon 24 Stunden gedauert. Das merkwürdigste hierbei war: es hatte sich nämlich nahe unter dem Nabel, quer über den schwangern Leib von einem Hüftknochen bis zum andern, eine ziemlich tiefe Furche gebildet, die deutlich zu sehen, aber noch deutlicher zu fühlen war, und die sich bei dem Dasein der Wehen mehr vergrößerte und bei ihrer Abwesenheit nie ganz verlor. Constricturen der Gebärmutter hatte ich schon mehrmalen gesehen, aber eine so merkwürdig große und lange anhaltende noch nie beobachtet, auch hatte die Hebeamme Philippe etwas Aehnliches nie bemerkt, ob sie gleich mehr denn 1000 Geburten beigestanden hatte. Um diesen partiellen Krampf der Gebärmutter zu heben und die Wehen zu befördern, wurde eine Auflösung von Borax in ℣ Menth. pp. mit Zusatz von Laudanum gegeben. Abends 6 Uhr sprang die Blase, nachdem sich verbesserte Wehen eingestellt hatten. Die Querfurche war zwar noch da, aber bereits viel kleiner geworden. — Da das Becken ziemlich enge war, so verzögerte sich auch die Geburt nach vielen kraftvollen Wehen und nachdem die Constrictur der Gebärmutter einige Stunden vorher gänzlich nachgelassen hatte, bis 11 Uhr des Nachts. Sowie nur der Kopf geboren war, sah ich, daß die Nabelschnur den Hals desselben umschlungen hatte. Noch während dem ich mich bemühte, abzulösen und zu entwickeln, so drängte eine kräftige Wehe das ganze Kind hervor; auch die Nachgeburt hatte sich zweimal um den Hals des Kindes geschlungen; dieses war todt und durch keine Bemühung zum Leben zu bringen.

Um den Leib (?) des Kindes war ein rothblauer, mit Blut unterlaufener Streif, und an manchen Stellen die Haut wie abgescheuert. — Sicher war dieses von der heftigen und langen Constrictur der Gebärmutter entstanden. Auch das Scrotum war an einer Seite etwas geschwollen, blau und enthäutet, die durch die Umschlingungen verkürzte Nabelschnur war nämlich zwischen den Beinen des Kindes durchgegangen; es hatte sich also diesen Fehler geritten.

(Der Fall ist etwas unklar. Man ersieht nicht, wie eigentlich die Nabelschnur bei ihrer Umwickelung gelaufen ist, die Tour zweimal um den Hals, um den Leib, durch die Beine (Schenkel) hindurch läßt sich nur schwer vorstellen.)

2) Marc, Capuron, Hauregard, d'Héré und Guichard (Orfila, Lehrb. der ger. Med. Bd. II. pag. 276ff.):

„Ein reifes und lebensfähiges Mädchen starb kurz nach der Geburt. Die Leiche wurde am 8. April 1834 einige Stunden nach der Geburt untersucht. Der Nabelstrang ist 2 Linien von seiner Insertion scharf abgeschnitten; der Theil dieses Stranges, der noch an der Placenta hängt, ist 32 Zoll lang. Der Hals hat einen runden Eindruck, der aus 2 rothen, parallelen und concentrischen Streifen besteht, die von vorn nach hinten und horizontal bis zum Nacken gehen, wo sie durch Räume unterbrochen scheinen, in denen die Haut unversehrt ist. Dieser Eindruck ist auf der rechten Seite röther, als auf der linken und $1^1/_2'''$ breit. Vorn läuft er zwischen dem Kehlkopfe und dem Os hyoideum und endet hinten in den Räumen zwischen dem Hinterhauptsbeine und dem Atlas. Die Stelle zwischen beiden Streifen, an welcher die Haut ihre normale Farbe behalten hat, ist $^1/_2'''$ breit. Auf der linken Seite des Halses, in der Mitte seiner Oberfläche, auf dem Verlaufe dieses Eindrucks sieht man eine etwas schräge, $3^1/_4'''$ lange, kirschrothe, 1 Linie breite und an ihren Enden winkliche Ecchymose. Auf der rechten Seite des Halses, auf dem Verlaufe dieses Eindrucks, befinden sich 3 getrennte Ecchymosen, von denen die in der Mitte 4 horizontale deutliche Eindrücke zeigt, die vordere hat einen dunkelrotheren Punkt, der im kreisrunden Eindrucke verschwindet; die hintere ist länglich, unregelmäßig, besteht aus getrennten Punkten und ist dunkelrother, als die andern. Auf dem hintern Theile sieht man einen andern länglichen und schrägen, $^1/_4$ Linie breiten und 4''' langen Eindruck, der weniger dunkel, als der vorhergehende ist und an welchem die Epidermis etwas abgetrennt ist. Dies ist im ganzen Eindrucke der einzige Punkt, an dem man diese Eigenthümlichkeit bemerkt. Das Zellgewebe ist stellenweis ecchymotisch, in derselben Richtung, wie dieser Eindruck.

Im Kehlkopfe und der Luftröhre findet man keinen Fehler. Die Zunge geht nicht über den Zahnrand hinaus und behält gleich den Lippen und dem Innern des Mundes ihre normale Farbe. Der Kopf ist zusammengesunken; auf der Stirn befinden sich zwei livide Flecken, von denen sich der eine über die ganze Hälfte des Stirnbeins, die Pars squamosa ossis temporum, das Os bregmatis und den entsprechenden Theil des linken Hinterhauptsbeins erstreckt. Der Flecken auf der rechten Seite ist weniger groß, aber livider und umfaßt nur den rechten Theil des Stirnbeins, des Schläfenbeins und den vordern Theil des Seitenwandbeins. Die behaarte Kopfhaut ist tief ecchymotisch; das Periosteum ist fast in der ganzen Ausdehnung des rechten Seitenwandbeins, sowie vom mittlern Theile des linken Seitenwandbeins abgetrennt. Zwischen der Haut des Schädels und dem Hinterhaupte und den beiden Seitenwandbeinen findet man einen bedeutenden Erguß von schwarzem, geronnenem Blute. Das rechte Seitenwandbein ist in 4 bewegliche Fragmente getrennt, die sich in unregelmäßige Winkel theilen und mit der Spitze am Stirnbeinhöcker enden, wie Strahlen in einem gemeinschaftlichen Centrum. Das Periosteum ist ebenfalls von der Oberfläche des linken Seitenwandbeins abgetrennt, welches auch gebrochen ist. Das Gehirn schien eingesunken und zwischen seinen Windungen fand man Bluterxsudate. Die Gefäße der harten Hirnhaut und der Arachnoidea sind mit schwarzem Blute angefüllt. Die Plexus chorioidei und die Wände der Seitenventrikel sind stark injicirt. Hinter dem Corpus callosum, am 4. Ventrikel, befindet sich ein sehr bedeutendes Blutexsudat. An der Basis des Schädels sind die hintern und untern Fossae occipitales mit etwas flüssigem, schwarzem Blute angefüllt, die linke Fossa media ist gleichfalls voll Blut.

Das Zwerchfell ist nach oben gedrängt. Die rosenrothe Lunge füllt die Höhle des Thorax aus, mit Ausnahme des linken Flügels, der das Pericardium nicht vollständig bedeckt; sie schwimmt, ganz oder in Stücke geschnitten, auf dem Wasser, ist gesund, knisternd und nicht emphysematös. Das Herz enthält kein Blut. —"

3) Schwarz (in Fulda) (Henke's Zeitschr. Bd. 7. S. 129):

36jähr. Primipara. Becken regelmäßig. Der vorliegende Theil des Kopfes war die linke Stirngegend, welche am Eingange des großen Beckens stand. Das Gesicht war mehr nach vorn und nach der linken Seite der Mutter gerichtet. Ohngefähr im geraden Durchmesser des Beckens fühlte man die Nase, das linke Auge und etwas höher die Oberlippe des Mundes, in welchen man mit der Spitze des Fingers gelangen konnte. Extraction durch die Zange. „Als der Kopf ausgeschlossen war, bemerkte ich eine zweimalige Umschlingung des Nabelstranges um den Hals. Ich suchte den Nabelstrang mit dem Finger anzuziehen, um ihn entweder über den Kopf zurückzuschieben oder zu unterbinden; er war aber so fest an den Hals angeschlossen, daß ich nicht einmal mit dem Finger zwischen ihn und die Haut eindringen konnte. Ich beeilte mich deshalb, die Geburt zu beendigen, indem ich den einen Zeigefinger in die Achselhöhle des Kindes einsetzte, und damit, wie mit einem stumpfen Haken, anzog, wodurch die Schultern und der Rumpf eines starken Knäbchens entwickelt wurden.

Die Nabelschnur wurde von dem Halse abgenommen, man fühlte darin durchaus keinen Pulsschlag. Kind todt.

Um den Hals gewahrte man eine blaue, rinnenartige Furche, als Folge der Einschnürung von der umwundenen Nabelschnur.

16 Stunden nach der Geburt Section der Leiche. Jene rinnenartige Furche am Halse, welche gestern Abend blau gewesen, war heute weiß, mit bläulichen Rändern. Die Stelle war so eingekerbt, daß man die Furche, nicht nur, wenn man darüber mit dem Finger wegfuhr, fühlte, sondern sogar durchs Gesicht deutlich unterscheiden konnte. Die Conjunctiva der untern Augenlider, deren obere Deckel angelaufen, war geröthet. Weder im Munde noch in der Nase bemerkte man Schaum oder sonstige Flüssigkeit. Die Länge der blassen und blutleeren Nabelschnur von seiner Insertion am Mutterkuchen bis an den Bauch des Kindes $^3/_4$ Ellen. Die Kranzvenen des Herzens strotzten bläulich von Blut. Die rechte Vorkammer war strotzend angefüllt, beide Kammern aber leer, ebenso die linke Vorkammer, welche welk eingesunken war. Die Lungen lagen nach dem Rücken zu, tief hinten im Brustkasten, sahen bläulich braun aus und waren compact. Ganz und zerschnitten sanken die Lungen. Im Unterleibe waren die Venen des Netzes und der dünnen Gedärme strotzend mit schwarzem Blute gefüllt; die dünnen Därme sahen bräunlich blau aus. In der Schädelhöhle keine Hyperämien. —

„Ich löste darauf die Haut am Halse über der rinnenartig eingekerbten allgemeinen Bedeckung ab, fand aber weder unmittelbar darunter noch in der Umgegend irgend eine Spur von Sugillation im Zellgewebe. Die bläuliche Röthe an den Rändern der weißen Furche hatte ihren Sitz unter der Epidermis im Chorion und erstreckte sich durchaus nicht tiefer."

4) Windel (Henke's Zeitschr. Bd. 31. 1836. pag. 23):

Bei einer Gesichtsgeburt, welche ich am 2. Decbr. 1827 mit der Zange beendigen mußte, war die Nabelschnur zweimal fest um den Hals des Kindes geschlungen. Nach Entfernung derselben bemerkte ich an dem Halse des todten Kindes einen sugillirten Eindruck.

Im Jahre 1812 wurde ich zur Frau eines Sergeanten gerufen und fand das reife und wohlgebauete Kind noch mit dem in die Mutterscheide herabgesunkenen Mutterkuchen, durch die Nabelschnur verbunden, zwischen den Schenkeln der Mutter liegen, die Nabelschnur aber zweimal fest um den Hals geschlungen und unter derselben mehrere sugillirte Streifen am Halse des todten Kindes.

Unter 281 künstlichen Entbindungen kamen W. jedoch keine sugillirten Vertiefungen an den Stellen der Umschlingung weiter vor.

5) Heyfelder (Puchelt's medic. Annalen Bd. 4. S. 258):

Eine 28 Jahr alte verheirathete Erstgebärende kam nach einem heftigen Wehendrange mit einem scheintodten Kinde nieder, bei welchem die zweimal um den Hals geschlungene Nabelschnur eine vollkommene sugillirte Strangrinne hinterlassen hatte. Erst nach längere Zeit hindurch fortgesetzten Belebungsversuchen kam das Kind zu sich.

6) Albert (Henke's Zeitschr. Bd. 42. 1841. S. 207):

Im November vor. J. bekam eine Frau, die schon siebenmal geboren hatte, nach einer Erkältung heftige Schmerzen im Leibe und nach 14 Stunden regelmäßige Wehen, die aber bald in Krampfwehen übergingen, beständig anhielten und die Kranke nöthigten, im Sitzen den Körper unausgesetzt nach verschiedenen Richtungen hin und her zu bewegen. Nach mehreren Stunden Zangengeburt. Das Kind athmete noch einmal tief und starb trotz aller Rettungsversuche. Die Nabelschnur war so fest um den Hals geschlungen, daß sich eine tiefe 4''' breite, dunkelblaue Furche um solchen gebildet hatte; das Gesicht war blau, aufgedunsen; die Augen lagen aus den Höhlen und die dicke, blaue Zunge zwischen den Zähnen vor. Der ganze rechte und der obere Theil des linken Lappens der Lunge erhielten sich auf der Oberfläche des Wassers, die übrigen Theile derselben sanken in demselben zu Boden.

7) Albert (ibidem pag. 208):

In Orb erhielt ich eines Tages vom Leichenbeschauer die Anzeige, daß das neugeborne Kind einer ledigen Person um den Hals ganz blau und deshalb zu vermuthen sei, daß solches die Mutter erwürgt habe. Ich fand einen 3''' breiten, tiefen, dunkelblauen Ring um den Hals der kleinen Leiche, das Gesicht sehr aufgedunsen und die Augen stark prominirend. Die Hebeamme, die bei der Geburt zugegen gewesen, erklärte gesehen zu haben, wie dasselbe todt und mit um den Hals umschlungener Nabelschnur zur Welt gekommen sei.

8) Hohl (Lehrb. der Geburtsh. pag. 633)

fand bei einem partiellen Krampf des Uterus an der Einmündungsstelle der rechten Tube am Kinde einen von der Strictur bewirkten Eindruck, der über den Geschlechtstheilen begann, schräg herab über die vordere und äußere Fläche des rechten Oberschenkels sich hinzog.

In einem andern Falle war bei einer Geburt mit vorliegendem Steiße der Muttermund krampfhaft contrahirt, und umschloß den Hals des Kindes nach gebornem Rumpfe so fest, daß Hohl, erst hinzugerufen, nur mit Mühe die Extraction des Kindes bewirken konnte. Rings um den Hals des todten Kindes, und besonders auf der vordern Hälfte war ein fast fingerdicker Eindruck und dieser an einzelnen Stellen bläulich gefärbt.

In welchen Fällen kann eine Strangmarke für eine durch die Nabelschnur in der Geburt bewirkte gehalten werden?

1) Sind die Lungen compact und nicht schwimmfähig, in den feinern Bronchen, im Munde und den Choanen aspirirte Stoffe aus der Vagina oder dem Uterus, so kann man sicher sein, daß das Kind durch die Umschlingung der Nabelschnur vor seiner Geburt den Tod (suffocatorisch) gefunden.

   Schon Wiegand (l. c.) machte auf dieses Zeichen aufmerksam, indem er sagt: „Hat die Strangulation des Kindes lange gewährt, so ist der im Munde und in der Nase sich vorfindende Schleim mit Blut untermischt."

2) Hat das Kind dagegen vollständig ausgedehnte Lungen, so hat es nach der Geburt gelebt und die vorgefundene Strangmarke ist Beweis von Einwirkung fremder Gewalt nach der Geburt.

3) Sind die Lungen unvollständig ausgedehnt und aspirirte Stoffe in den Bronchen und Choanen vorhanden bei gleichzeitiger Hyperämie der Lungen, so ist die Strangmarke durch die Nabelschnur und nicht auf verbrecherische Weise bewirkt, das Kind in der Geburt erstickt.

4) Sind die Lungen unvollständig ausgedehnt und fehlen die aspirirten Stoffe, so ist die Strangmarke höchst wahrscheinlich durch verbrecherische Hand bewirkt.

§. 14. Verblutung aus der Nabelschnur.

Die ältern Aerzte hielten allgemein dafür, daß die Nichtunterbindung der Nabelschnur unbedingt tödtlich sei, und erkannten in allen den Fällen, wo man den Nabelstrang abgeschnitten und nicht unterbunden fand, selbst ohne Section, frischweg auf Verblutung. Selbst wenn das Kind mit der durch die Nabelschnur zusammenhängenden unverletzten Nachgeburt geboren worden, entstehe dennoch Verblutung desselben, wenn die Nabelschnur nicht unterbunden würde, oder doch wenigstens Tod von Stockung in der Nachgeburt. So gab bei Zittmann (medic. for. 1706. pag. 410 cas. 20) die Facultät zu Leipzig sub 11. April 1674 ihr Gutachten dahin ab: „ein Kind kann ohne rechtschaffene Verbindung der Nabelschnur nicht leben, sondern muß nothwendig sterben", ebenso pag. 1539 cas. 41, desgl. Valentin (pandect. pars II. Sect. VII. 1722. pag. 507): „funiculus umbilicalis ...... non deligatus fuit, cujus non factam deligationem Medici sine exceptione pro absolute et simpliciter lethali reputant, ut Ampliss. Facultas Med. Lips. in Responso A. 1656 die 1 Maji decidit." Schurig (Embryologie. 1732. pag. 856. §. 5): „ab ejusmodi autem funiculi umbilicalis deligatione non sufficienter constricta modo periculosam, modo etiam lethalem oriri haemorrhagiam, multi confirmant autores." Mehrere hierher gehörige Urtheile findet man bei Budäus (miscell. medico-chir. practica et for. 7 Theile. Jahrg. 1731 cas. 34., Jahrg. 1723 12 u. 31.) Troppaneger (decis. med. for. pag. 26 und pag. 198) und Paul Ammann (med. crit. 1670).

Nachdem gegen Ende des 17. Jahrhunderts Fantoni, Prof. der Anatomie zu Turin, gezeigt hatte, daß das zuvor im Uterus gekrümmt liegende Kind nach der Geburt sich gerade richte und dadurch die Nabelpulsadern in der Bauchhöhle des Kindes und außerhalb der Bauchhöhle, im Nabelstrange, in ihrer Insertion am Bauchringe eine Biegung erlitten, wodurch der Blutstrom gebrochen würde und daß deswegen eine Hämorrhagie aus dem Nabelstrange post partum nicht zu fürchten wäre, trat im Jahre 1733 Joh. Heinr. Schulze, Prof. in Halle, mit der Behauptung auf, die Unterbindung sei überhaupt ganz unnöthig. In seiner Dissertation (qua problema, an umbilici deligatio in nuper natis absolute necessaria sit, in partem negativam absolvitur. Halae 1733), in deren Einleitung er sich auf das Beispiel von Eva beruft, die doch auch nicht bei Cain und Abel den Nabelstrang unterbunden hätte, und in der Dissert. von Schael (de funiculi umbilicalis deligatione non absolute necessaria. Goetting. 1755), die die gleiche Tendenz hatte und 20 Jahre später erschien, werden folgende Beweise für diese Behauptung angegeben:

1) Durch die Nabelvene könne keine Blutung entstehen, weil durch die Venen das Blut von außen nach innen geführt werde und selbst bei Amputationen keiner an Unterbindung der Venen denke.
2) Die Enden der Arterien zögen sich sogleich mit den Venen zusammen und zurück, spitzten und schlössen sich und verwüchsen.
3) Das Beispiel der Thiere, die manchmal kaum geboren, sich schon auf die Füße stellen, selbst wenn die Mütter die Nabelschnur noch nicht abgebissen haben, so daß also der Einwurf vom Zusammenbeißen der Nabelschnur hier auch nicht stattfinde.
4) Die als Beweise von Verblutungen aus unverbundener Nabelschnur angeführten Fälle beruheten, wie man bei genauer Kritik finde, auf Täuschung und unvollkommener Untersuchung.
5) Wo wirkliche Hämorrhagien entstanden waren, konnten sie leicht aufgehalten werden und schadeten dem Fötus nichts.
6) Selbstbeobachtete Fälle, wo, ungeachtet die Nabelschnur im Nabel selbst abgerissen war, keine Hämorrhagie erfolgte.
7) Die tausend und hunderttausend jährlichen Geburten von Menschen und Thieren ohne Unterbindung der Nabelschnur.
8) Selbst, wenn der Fötus noch mit der Placenta zusammenhänge, könne das Blut aus jenem nicht in diesen übergehen, weil das Blut in dem kalten Theil stocke.

Gleichwohl kommt Schulze zu dem Satze „ceterum repeto, quae dixi et protestatus sum, me non contendere, ut in natis hominum umbilici deligatio in posterum omittatur" und — legte bei seinen eigenen Kindern die Unterbindung der Nabelschnur sorgfältig an.

Die Ansichten von Schulze theilen im nachfolgenden Zeitraum besonders Trew, Schweickhardt, Röberer, Stein, Camper und Fischer. Der letztere veröffentlichte im J. 1777 eine eigene Schrift über die Nichtnothwendigkeit der Unterbindung der Nabelschnur (an deligatio funiculi umbilicalis in neonatis absolute necessaria sit. Ingolst. 1777). Seine Gründe dafür sind folgende:

1) Die Fälle von Zerreißen der Nabelschnur bei Menschen und Thieren, ohne darauf folgende, wenigstens ohne tödtliche Hämorrhagie.
2) Die, jedoch nie heftigen Hämorrhagien, welche manchmal, unleugbaren Beobachtungen zu Folge, ziemlich lange nach der Geburt entstünden, erfolgten vielmehr wegen fehlerhafter Beschaffenheit des

Körperbaues und des Bluts, welche sie bei Erwachsenen und Kindern veranlassen könnten.

3) Ueberhaupt könne der Nabelstrang nur dann Blutung verursachen, wenn er da durchschnitten würde, wo er noch pulsire.

4) Manchmal entstünden auch Hämorrhagien aus dem Nabelstrangende wegen gewisser Hindernisse der Respiration, z. B. wegen Druck auf der Brust durch angelegte Binden u. s. w. oder wegen zu dünner Luft. Hierbei beruft sich F. auf Baudelocque's Beobachtung, der durch wiederholte momentane Hinderung der Respiration wiederholte geringe Blutflüsse aus der Nabelschnur verursachte, bis er damit nachließ — und schließt, daß nur das schnelle Einwickeln und Drücken des zarten Kindeskörpers die Gewohnheit der Unterbindung des Nabelstranges nothwendig mache.

5) Auch von Einkeilungen des Kopfes oder Umschlingungen der Nabelschnur entstünden Blutungen, die jedoch oft zur Vermeidung apoplectischen Todes nützlich wären. — Auf alle diese Ursachen der Blutung (Hindernisse in der Respiration durch Druck auf die Brust, erwärmte und zu sehr verdünnte Luft, Fehler in der Beschaffenheit des Bluts, Druck und Verletzungen des Kopfes), müsse demnach bei vorhandenen Spuren von Hämorrhagie durch die Nabelschnur und Blutleere der großen Gefäße, überhaupt aber bei der vorhandenen Unwahrscheinlichkeit von Verblutung aus der Nabelschnur im Allgemeinen stets wohl dahin gesehen werden, ob sich nicht anderweitige Ursachen der Blutleere und des Todes auffinden lassen.

Die von Schulze und Fischer aufgestellten Ansichten wurden jedoch theils durch wirklich beobachtete Fälle von Verblutung aus der nicht unterbundenen Nabelschnur von Phil. Fabricius (Sammlung versch. medic. Responsorum und Sectionsberichte. Halle 1754) und von Büttner (Kindermord. Königsb. 1771) widerlegt, theils durch die von Christ. Friedr. Daniel herausgegebene Schrift (Commentatio de infantum nuper natorum umbilico et pulm. Halae 1780) bestritten. Daniel erinnerte an Beobachtungen von wirklichen Nabelhämorrhagien neugeborner Thiere, wie sie Zeller in seiner Streitschrift mit dem charakt. Titel: Vita humana ex fune pendens. Tub. 1692. pag. 11. 12 beschrieben, gab aber die Unmöglichkeit ihres Entstehens nach dem Aufhören des Pulsirens im

Nabelstrange zu, wobei er jedoch bemerkte, daß ein solcher Fall kein Gegenstand der gerichtl. Arzneikunde sei, denn, wenn die Mutter mit dem Abschneiden der Nabelschnur so lange gewartet haben sollte, bis das Pulsiren aufhörte, so würde dies allerdings keine Criminaluntersuchung nach sich ziehen. Ferner führte Daniel (§. 11) eine Menge von Beobachtern an, welche Hämorrhagien aus der Nabelschnur, ohne irgend eine Störung oder Hindernisse der Respiration gesehen zu haben versichern, z. B. Büttner l. c. §. 76. 77. Nach Camper behauptet er, daß, so lange der Mutterkuchen an der Gebärmutter fest bleibt, auch selbst nach der Geburt des Kindes das Pulsiren gemeiniglich fortdauert, bis das Abbinden geschieht, also auch wohl Hämorrhagie aus der anhangenden Placenta entstehen könne, vorzüglich wenn der Fötus nach der Geburt in eben der zusammengebückten Lage bleibt, als im Mutterleibe. Nach Stein's Zeugniß (theoret. Anleitung zur Geburtshilfe §. 343) entsprängen auch die Nabelarterien nicht selten aus der Aorta selbst, wovon das auch nach der Unterbindung lange fortdauernde Pulsiren in der Nabelschnur ein Zeichen abgebe. Ebensowenig als die Hindernisse und Störungen der Respiration könnten auch Kopfverletzungen Hämorrhagien aus dem Nabelstrange erzeugen, denn es gäbe Fälle von Hämorrhagien ohne Kopfverletzungen und von Kopfverletzungen ohne Hämorrhagie, ja sogar solche, wo Kopfverletzungen und Unterdrückung der Respiration entstanden, ohne alle Leere der Blutgefäße und also auch ohne Hämorrhagie aus der Nabelschnur (z. B. bei Büttner im 13. u. 18. Fall). — Auch selbst ungeachtet einer Congestion nach irgend einem Theile sei dennoch bei Eröffnung eines Fötus Blut genug in andern Theilen zu finden, und man könne demnach die Blutleere, wo sie existire, nicht aus solchen Congestionen erklären, wenn sonst Zeichen der Verblutung aus unverbundener Nabelschnur vorhanden wären.

Demnach besteht Daniel auf die Nothwendigkeit der Unterbindung des Nabelstrangs und behauptet den gewissen Tod als Folge ihrer Vernachlässigung. Denn das Blut dringe durch beide Nabelarterien, wie aus jeder verwundeten Pulsader mit großem Andrang in kurzer Zeit entweder ganz oder wenigstens in solcher Menge hervor, daß das Kind sterbe.

Gegen die Behauptung Daniel's, daß bei Leere der Blutgefäße jedesmal Verblutung aus der Nabelschnur für die Ursache des Todes gehalten werden müsse, wenn diese zugleich abgeschnitten und unverbunden gewesen, sprachen jedoch die Beobachtungen, daß die Blutleere auch durch anderweitige Ursachen bewirkt sein konnte. Als solche Ursachen führt Augustin (Archiv der Staatsarzneikunde Bd. II. 1805. pag. 161) an:

1) Loslösungen der Placenta vor der Geburt.
2) Fehlerhafte Beschaffenheit der Placenta mit Beziehung auf den Fall von Fabricius (l. c. S. 205) und Bössel (Commerc. noric. ann. 1736).
3) Welke, zusammengezogene, verdorbene, fehlerhafte Beschaffenheit der Nabelschnur.*) Auch während der Geburt könne eine Blutung entstehen, die vollständige Anämie des Kindes zur Folge habe.

Roose (Beiträge zur öffentl. u. gerichtl. Arzneikunde. 1. Stück 1798 pag. 152) stellte folgende praktische Sätze in Bezug auf die vorliegende Frage auf, die Augustin (l. c. pag. 164) für seine Abhandlung entlehnte:

1) Die Unterbindung der Nabelschnur ist zwar nicht in allen Fällen nothwendig und unter günstigen Verhältnissen kann sie ohne Zweifel oftmals ohne Gefahr einer Verblutung ununterbunden bleiben. Aber es ist ein Trugschluß, wenn man daraus folgert, sie sei niemals nothwendig. Unter andern, ungünstigen Umständen kann eine tödtliche Blutung daraus erfolgen, und es fehlt nicht an Beispielen, daß sie daraus erfolgt. Es ist nicht im Allgemeinen (in abstracto), sondern nur nach den Umständen (in concreto) zu bestimmen, ob die unterlassene Unterbindung den Tod verursachte oder nicht.
2) Man kann und darf also nie allein aus der unterbundenen oder nicht unterbundenen Nabelschnur eines todtgefundenen Kindes auf einen Tod durch Verblutung aus derselben oder auf das Gegentheil schließen. Denn auf der einen Seite konnte ja der Nabelstrang nach der Verblutung unterbunden sein; auf der andern Seite aber konnte das Kind, bei nicht unterbundenem Nabelstrange füglich eines andern Todes sterben.

*) Einen derartigen Fall hat Dr. Nolten in Dortmund (Med. Vereinsztg. 1843. No. 31) bekannt gemacht. Eine Frau, die schon zum 6. Male schwanger war und deren 3 letzten Kinder mit 6 Monaten todt waren, fühlte bei der 7. Schwangerschaft die Bewegung des Kindes bis zum Ende des 8. Monats, wo sie immer schwächer ward und zuletzt ganz aufhörte. Bei der zur richtigen Zeit eintretenden und leicht beendigten Geburt eines todten Kindes fand sich, daß die Nabelschnur durchgehends einen Daumen dick, 2 Zoll vom Nabelringe aber nicht dicker, als ein starker Bindfaden war, so daß man kaum eine feine Oeffnung darin finden konnte

3) Schwächere Kinder sind, der geringern Blutmenge und des minder kraftvollen Blutumlaufs wegen, der Gefahr einer Verblutung aus der nicht unterbundenen Nabelschnur weniger ausgesetzt, als stärkere. Diesem Satze von Roose widerspricht jedoch Augustin, weil gerade schwächliche Menschen mehr Neigung zu Blutflüssen hätten und schwächere Kinder schon bei einem geringen Blutverluste in tödtliche Asphyxie verfielen.

4) Je näher am Unterleibe des Kindes der Nabelstrang getrennt ist, desto leichter erfolgen gefährliche Blutungen daraus.

5) Aus einer abgeschnittenen und nicht unterbundenen Nabelschnur entstehen leichter tödtliche Blutungen, als aus einer abgerissenen. Am unwahrscheinlichsten ist dann der Tod durch Verblutung, wenn die abgerissene, nicht unterbundene Nabelschnur lang und mit Sugillationen und Stockungen versehen ist.

6) Die Zeichen eines Todes von Verblutung, insonderheit bleiche Wachsfarbe der Oberfläche des Körpers, Blässe der Eingeweide, Mangel an Blut in den großen Venen und in den Nebenkammern des Herzens, besonders in der der vordern, beweisen nur dann eine Verblutung aus dem Nabelstrange, wenn keine anderweite Verletzungen, aus denen Blutungen stattfinden können, da sind und wenn der Körper vollkommen und die Nabelschnur nicht welk und zusammengefallen erscheint, weil sonst schon im Leibe der Mutter die Frucht an Blutmangel gelitten haben kann.

7) Aber auch dann ist noch keineswegs eine absichtlich verschuldete Verblutung aus der Nabelschnur erwiesen, weil die Verblutung während der Geburt durch die zu schnell gelöste Nachgeburt oder durch Zerreißung der Nabelschnur veranlaßt werden und weil die Mutter plötzlich geboren haben und gleich nachher in einen Zustand von Bewußtlosigkeit verfallen sein konnte.

Die Neuzeit hat diesen präcisen Sätzen von Roose wenig hinzuzufügen gewußt, wenn man nicht das anführen will, daß einzelne gerichtlich-medicinische Schriftsteller schon längst ausgemachte Wahrheiten vollkommen verkannt haben. So sagt Orfila (Lehrb. der gerichtl. Medicin, übers. v. Krupp Bd. 2. p. 257) „ist der Kreislauf durch die Lunge beim Neugebornen schon in voller Thätigkeit, so kann es nicht mehr an Nabelstrangsblutung sterben, mag der Kreislauf nun durch ein Hinderniß der Respiration gestört sein oder nicht". Wiewohl der Inhalt der oben angeführten Daniel'schen Schrift die ganz entgegengesetzte Thatsache schon bewiesen hat, so sei hier noch auf eine Beobachtung Hohl's (l. c. S. 588) verwiesen, nach der bei einem Kinde nach vielen Stunden, in denen es vollständig geathmet und nichts Auffälliges gezeigt hatte, eine tödtliche Verblutung eintrat, ein Beweis, daß nach länger bestandenem Athemleben noch tödtliche Verblutungen aus der Nabelschnur eintreten können.

Lehrreich sind ferner die Versuche Ed. v. Siebold's (gerichtl. Medicin pag. 429): „Bei Durchschneidung des Nabelstrangs nach der Geburt des Kindes 8 Zoll vom Nabelringe entfernt, nachdem das Athmen schon kräftig in Gang gekommen, sah ich nur sehr wenige Blutstropfen aus dem nicht unterbundenen Stücke hervorquellen, und bald stand auch diese geringe Blutung. Das Abträufeln von Blut nahm aber zu, je näher dem Bauchringe der Schnitt geschah. Dagegen ergoß sich Blut im Strahle, wenn der Nabelring bei Kindern 3—4 Zoll von der Insertion entfernt durchgeschnitten wurde, ehe die, obgleich lebend gebornen Kinder zum völligen Athmen gekommen waren; der Blutstrom ließ aber nach, sobald letzteres geschehen, ohne ganz aufzuhören. Ohne Lebenszeichen geborne Kinder (scheintodte), bei welchen der Nabelstrang durchgeschnitten wurde, konnten jedesmal wiederbelebt werden, sobald sich das Blut im Strahle ergoß: blutete es nicht, so war die Wiederbelebung schon schwieriger, oder gelang gar nicht. Je schwächer und unreifer das Kind, je unvollkommener es athmete, um so mehr Blut ergoß sich aus der durchschnittenen und nicht unterbundenen Nabelschnur. Diese von mir gemachten Beobachtungen sind einflußreich auf die richtige Auffassung der Beurtheilung einer Möglichkeit der Verblutung, die aber freilich durch die Abreißung einige Modificationen erleiden dürften.“ Durch diese Beobachtungen wird zugleich der oben von Roose sub 3 angeführte Satz, daß schwächere Kinder sich weniger leicht verbluteten, widerlegt und der von Jörg, dem man eine große Erfahrung in dieser Hinsicht nicht absprechen wird, in seinem Programm: de funiculi umbil. deligatione haud negligenda. Lips. 1810 aufgestellte Satz als richtig bewiesen: „daß Unreife und Schwächlichkeit der Kinder die Verblutung aus der Nabelschnur begünstigen“.

In Bezug auf den Satz: daß, je näher am Bauche des Kindes der Nabelstrang getrennt ist, desto leichter erfolgen gefährliche Blutungen aus demselben, ist die Beobachtung von Mende (III. §. CDXXII) erwähnenswerth, wo sich eine Frucht aus einem 11 Zoll langen Nabelstrange, der überdies einen Knoten hatte, zu Tode blutete.

In allen Fällen aber von Verblutung der Neugebornen ist bei Beurtheilung des Leichenbefundes die Warnung Casper's (l. c. I. pag. 824) zu berücksichtigen, daß in allen Fällen, wo der Leichnam schon längere Zeit dem Verwesungsprocesse ausgesetzt gewesen ist und auch im Innern des Körpers das Blut verdunstet angetroffen wird, der Gerichtsarzt diese Blutleere nicht als Folge der Verblutung ansehe, sowie andrerseits, daß auch in Fällen von Anämie und Blutleere in Folge von Verblutung die Leichenhypostasen in den Hirnvenen und den Lungen nicht fehlen und diese Gefäße an der allgemeinen Anämie keinen Antheil nehmen.

§. 15. Verletzungen des Kindes nach der Geburt.

Kindessturz aus den Gebärtheilen bei präcipitirten Geburten in aufrechter und sitzender Stellung der Gebärenden und seine Folgen.

Die beiden ältesten Fälle von Kindessturz finden sich bei Zittmann (med. forens. 1706 pag. 835 und pag. 1539). Im letztern erklärt die Leipziger Facultät unter dem 20. Jan. 1698: „daß das Kind, wenn es in der Geburt mit dem Kopfe auf den harten Stein oder auch wohl auf die Ecke des Mandelbretts, welches stets hinter 'der Hölle soll gelegen haben, plötzlich aufgeschossen, allerdings am Kopfe ebensowohl als durch eine äußerliche Gewaltthätigkeit derer Inquisiten dermaßen hat können verletzet werden, daß es gleich des Todes sein müssen". Auch geburtshilflicher Seits war es zu jener Zeit bekannt, daß die Kinder den Gebärenden in aufrechter Stellung wegschießen könnten. So äußert sich die Justina Sigemundin (die chur-brandenburg. Hofwehemutter [schon im Jahre 1689 verfaßt, jedoch erst 1724 in Leipzig erschienen] Cap. VI. p. 128): „Zweimal ist mir widerfahren, daß die Kinder den Frauen stehend gekommen und entfallen seynd und sich auf die Erde gestürzet haben; sie haben sich von der Nabelschnur durch den Fall abgerissen, und so kurz, daß ich zu großer Noth kaum binden können; dieselben Kinder seynd lebendig geblieben und erwachsene Leute geworden, haben auch keinen Mangel, weder an dem Nabel, noch an dem Athem oder an der Luft und Stimme gehabt." Hierauf erzählt sie noch 2 Fälle; in dem einen starb das Kind 2 Stunden nach dem Falle, in dem andern fiel es in ein heißes Kräuterbad, erlitt bedeutende Verbrennungen, an denen es in einigen Tagen starb.

Von den gerichtlichen Aerzten der nachfolgenden Zeit wurde der Satz allgemein angenommen, daß ein plötzliches Hervorschießen des Kindes in aufrechter Stellung der Gebärenden und dadurch Verletzung und selbst Tod des Kindes erfolgen könne. So Hebenstreit (Anthropol. p. 388) und Platner (quaest. med. forens. XVIII. p. 5). Der letztere äußert sich folgendermaßen: „Si jam imminentis enixus periculum significari dicas per spasmos ac dolores: hi, cum a nullo tempore graviditatis abesse solent, tum, subito et quasi festinante natura praegnantibus, plerumque esse solent, multo quam antea leviores. Imo vero observatum est, ut fructum maturum de arbore, ita foetum inconscia matre, uno momento decidisse. Neque sanguinis ex utero destillationes, aut semper et diu ante partum fiunt, aut factae ab ignaris attenduntur. Enimvero hoc multum interest ad agendam causam infanticidii, praegnans aliquam praesensionem habuerit, an nullam. Atque si haec praesensio non omnibus ac necessario contingit: haud decet suspicionem affingere mulieri illam excusationem apud judicium afferenti. Cui vero partus ita repente accidit, ea nec locum commodum deligere, nec foetus de utero prolabentis et in corpus durum aliquod illidentis periculo prospicere, aut domesticos vel vicinos in auxilium vocare potest." Roose (Grundriß medic. gerichtl. Vorlesungen. 1802 pag. 174): „Bei der Beurtheilung von Kopfverletzungen neugeborner Kinder darf man nicht vergessen, daß die Geburt auch plötzlich, während die Mutter stand oder saß, eintreten konnte, so, daß das Kind schnell auf den Fußboden stürzte." Aehnlich äußern sich Masius (Lehrb. der gerichtl. Arzneikunde), Klose (System der gerichtl. Physik), Büttner (Kindermord. 1771), Metzger und Gruner (System der gerichtl. Arzneiwissenschaft. 1814), Wildberg (Handb. der gerichtl. Arzneiwissenschaft). Im Jahre 1815 trat Klein in Stuttgart in Hufeland's Journal 1815. Nov. S. 105 und sodann in den schriftlichen Bemerkungen über die bisher angenommenen Folgen des Sturzes der Kinder auf den Boden bei schnellen Geburten, Stuttgart 1817, mit einer gegentheiligen Meinung hervor, und suchte den von Henke in seinem Lehrbuche der gerichtlichen Medicin aufgestellten Satz als irrig nachzuweisen, „daß nämlich schwere Kopfverletzungen, Knochenbrüche am Schädel, tödtliche Gehirnerschütterungen, Blutergießungen im Gehirn rc. entstehen können, wenn das Kind plötzlich aus den Geburtstheilen der Mutter hervor, auf den Erdboden, oder auf einen harten Körper schießt, daß dieses geschehen könne, indem die Mutter, welche die Annäherung der Geburt nicht vermuthet, im Stehen, Sitzen oder Knien von der Geburt übereilt wird". Klein führte den Beweis für seine Behauptung a posteriori und stützte sich auf die, in Folge eines 1813 erlassenen Rescripts, von den Physikern, Wundärzten, Geburtshelfern, Hebammen und Geistlichen im Königreich Würtemberg amtlich berichteten, die Zahl von 250 übersteigenden Fälle von Kindern, die bei schnellen Geburten unter den verschiedentlichsten Umständen auf die Erde gestürzt waren.

Unter diesen also nicht allein von Hebammen, sondern sogar von Ortsgeistlichen und Wickelfrauen berichteten Fällen befand sich nun nach Klein's Aussage „nicht ein entschieden durch den Sturz todtes Kind, nicht ein einziges mit Sprüngen in den Schädelknochen, mit bedeutenden Kopfverletzungen, auch nicht eines, auf welches dieser Sturz den geringsten, dauernden, nachtheiligen Einfluß gehabt hätte." Klein hatte aber daselbst 26 Fälle ausgehoben, in welchen der Sturz des Kindes „einigen augenblicklichen, sichtbaren, aber wieder vorübergehenden Einfluß hatte, und sieben andere, anscheinend bedeutendere". Henke (Abhandlungen aus dem Gebiete der gerichtlichen Medicin. Bamberg 1817) zeigte nun durch eine genau durchgeführte Prüfung der actenmäßigen Berichte über diese Fälle, denen er in Bezug auf die Beurtheilung des Verdachts von Kindermord noch die beigesellt, wo die Kinder scheintodt zur Welt kamen und nur durch die Belebungsversuche der Aerzte und Hebammen gerettet wurden (ohne welche sie todt geblieben sein würden), daß das von Klein aufgestellte Resultat eine wesentliche Beschränkung erleidet. „Es giebt nämlich (Henke's Zeitschr., Bd. I. 1821. pag. 216) in den Berichten einige Fälle, wo der Sturz des Kindes höchst wahrscheinlich (um nicht gewiß zu sagen) den Tod veranlaßt hatte; andere, wo es wenigstens zweifelhaft bleibt, ob der Sturz nicht Ursache, wenigstens Mitursache des Todes war. Rechnet man zu diesen die Fälle, wo Scheintod vorhanden war, sowie diejenigen, wo der Sturz Losreißung der Nabelschnur, nahe am Unterleibe des Kindes, zur Folge hatte, und eine mehr oder minder beträchtliche Blutung nur durch Hilfe der Kunst gestillt wurde, so ergiebt sich, warum der Verfasser (Henke) in die, von Klein aufgestellte Schlußfolge, über die Unschädlichkeit und Ungefährlichkeit des Sturzes der Kinder nicht einstimmen konnte." Henke giebt nun pag. 65 als Resultat der über die streitige Frage gegenseitig geführten Untersuchungen folgende allgemeine Ergebnisse, die Cohen van Baren (zur gerichtsärztlichen Lehre von verheimlichter Schwangerschaft 2c. 1845. pag. 440) mit Bemerkungen nach seinen Ergebnissen an heimlich Gebärenden ausgestattet hat, und die hier unter den Henke'schen Sätzen ihre Stelle finden sollen:

1) Der Sturz der Kinder auf den Boden, oder einen harten Körper, der durch schnelle Geburten im Stehen, Sitzen oder in gekrümmter Stellung veranlaßt wird, kann gefährliche Verletzungen (Brüche der Schädelknochen, Quetschungen, Blutergießungen, Hirnerschütterungen, Abreißung der Nabelschnur nahe am Leibe) und durch diese und deren Folgen (Betäubung und Lähmung, Ohnmacht, Scheintod, Verblutung) mittelbar den Tod bewirken.

„Die Wahrheit dieses Satzes hat sich aus den mehrgenannten 30 Fällen der gegenwärtigen Untersuchung ergeben, und wiewohl im Allgemeinen nur eine accidentelle Tödtlichkeit angenommen werden muß, so fehlt es doch nicht an einzelnen Fällen, wo die Verletzung selbst die alleinige hinreichende Todesursache in sich schließt. Auch die geringfügige Verletzung bei heimlich gebornen Kindern ist von größerer Bedeutung als die größere bei nicht heimlich gebornen und kann die Ursache des Todes werden."

2) Der Sturz der auf solche Art gebornen Kinder muß aber nicht nothwendig solche Wirkungen haben. Denn die Erfahrung lehrt, daß viele Kinder den Sturz auf den Boden ohne bleibende Verletzung und ohne dauernden Nachtheil für die Gesundheit überstanden haben.

„Auch die Erfahrung bei heimlich gebärenden Weibspersonen lehrt, daß viele Kinder den Sturz auf den Boden ohne bleibende Verletzungen und durch die Section nachweisbare Folgen bestehen, worauf wir auf die größere Unschädlichkeit desselben zurückzuschließen berechtigt sind."

3) Das Hervorschießen der Kinder kommt, laut der Erfahrung, auch bei Ehefrauen und solchen Unehelich-Schwangeren, welche die Schwangerschaft nicht verhehlt hatten, nicht selten vor.

„Es kommt dies Verhältniß aber bei unehelichen Personen, welche Schwangerschaft und Geburt verheimlichten, ungewöhnlich häufig vor, und nach den hier niedergelegten Beobachtungen in völlig gleichem Verhältnisse wie 1 : 1."

4) Es kann das Hervorschießen des Kindes auch Erstgebärenden begegnen, wie die Erfahrung gelehrt hat.

„Bei verheimlichter Schwangerschaft und Geburt sind es meist Erstgebärende, welche in ungewöhnlichen Lagen gebären, und zwar im Verhältnisse zu den Mehrgebärenden wie $3^1/_5 : 1^4/_5$."

5) Wenn bei Heimlichgebärenden das Hervorschießen und der Sturz der Kinder häufiger vorkommt, als bei nicht verheimlichten Geburten, so ist theils die Hilflosigkeit der Gebärenden, theils die Einwirkung der Gemüthsbewegungen, mit in Anschlag zu bringen.

„Die täglichen Beobachtungen und die Untersuchungen Henke's beweisen die Richtigkeit dieses Satzes."

6) Die Frage: ob das Hervorschießen stattgefunden haben könne, erfordert genaue Untersuchung des Baues und der Körperverhältnisse der Mutter und des Kindes. Weite des Beckens — anderweite Körperbeschaffenheit der Mutter — Größe des Kindes — Stärke der Durchmesser des Kopfes.

Wegen großentheils unvollkommen verrichteter oder unmöglich gemachter Untersuchung dieser Verhältnisse hat in den von Cohen angeführten Fällen hierauf nicht besonders Rücksicht genommen werden können. „Da indeß erwiesen wurde, daß das Gewicht und Längenverhältniß neugeborner unehelicher heimlich geborner Kinder ein geringeres ist, als das auf gewöhnliche Weise geborner ehelicher Kinder, da ferner jene Personen größtentheils der Klasse von Menschen angehören, bei welchen durch physische Arbeit und Anstrengung der Körper gleichmäßig kräftig entwickelt wird; so ist stets die Präsumtion mehr für die Möglichkeit des freiwilligen Hervorschießens, als gegen dieselbe."

7) Ob die Verletzungen durch den Sturz entstanden sein können? — läßt sich nur nach sorgsamer Untersuchung des Ortes der Geburt und Vergleichung der Angaben über den Geburtsvorgang (Stellung der Gebärenden — Verhalten der Nabelschnur und der Nachgeburt — Höhe, von der das Kind herabfiel —) mit dem Befund an der Leiche — und dennoch oft nur wahrscheinlich und nicht mit Gewißheit entscheiden.

„Die Annahme, daß heimlich Gebärende lange Zeit kreißend zubringen, und daß vorgefundene Verletzungen am Kopfe durch den längeren Aufenthalt des Kindskopfes in den Geburstheilen der Mutter entstanden, ist nur in den seltensten Fällen statthaft, und die Vermuthung, daß sie die Folgen des Falles seien, nicht begründet. Doch schließt diese Behauptung nicht die sorgsamste Untersuchung des Ortes der Geburt, der Vergleichung der Angaben über den Geburtsvorfall mit dem Befunde an der Leiche aus."

8) Wenn vorsätzlich zugefügte Gewaltthätigkeit nicht durch Zugeständniß, Zeugenbeweise, oder Leichenbefund nachgewiesen werden kann, so geben die, wenn auch zahlreichen Erfahrungen von unschädlich abgelaufenem Sturze der Kinder keinen genügenden Beweis für geschehenen Kindermord in einem individuellen Falle. Diese Erfahrungen begründen höchstens eine Vermuthung.

„Die ungewöhnlichen Verhältnisse heimlich Gebärender bedingen es daß leichte, durch den Geburtsact hervorgerufene Contusionen, Erschütterungen, lebensgefährliche, den Tod hervorrufende Folgen nach sich ziehn, welche vermieden, aufgehoben, gar nicht zur Cognition gekommen wären, das Leben der Kinder bewahrt haben würden, wenn sie unter andern Verhältnissen, d. h. nicht heimlich geboren wären. Daher hat sich der Gerichtsarzt wohl zu hüten, selbst große den Tod bedingende Folgen des Sturzes, wie bedeutende Blutextravase, Einhüllung des Hirns in Blut u. s. w. von absichtlich zugefügter Gewalt herzuleiten."

Außerdem fügt Cohen van Baren noch folgende Sätze hinzu:

9) „Daß unter vier in ungewöhnlicher Stellung gebornen Kindern bei dreien präsumirt werden kann, daß die Nabelschnur durch den Geburts-Act selbst gerissen sei.

10) Daß bei der Untersuchung stehend geborner Kinder, wenn deren Leichen Kopfverletzungen nachweisen, diese viel eher dem Falle ihren Ursprung verdanken, wenn der Boden, auf welchen sie fielen, ein harter war, als wenn ein weiches Medium den Fall aufnahm.

11) Daß das Nichtreißen der Nabelschnur bei stehend gebornen Kindern ein wesentliches Hinderniß zur Erzeugung von Kopfverletzungen sei, und wo letztere dennoch vorkommen, den Verdacht für auf andere Weise herbeigeführte Verletzungen rechtfertige.

12) Daß bei Geburten in ungewöhnlichen Stellungen die Nabelschnur in den häufigsten Fällen zerreiße, weniger häufig das Kind mit dem nicht abgegangenen Mutterkuchen in Verbindung bleibe, und am seltensten dieser gleichzeitig bei ungetrennter Schnur mit abgehe und zwar in dem Verhältnisse wie 1 : 7, 1 : 4 und 1 : 2.

13) Daß die Behauptung geringerer körperlicher Entwickelung unehelich geborner Kinder ihre Bestätigung finde."

Der Henke-Klein'sche Streit hatte für die gerichtliche Medicin den Nutzen, daß sich herausstellte, daß nur in den seltensten Fällen, und nicht so häufig, wie man bis dahin in der gerichtlichen Medicin angenommen hatte, erhebliche und tödtliche Verletzungen durch den Kindessturz bewirkt werden, und daß dieser Sturz nicht nothwendig eine so gefährliche Folge haben müsse.

In den 283 von Klein aufgeführten Fällen, von denen 84 nichts weder für noch gegen die Tödtlichkeit des Sturzes bewiesen und also nicht in Rechnung kommen, ließen es 9 Fälle zweifelhaft, ob der Tod durch den Sturz oder andere Ursachen bewirkt war; in 3 Fällen schien ärztliche Hilfe die Folgen des Sturzes beseitigt zu haben; in 3 Fällen ließ sich nicht bezweifeln, daß der Sturz die Ursache des Todes gewesen; in 184 Fällen nahmen die Kinder durch den Sturz gar keinen Schaden am Leben, wenn auch hin und wieder Contusionenen entstanden waren.

Wollen wir nun auch — äußert sich Echte (Henke's Zeitschrift Bd VI S. 273) — zu den 3 tödtlichen Fällen noch die 3 rechnen, in denen ärztliche Hilfe eintrat und von den 9 zweifelhaften Fällen, auch noch 4 dazu nehmen (wie dies nach einer Uebersicht jener Fälle gewiß unpartheiisch erscheinen wird), die andern 5 aber zu den nichtsbeweisenden zählen, so stehen 10 tödtliche Fälle gegen 184 Fälle, in welchen die Kinder gar keinen Schaden am Leben nahmen. Daraus erwächst nun das Verhältniß der Tödtlichkeit des Sturzes gegen die Unschädlichkeit desselben wie 1 zu 18 bis 19.

An diesen Resultaten, die Henke in die obigen Sätze formulirte, wurde ohne Widerspruch bis in die neueste Zeit in der gerichtlichen Medicin festgehalten und danach die vorkommenden Fälle beurtheilt. In neuester Zeit hat jedoch Hohl in Halle gegen die Richtigkeit derselben Einspruch gethan, indem er in seinem Lehrbuche der Geburtshilfe die Erklärung abgab, daß die Angabe einer Inquisitin, in aufrechter Stellung geboren zu haben, nur als eine reine Lüge zu betrachten sei. Er sagt (l. c. pag. 573): „Was hindert eine heimlich Gebärende, sich zu legen, wenn sie sich nicht gerade auf einem schmalen Stege über einen Fluß befindet? Sie wird aber auch nicht aufrecht stehen, weil sie an jedem Orte Gelegenheit findet, sich zu legen oder sich zu kauern, und bei einer Geburt, die nur einigermaßen lange dauert, schmerzhaft ist, hält sie das Stehen nicht aus, sinkt zusammen, und wenn sie sich legt, um auszuruhen, wird sie doch wohl nicht aufstehen, wenn die Wehe eintritt! Es kommt dazu, daß sie nichts zum Stehen zwingt.

Wir haben häufig Kreißende beobachtet, die im Stehen von einer

Wehe überrascht wurden, und sich schnell setzten oder einen Gegenstand, Tisch, Stuhl u. s. w. hastig ergriffen, um einen Stützpunkt für die Hände zu haben, und dabei sanken sie immer in die Knie, besonders bei den Treibwehen. Auf dem Lande ist es uns vorgekommen, daß der Ehemann, hinter seiner kreißenden Frau stehend, sie umfaßt hielt, damit sie im Stehen einige Wehen, besonders Treibwehen, abwarten möchte, und die Geburt beschleunigt würde. Wir ließen es geschehen, um den Erfolg zu beobachten. Welches Stück Arbeit für den Ehemann, da die Frau bei jeder Wehe ganz in seinen Armen hängt!

Diese Beobachtungen nun machten in uns den Wunsch schon vor Jahren rege, Versuche in dem uns anvertrauten Entbindungsinstitute zu bewirken. Mit vielen guten Worten fanden wir Kreißende, die sich dazu verstanden. Wir ließen sie in der ersten Geburtszeit sitzen und nur während der Wehe stehen. Schon hierbei zogen die Meisten ihr Versprechen zurück und ließen sich nicht bewegen, den Versuch fortzusetzen. Bei keiner Kreißenden waren wir im Stande, während einer nur einigermaßen starken Treibwehe eine vollständig gerade Stellung zu erzwingen, sondern sie neigten sich nach vorn über, um sich mit den Händen auf die Kniee zu stützen, oder bogen sich nach hinten, um mit den Ellenbogen sich aufzustemmen. Kurz, es gelang uns nicht, auch nur eine Geburt in aufrechter Stellung verlaufen zu sehen, da wir uns immer genöthigt sahen, von unserm Verlangen abzustehen. Als nun nur erst vor einigen Wochen eine starke und gesunde Person, die schon einmal und zwar nach ihrer Angabe ein Kind in den Eihäuten im Stehen mit nach hinten geneigten und auf einen Tisch gestützten Ellenbogen geboren hatte, sich fand, die den Preis, den wir auf eine Geburt im Stehen, und zwar ohne jede Unterstützung, gesetzt hatten, zu gewinnen suchte, wurde der Versuch mit dem Eintritte der Wehen und unter den nöthigen Vorsichtsmaßregeln angestellt. Am gewöhnlichen Ende der Schwangerschaft begannen Abends 7 Uhr die Wehen, $^{1}/_{2}8$ Uhr war der Muttermund ziemlich verstrichen. Von jetzt an durfte sie sich nicht mehr setzen, nur Anlehnen während der Wehe wurde ihr gestattet, bis $^{3}/_{4}8$ Uhr die Blase sprang. Von jetzt an mußte sie frei, einen Schritt weit von der Wand entfernt, stehen, weil sie immer den Trieb hatte, sich anzulehnen, und wurde auch wegen der großen Neigung, die Kniee zu biegen, eine Drohung wiederholt nothwendig, daß sie den Preis nicht erhalten würde. Die Drehung des Kopfes in der ersten Schädellage ging ungestört vor sich und in aufrechter Stellung erfolgte das Ein- und Durchschneiden desselben, worauf die Kreißende mit Ruhe den Ort angab, wo die Bänder zur Unterbindung der Nabelschnur lagen. Eine Blutung folgte, die durch Entfernung der Placenta im Stehen der Person gestillt wurde. Die Geburt war schnell vorüber. Sie erhielt den Preis.

Wir wollen nun die starke Blutung, die darauf erfolgte, dem Gebären im Stehen nicht zuschieben. Das Geld hatte bei dieser starken und das Kunststück mit Vergnügen machenden Person und bei der kurzen Dauer der Geburt Alles überwinden lassen, und sicher würde sie bei dem fortwährenden Bestreben, sich mindestens anzulehnen; wäre sie nicht andauernd beaufsichtigt worden, nicht stehen geblieben sein.

Da nun eine heimlich Gebärende gar keinen Grund haben kann, sich einer solchen Qual auszusetzen, und nachher doch immer die Angabe, im Stehen geboren zu haben, machen kann, ihr auch immer, falls sie wirklich von dem letzten Moment der Geburt, also dem Schlimmsten, überrascht werden sollte, Zeit ü[illegible] bleibt, sich zu legen oder zu kauern, so sind wir der Meinung, daß die Angabe einer Inquisitin, in aufrechter S[illegible]ung geboren zu haben, nur als eine reine Lüge zu betrachten ist."

Gleichwohl erkennt Hohl pag. 525 an, daß eine Ueberraschung der Geburt denkbar sei, wenn eine Person weiß, daß sie Wehen hat, aber das Ende der Geburt noch fern glaubt, während unerwartet das Kind durch die Schamspalte geht, und wenn die Gebärende die Schmerzen verkennt, sie mag ihrer Schwangerschaft bewußt sein oder nicht; ebenso erklärt derselbe (pag. 526), daß der gewöhnliche Geburtshergang, dem zufolge der bis zum Ausgange des Beckens vorgerückte Kopf erst einige Zeit nunmehr feststehend verweilt, ehe er durch die Schamspalte tritt, dadurch abgeändert werden könne, daß das Kind rasch durch den Beckenkanal und die Schamspalte dringt, auch der Rumpf und die Nachgeburt sogleich folgt. Bei einer solchen Geburt fielen die zwei Geburtszeiten in eine zusammen, und dürfe dabei auf Beckenenge im Eingang kein Gewicht gelegt werden, denn sei diese durch die Kraft der Wehen überwunden, so könne nun die Geburt sehr schnell verlaufen.

Dies könne auch geschehen bei weitem Beckenausgange, oder wenn der Kopf schon am Ende der Schwangerschaft oder während der ersten Geburtshälfte **tief in das Becken** herabgetreten, wenn das Kind ein kleines sei, und besonders in den Eihäuten geboren werde.

Es ist nicht einzusehen, warum bei diesen von Hohl angegebenen Beckenverhältnissen, geringer Größe des Kindes u. s. w. nicht auch bei solchen Gebärenden, die noch bei weitem wichtigere Gründe als die Hohl'sche Preisaufgabe zu gewinnen, zum Stehen zwingen oder die während der heftigsten Wehen ihren aufrechten Gang fortzusetzen sich genöthigt fühlen, ein Hervorstürzen des Kindes aus den Geburtstheilen möglich sein sollte. Andere Geburtshelfer sind deshalb entgegengesetzter Ansicht.

So äußert sich **Scanzoni** (Lehrbuch der Geburtsk. 1853. pag. 604): „Als die nächste Folge einer abnormen Beckenweite wird schon während der Schwangerschaft ein ungewöhnlich tiefes Eintreten des vorliegenden Kindestheils, besonders des Kopfes, in die Beckenhöhle beobachtet. Nicht selten findet man in solchen Fällen schon während der letzten vier Schwangerschaftswochen den Kopf beinahe auf dem Boden des Beckens aufliegend; der untersuchende Finger stößt gleich bei seinem Eindringen in die Scheide auf das gewöhnlich stark ausgedehnte und verdünnte untere Uterinsegment — ein Zustand, welcher gewöhnlich als Senkung der Gebärmutter bezeichnet wird. Tritt der Geburtsact ein, so hat der Kopf nicht mehr den von der obern Beckenparthie entgegenstehenden Widerstand zu überwinden, und auch die untere Hälfte der Beckenhöhle und der Beckenausgang setzen dem vorrückenden Kopfe ein so geringes Hinderniß entgegen, daß derselbe oft schon nach den ersten etwas intensiveren Wehen zwischen den äußeren Genitalien zum Vorschein kommt. Eröffnet sich nun der Muttermund schleunig, so kann die Ausstoßung des Kindes unerwartet schnell und zu einer Zeit erfolgen, wo man noch nicht die zum Empfange desselben nothwendigen Vorsichtsmaßregeln und Vorbereitungen getroffen hat. Als Folgen dieser vorschnellen Geburt sind Zerreißungen des noch wenig vorbereiteten Mittelfleisches, das Herabstürzen des Kindes auf den Boden (wenn es im Stehen der Mutter hervorschießt), Zerreißung der Nabelschnur, gewaltsame und vorzeitige Loslösungen des Mutterkuchens von der innern Uteruswand, oder wenn die Verbindung zu fest ist, mehr oder weniger vollständige Inversionen des Gebärorgans zu betrachten."

Diesen geburtshilflichen Argumenten fügt **Casper** aus seiner reichen Erfahrung sehr treffend ein psychologisches hinzu. Er sagt (l. c. pag. 810): „Offenbar ist Hohl's Thesis nur eine Frucht der wissenschaftlich-geburtshilflichen Theorie, nicht der Erfahrung in gerichtlich medicinischen

Angelegenheiten. Wie verschieden ist die Lage der Kreißenden in einer öffentlichen Entbindungsanstalt oder in der privaten Praxis von jener der einsam und hilflos Gebärenden, die, nachdem sie ihre Schwangerschaft bis zum letzten Augenblick mühevoll und sorgsam verheimlicht hatte, nun plötzlich von der Geburt bei der Arbeit oder Nachts in ihrer Kammer, im Keller u. s. w. überrascht wird, die die ersten Wehenschmerzen noch muthig bekämpft, weil sie noch beobachtet ist, dann, sobald die Umstände es gestatten, einen einsamen Ort aufsucht, in einer Gemüthsstimmung und Nervenerregung, an die man nur mit Mitleid denken kann, die nur erst in diesem Augenblicke oft genug das ganz Hoffnungslose ihrer Zukunft klar vor sich ausgebreitet sieht, daß sie von ihrem Schwängerer nichts zu erwarten hat u. s. w. und bei der sich nun, bei allgemeiner krampfhaften Aufregung, ein wirklicher Uterintetanus einstellt, wie ihn Wiegand annimmt und treffend als „Ueberstürzen des Uterus" bezeichnet."

Trotz der von Klein und Hohl gemachten Einwürfe, muß also die Möglichkeit des Sturzes aus den Geburtstheilen als auch die Möglichkeit einer tödtlichen Verletzung des Kindes durch einen solchen Sturz anerkannt werden.

Das relativ seltene Vorkommen von wirklichen Verletzungen der Schädelknochen in Folge des Sturzes leitet Hedinger (l. c. pag. 111) hauptsächlich von der beträchtlichen Biegsamkeit und Elasticität der Kopfknochen neugeborner Kinder ab, woher es komme, daß nach vielen Erfahrungen selbst ältere Kinder einen Sturz auf den Kopf und zwar aus einer bedeutenden Höhe ohne alle Verletzung der Schädelknochen überstanden haben. Weitere Ursachen dieser Erscheinung ließen sich mit großer Wahrscheinlichkeit theils in dem Mechanismus der Geburt selbst nachweisen, theils in der meistens nur geringen Entfernung der mütterlichen Geburtstheile vom Boden bei der Geburt, wodurch die Gewalt des Sturzes mehr oder weniger gebrochen wird.

Am meisten hat die Frage Erörterung gefunden, ob auch Erstgebärende von der Geburt überrascht werden könnten und auch bei ihnen die Möglichkeit eines Kindessturzes vorhanden sei. Die Erfahrung hat gelehrt, daß, wenn hier die Bedingungen: weites Becken, kleines Kind, kräftige Wehen, psychische Alterationen vorhanden sind, auch bei Erstgebärenden ein unvermutheter Kindessturz statthaben kann. Schon Hildebrandt in Roose's Beitr. zur öff. u. gerichtl. Arzneikunde. Braunschweig 1798 pag. 69 spricht sich in einem Gutachten dahin aus: „Wir dürfen aus eigner Erfahrung versichern, daß zwar caet. paribus eine Erstgebärende immer schwerer gebäre, als eine solche, die schon geboren hat; doch bei recht güter Lage und mäßiger Größe des Kindes, weitem Becken der Mutter und hinlänglicher Vorbereitung des Muttermundes durch allmähliche Zusammenziehung des Uterus, auch Erstgebärende bisweilen äußerst schnell gebären, so daß fast mit Einer Wehe, plötzlich und unvermuthet das Kind hervorschießen kann." — Auch bei Klein kamen plötzliche Kindessturze bei 21 Erstgebärenden vor. Mende läßt sich darüber sehr ausführlich aus (Th. 3. S. 147): „Da Erstgebärende gemeiniglich junge Frauenzimmer sind, deren Kräfte noch überall nicht erschöpft worden, so sind die Zusammenziehungen der Gebärmutter bei ihnen in der Regel am stärksten, und die Bänder des Beckens am dehnbarsten und nachgiebigsten. Dagegen sind nur freilich die Scheide und die äußern Geburtstheile bei ihnen am engsten; dies ist aber kein Hinderniß, sondern befördert im Gegentheil, wegen des Widerstandes, der durch eine gesteigerte Anstrengung plötzlich überwunden wird, das schnelle Hervorschießen der Frucht. Betrachten wir besonders Erstgebärende, die dies Geschäft heimlich abthun wollen, so sehen wir, daß sie die Wehen so lange wie möglich, schweigend aushalten, um sie denen, die bei ihnen sind, so gut möglich, zu verbergen, was ihnen nicht selten gelingt. Erst wenn der Geburtsdrang so stark ist, daß sie ihn nicht länger mehr ertragen können, mithin wenn die Frucht schon dem Ausgange ganz nahe ist, suchen sie einen abgelegenen Ort, wo sie unbelauscht, in der Stellung, die ihnen gerade paßt, dem Naturdrange folgen können. Gerade bei Erstgebärenden kann daher das Neugeborne, indem es aus den Geburtstheilen herausgetrieben wird, selbst gegen naheliegende harte Körper, so mit dem Kopfe angestoßen werden, daß er bedeutend dadurch verletzt wird; ja dies ist um so eher möglich, als der Nabelstrang keine Hindernisse dabei in den Weg legt."

Beob. von Henke. Abhandl. I. pag. 69:

Die unverheirathete B. H. in Z., 29 Jahr alt, die noch nie zuvor geboren hatte, kam zu Weihnachten 1813 zur Gewißheit, daß sie schwanger sei. Sie entdeckte aber ihre Schwangerschaft, während deren sie sich immer wohl befunden hatte, Niemand, außer der Tagelöhnerin S. Am 16. Febr. 1814 trug sie einen Sack mit Mehl vor sich her vom Boden herab, bekam darauf starke Schmerzen im Unterleibe, und brachte die ganze Nacht schlaflos zu. Am folgenden Tage verspürte sie, unter Wechsel von Frost und Hitze, einen starken Blutabgang mit Wehen und mußte den ganzen Tag im Bett zubringen, während dessen sie die Bewegungen des Kindes nicht mehr bemerkte. Die folgende Nacht brachte sie unruhig zu; gegen Mittag nöthigte sie der Drang zum Urinlassen zum Aufstehen. Als sie nun wieder ins Bett steigen wollte, mit dem einen Beine auf dem Bette knieete, und das andere nach sich ziehen wollte, schoß, nach ihrer Angabe, das Kind sammt der Nachgeburt plötzlich und ohne Wehen von ihr. Während nun ihre Schwester, die bei ihr schlief und von ihr geweckt wurde, ein Licht herbeiholte, sank sie ohnmächtig zurück. Erst nach fast einer Viertelstunde wurde das Kind aufgehoben, die Nabelschnur unterbunden und eine große Kopfwunde entdeckt. Die Gebärende erklärte diese daraus, daß das Kind mit dem Kopfe auf ein unter der Bettstatt hervorragendes, an seinem untern Ende dreieckig zugespitztes sogenanntes Stängeisen gefallen war. — Die höchst verdächtigen Umstände bei diesem Geburtsfall veranlaßten eine gerichtlich-ärztliche Untersuchung. Von den bei der Obduction gefundenen Thatsachen hier nur so viel. Das Kind wog 4 Pfd. 25 Loth baier. Civilgewichts, war 19″ 7‴ lang und hatte die übrigen Merkmale eines ausgetragenen Kindes. Das Resultat der Lungenprobe sprach für das Leben des Kindes nach der Geburt. Auf dem Scheitel befand sich nach vorn zu eine Wunde, die sich von der Verbindung der Scheitelbeine, neben der vordern Fontanelle links, 1″ 3‴ lang herabzog, in der Mitte 3‴ breit auseinander klaffte und am obern und untern Ende spitzig zulief. Die nähere Untersuchung zeigte, daß das linke Stirnbein von einander getrennt war und die scharfen Knochenränder 3—4‴ weit auseinander klafften, und daß ein tiefes Loch, welches ein kleines Taubenei aufnehmen konnte, sich in die Gehirnhöhle hinabzog. Das Gutachten des Gerichtsarztes fiel günstig für die Inquisitin aus."

Es müssen jedoch die Fälle Mißtrauen erwecken, in denen bei voller Besinnung der Gebärenden mit *solcher Leichtigkeit* ein Kind aus den Geburtstheilen hervorgeschossen sein soll, daß die Gebärende *gar nichts davon gefühlt haben* sollte. Um so gerechtfertigter dürfte der Zweifel sein, wenn die Gebärende eine Mehrgebärende ist. Nachfolgender Fall von *Klein* möchte deshalb nur einem sehr gläubigen Gemüthe plausibel gemacht werden können.

Beob. von *Klein* (in Harles's Jahrb. der deutschen Med. u. Chir. Bd. III. Heft 1. S. 48; und Henke's Abhandl. I. pag. 104):

Frau v. W., eine junge, sehr gebildete Frau, gebar vor anderthalb Jahren zum ersten Male einen Knaben von gewöhnlicher Größe, auf eine sehr leichte Art innerhalb 4 Stunden, 2 Stunden nach dem Abgang der

Wasser. Das Ende ihrer zweiten sehr regelmäßigen Schwangerschaft war auf den 6. Juli berechnet.

In der Nacht auf den 5. entstanden Wehen und Morgens halb 5 Uhr gingen unverhofft die Wasser ab; 40 Minuten auf 5 wurde ich (Klein) gerufen, und vor 5 Uhr war ich bei ihr. Ich traf sie auf dem Leibstuhl sitzend an. Sie erzählte mir: „nach dem ersten Abgang des Wassers habe sie einen Drang auf den Stuhl zu gehen bekommen, und auf diesem sei noch zweimal eine Menge Wasser abgegangen, gerade wie bei ihrer ersten Entbindung, bei welcher auch zu drei verschiedenen Zeiten das Wasser abgegangen und dann 2 Stunden nachher das Kind gekommen sei. Nun sei sie sehr matt."

Ich führte sie auf ihr Bett, um sie zu untersuchen und dann erst einen Plan machen zu können, indem ich einen schief stehenden Kopf vermuthete, da die mehrmals in den letzten Zeiten vorgenommene äußere Untersuchung eine im Ganzen gute Lage des Kindes versprach. Bei der Untersuchung fand ich den Muttermund völlig ausgedehnt, schlaff und, so weit ich mit zwei Fingern eingehen konnte, einen weichen Körper, wie die zur Seite vorliegende, ein Dritttheil hervorragende Nachgeburt, durchaus nichts vom Kinde. Ich vermuthete nun, das, was für abgegangenes Wasser gehalten worden sei, möchte Blut gewesen sein, um so mehr, da meine Finger ganz blutig waren. Ich hob daher den Deckel des Leibstuhls, welchen sie im Aufstehen maschinenmäßig hinter sich zugemacht hatte, auf, und man stelle sich unser aller, besonders der Mutter, Erstaunen vor, als ich einen aus dem mit Wasser zwei Dritttheil gefüllten Leibstuhle etwas hervorragenden Hinterbacken erblickte, und nun schnell ein gutgenährtes Kind noch mit der Nachgeburt verbunden, herauszog.

Die Mutter konnte sich so wenig überreden, daß sie ihrer Bürde los sei, daß sie schnell ihren Unterleib befühlte, und nun in den höchsten Schrecken gerieth. Sie, welche schon einmal geboren hatte, wußte nicht, daß sie gebären werde, ebenso wenig als, daß der ganze Act des Gebärens völlig vorüber sei; und war doch vor, während und nach der Geburt durchaus bei sich, glaubte nur, daß die Wehen nun, wie bei ihrer ersten Entbindung, nach dem Wasserabgang nachgelassen hätten.

Das eigentliche Wasser ging im Bette ab, die zwei andern Wasser waren das eine das Kind, das zweite die Nachgeburt. Das erste davon kam, wie sie bestimmt wußte, indem sie sich auf den Leibstuhl setzte (es wäre auch sonst bei der geringen Oeffnung desselben nicht anders möglich gewesen). Was ich fühlte, war ein geronnener Blutklumpen, welcher auch nachher abging. Das Kind (welches nach einer genauen Berechnung wenigstens 42 Minuten im Wasser lag, dennoch aber durch unermüdet angestellte Belebungsversuche gerettet wurde) war ein Mädchen, wog 7 Pfund, war 18 Pariser Zoll lang; der Querdurchmesser des Kopfes hatte 3 1/2 Zoll, der gerade 4 1/2 Zoll, der schiefe 5 Zoll und ebenso viel die Schulternbreite. Die große Fontanelle war sehr klein, die Kopfknochen ziemlich fest. Die Nachgeburt wog 1 1/2 Pfund, die 10 Zoll lange Nabelschnur war am Rande angeheftet.

Als an der Kindesleiche sichtbare **Folgen des Kindessturzes** führt schon Hebenstreit (funiculi umbilicalis humani pathologia. Lips. 1737. §. 11) das Abgerissensein des Nabelstrangs an: „aut ille (funiculus) de annulo abdominali prorsus evellitur, quód accidere solet matribus, inopinato conatu ad partum compulsis; dum enim illae, stantes, apprehenso quocumvis vicino fulcro, foetum matrice dimittunt, dum interea secundinae firmo nexu fundo uteri adhaerent, fieri solet, quo praeceps in terram actus embryo, suo pondere, evulsum juxta abdomen funem nanciscatur; quo enim maturiores fuerint foetus, eo minus firma est chordae cum processu cutaneo umbilicali cohaesio, uti fructus maturitati vicini, suo funiculo vegetabili itidem facillimo negotio excutiuntur et spontaneo tandem defluvio cadunt."

Hildebrand (Roose's Beiträge I. pag. 70): „Bei dem Herabschießen des Kindes von der Mutter kann, vermöge der Schwere des Kindes und vermöge der vom Falle bewirkten größern Kraft, die Nabelschnur wohl abreißen. Es lehren sowohl zufällig gemachte Beobachtungen, als Versuche, deren einer auch bei uns vor einiger Zeit angestellt worden, daß an lebenden Kindern, wo die Nabelschnur noch Lebenskraft und starke Zähigkeit, auch an frischen Leichen, wo sie doch die letztere noch hat, das Abreißen dicht am Kinde geschieht, wo der Zusammenhang bei einem reifen Embryo am schwächsten ist, ausgenommen, wo das Kind schon einige Tage oder noch länger vor der Geburt gestorben ist, wo die Schnur durch anfangende Fäulniß welk und mürbe wird, da sie dann auch an einer andern vom Kinde entfernten Stelle, oder wo ein Knoten in der Schnur ist, da sie denn vielleicht gerade da, wo der Knoten ist und beim Dehnen die stärkste Spannung entsteht, abreißen kann." Doch giebt Hildebrand in einer Anmerkung hierzu an, daß es indeß auch Fälle von Kindessturz gebe, in denen die Nabelschnur einige Zoll weit vom Bauche des Kindes abgerissen sei, und Quistorp (Grundsätze des deutschen peinl. Rechts

Th. 1. Aufl. 5. S. 408. Anm. 9) erklärt, daß die Nabelschnur gemeiniglich länger, als sie nach den Regeln der Entbindungskunst abgeschnitten werden muß, beim Sturz des Kindes auf den Boden zerreiße.

Die Ansicht von Mende, daß durch den Nabelstrang resp. wenn derselbe zerriß, ehe das Kind beim Sturze den Boden erreicht, die Kraft des Stoßes gemindert werde (Bd. 3. pag. 154) und die auch Friedreich (Handbuch der gerichtsärztlichen Praxis Th. I. pag. 20) zu der seinigen gemacht hat, ist schon von Hedinger (l. c. pag. 111) widerlegt. Derselbe sagt: „was die Nabelschnur betrifft, so dürfte durch diese die Gewalt des Sturzes nicht so sehr gebrochen werden, als man hie und da schon behauptet hat. Vergleicht man z. B. die gewöhnliche Länge einer Nabelschnur von 18—20 Zoll mit der mittlern Entfernung der Geburtstheile einer stehenden Frau vom Boden, welche etwa 26—28 Zoll beträgt, und noch mehr einer niederhockenden Frau (13—14 Zoll), so kann das Kind wohl den Boden berühren, ohne daß dieses durch das Anziehen der Nabelschnur verhindert werden kann, selbst in dem seltenen Fall, daß die Nabelschnur ungewöhnlich kurz ist, wenn man den Umstand berücksichtigt, daß das Kind vom Nabel aus bis zum Scheitel gewöhnlich eine Länge von 8—9 Zoll hat, welche mit der ganzen Länge der Nabelschnur ebenfalls 28—30 Zoll beträgt. Ist die Nabelschnur durch Umschlingung zu kurz, so ist sie meistens auch ungewöhnlich lang. Ist aber die Nabelschnur an sich zu kurz, was übrigens selten vorkommt, und mager, so wird sie eher zerreißen, ist sie dagegen sehr dick und stark, so wird leicht der Mutterkuchen mit dem Kinde hervorgetrieben. Dieses ist um so eher möglich, als die Zusammenziehungen der Gebärmutter bei präcipitirten Geburten, welche von einem sogenannten Uebereiltwerden der Geburt wohl zu unterscheiden sind', so rasch und heftig sind, daß die 5 Geburtsperioden gleichsam in eine zusammenfallen und auf der andern Seite bei ganz normalen Geburten der Mutterkuchen in der Regel gleich nach der Geburt des Kindes von der Gebärmutter getrennt ist und frei in derselben liegt."

Aehnlich äußert sich Froriep (Henke's Zeitschrift 6. pag. 271): „Einige Male stürzte die Nachgeburt gleich mit hervor; in einem Falle, wo die Nabelschnur zu kurz war, als daß das Kind den Boden hätte erreichen können (wenn nicht entweder die Verbindung zwischen Uterus und Mutterkuchen nachgab, oder der Uterus sich umstülpte, oder die Nabelschnur zerriß) ereignete sich das Abreißen der Nabelschnur.

Auch Ollivier (annales d'hygiène publique. Paris 1844. tom. 32. pag. 139) und Landsberg (Henke's Zeitschrift 1847. Bd. 54. pag. 54) bewiesen, daß die Gewalt des Sturzes durch eine Ruptur des Nabelstrangs nicht vermindert werde; beide beobachteten, daß die Scheitelbeine eines Fötus gebrochen waren, trotzdem der Nabelstrang gerissen war. Schon Sprengel (institut. med. tom. VI.) lehrte dies — „contingit saepenumero puellas —" —„haud inopinato saepe foetum elidere, qui impactus lapidibus — " — „sive ex alto lapsus abrupto funiculo umbilicali, enecetur"; und Platner (quaest. med. for.) „foetum abrupto funiculo, praesertim stante puerpera praecipitem ferri atque hic vulnus grave accipere aut cerebro commoveri."

Dazu kommt in gerichtlichen Fällen sehr häufig, wie Casper (l. c. p. 817.) bemerkt, „daß man über die Nabelschnur sehr oft gar nichts Genaueres feststellen kann, wenn sie z. B. ganz aus dem Nabelringe gerissen ist, oder wenn man nur den Kindestheil, nicht aber den Placentartheil vor sich hat," wo also eine Berechnung der abzurechnenden Kraft gar nicht stattfinden kann.

Aus dem Gesagten folgt, daß die Länge oder das Abgerissensein der Nabelschnur nicht als besonders wichtiges Moment in die Beurtheilung fällt, da die Erfahrung herausgestellt hat, daß selbst bei langen Nabelschnuren und ebenso bei gerissenen tödtliche Verletzungen des Kindes durch den Sturz erfolgt sind.

Als Folgen des Sturzes können außer Quetschungen und leichten Sugillationen Hirnerschütterungen mit und ohne Blutaustritt, auf und unter der Hirnschale, und Knochenbrüche des Schädels vorkommen. In Fällen von Hirnerschütterung ohne Blutaustritt ist zu unterscheiden, ob nach dem Sturze das Kind noch Lebenszeichen von sich gab, aus denen geschlossen werden kann, daß die Hirnerschütterung nicht die eigentliche oder alleinwirkende Ursache des Todes gewesen ist. Einen derartigen Fall erzählt Pfeufer (Henke's Zeitschrift Bd. 1. pag. 332): „Das Kind schrie, sie hob es auf, hielt es mit der rechten Hand an sich und als sie ihren Hausherrn auf sich zukommen sah, ging sie zu dem Abtritte und legte es auf das Gesicht hinein, damit es nicht mehr schreien sollte; denn sie merkte, daß es, so lange sie es hielt, immer noch ein wenig zappelte." In diesem Falle vollendete die absichtliche Erstickung, was der Kindessturz durch Hirnerschütterung unvollständig bewirkt hatte. Ebenso kann bei einem wirklichen Falle auf den Boden, der sichtbare Folgen am und im Kopfe des Kindes zurückgelassen hat, ohne tödtlich gewesen zu sein, der Tod die Folge einer andern gewaltsamen Einwirkung sein, wobei man sich daher zu hüten hat, nicht jede sichtbare Spur für eine tödtliche Wirkung des Falls zu halten. Die Verletzungen am Kopfe können an den verschiedensten Stellen des Schädels vorkommen. Horstmann (l. c. pag. 12): Laesiones ipsae vel in ossibus bregmatis, vel in occipite vel in lateribus cranii inveniuntur, quia foetus, cujus caput genitalia matris externa jam superavit, vario modo variisque positionibus solvitur et praeterea, delabens, ad corpora quaedam allisus directionem exinde accipere potest aliam. Sed quoniam ossicula in cranio infantili, inter se distantia, alio modo, quo in adultis membranis scilicet conjuncta et minus, quam adultorum ossa, natura quam dicunt elastica, sunt praedita: status ille, quem „contrecoup" vocant ejusque eventus hic negandus est. Quam ob rem..... si fracturae plures in craniusculi cujusdam ossibus, sibi oppositis, v. c. in occipite et simul in fronte infantis, clam nati, apparent, suspicio in matrem, quod foetum quaesitae morti tradere voluerint, merito cadit. Quare Hoffmannio (Friedreich, Blätter f. gerichtl. Anthropologie. 1850. IV. Heft pag. 43) assentior, qui ante judices selectos Monacenses tres fracturas in eodem craniusculo inventas, in osse scilicet bregmatis utroque et simul in occipite, non delapsu infantis inter partum, sed potius vi externa adhibita exortas esse jure dijudicavit."

Casper (l. c. pag. 813): „Vorzugsweise und fast ausschließlich betreffen die Knochenbrüche die Scheitelbeine, eines oder beide, in der Wirbelgegend (Scheitelhöhe), keineswegs aber immer nur das linke, wie man a priori behauptet hat, wegen Annahme einer Drehung des Kindes beim Durchgange der Schultern seitwärts und zwar meist mit dem Gesichte nach dem rechten Schenkel der Mutter. Daß sich die Fracturen, einmal gegeben, von der Stoßstelle am Wirbel ab bis zum Stirnbein, Schuppentheil oder Hinterhauptsbein herab erstrecken können, versteht sich von selbst und zeigt die Beobachtung. Immer aber wird man hier ein gewisses Ausstrahlen der Fracturen von Einem Centrum wahrnehmen können. Mehrfache Fracturirungen verschiedener Schädelknochen, die gleichzeitig vorgefunden werden, z. B. beider Scheitelbeine, des Stirn- und des Hinterhauptbeins, lassen die Annahme eines zufälligen Kindessturzes um so weniger zu, als bloßer Contrecoup bei der Nachgiebigkeit des Schädels des Neugebornen nicht stattfinden kann."

In welchen Fällen kann nach den bisherigen Erfahrungen angenommen werden, daß die Angabe einer Inquisitin wahr ist, daß ihr Kind plötzlich von ihr geschossen und sich tödtlich verletzt hat?

Sehr wahr ist, was Dorn in Henke's Zeitschrift Bd. 1. pag. 347 sagt, daß die Angaben der Inquisitinnen in den einzelnen Fällen ebensowohl gegründet sein können, als sie dagegen weit häufiger zu den Erdichtungen gehören, wodurch die Beschuldigten den Verdacht des Kindesmordes von sich abzuweisen suchen, daß dergleichen Fälle um desto schwieriger zu lösen sind, als dieselben nicht selten an sich schon sehr verwickelt sind, überdieß nicht selten List und Trug die wahre Thatsache entstellen, daß ferner die Untersuchung bei neugebornen Kindern aus mancherlei Ursachen überhaupt so sehr erschwert ist; daß endlich auch der Befund selbst, den Gerichtsarzt über die wahre Ursache des Todes öfters in Zweifel läßt, indem die am Kopfe vorgefundenen Beschädigungen auch wohl die Folgen einer andern gewaltsamen Einwirkung sein können. Der Gerichtsarzt wird daher oftmals nur mit Wahrscheinlichkeit aussprechen können, daß durch einen unerwarteten Sturz der Tod des Kindes herbeigeführt sei. Eine hohe Wahrscheinlichkeit und unter Umständen Gewißheit läßt sich in folgenden Fällen aussprechen:

1) Wenn die Inquisitin nachweisen kann, daß das Kind wirklich von ihr geschossen oder wenn dieser Zeugenbeweis nicht geführt werden kann, wenn

2) die Beckenverhältnisse der Inquisitin und die Größe und Verhältnisse des Kindskopfes derart sind, daß ein schnelles Durchschießen des Kindskopfes durch die mütterlichen Gebärorgane wirklich möglich ist. Kann die Inquisitin zumal nachweisen, daß bei schon vorhergehenden Geburten jener oben von Scanzoni erörterte Tiefstand des Kindskopfs gegen Ende der Entbindungen stattfand, so ist die Annahme auch diesmaligen Tiefstandes vollkommen zu rechtfertigen, da bei gleicher Kindeslage Schwangere in der Regel dieselben Eigenthümlichkeiten zeigen, wie in den

Schwangerschaften zuvor und ein Hervorschießen ist bei weitem Becken und kleinem Kindskopfe sehr gut möglich.

3) Wenn sich am Kindeskörper nur solche Verletzungen vorfinden, wie sie an Kindern, die durch einen derartigen Sturz verletzt worden, beobachtet sind, und die im Sturze ihre Erklärung finden können. Hierzu gehören: einfache Befunde, wie Sugillationen, reine einfache Fissur (Fractur) eines oder beider Scheitelbeine, ohne Verletzung der Kopfschwarte und ohne sonstige Spuren von Verletzungen am Kindesleichname.

4) Wenn die Stelle, wo sich die Sugillation rc. befindet, mit der Stelle des Kindskopfs, die aufgefallen ist, genau correspondirt; in der Regel muß dies der Scheitel sein; dieselbe darf nicht ausgebreitet, sondern muß auf einen kleinen Raum beschränkt und umschrieben sein. Findet sich bei Abnahme der Scheitelknochen ein Extravasat an derselben Stelle, so muß dasselbe nur auf eine kleine Stelle concentrirt und dem Gewichte nach nicht bedeutend sein; ein Austreten von vielem Blut ist bei der Elasticität des kindlichen Organismus und namentlich der Gebilde des Kopfes bei dem augenblicklichen Tode durch den Sturz nicht möglich, sondern deutet auf eine länger und stärker eingewirkt habende Gewalt wie Compression des Schädels durch verbrecherische Hand rc. Ebenso sind mehrere Knochen gebrochen, die durch ein einmaliges Aufstürzen auf den Boden nicht zugleich getroffen werden können, z. B. Stirnbein und Hinterhauptsbein, zumal mit bedeutenden Blutextravasaten, so konnte diese Verletzungen nicht der Sturz, sondern nur äußere Gewalt bewirkt haben. Finden sich zumal Nägelmale, vielerlei Hautverletzungen, vielfache Knochenbrüche zumal an Stellen, die gar nicht durch den Fall berührt worden sein können, so ist die Annahme des Todes durch äußere Gewalt, und nicht durch den Sturz vollkommen gerechtfertigt.

5) Wenn außer diesen Hauptbeweisen die bei dem Falle vorhandenen Nebenumstände der Annahme des Kindessturzes nicht widersprechen, sondern dieselben unterstützen. Hierzu gehören: Ab- und Ausgerissensein der Nabelschnur, Hervorgestürztsein der Placenta zugleich mit dem Kinde, Umstülpung der Gebärmutter, Sturz auf

harten oder steinichten Boden, Fallhöhe, Stellung der Gebärenden während des Hervorschießens 2c.

Einige Fälle von Kindessturz, in denen dadurch — mit Ausnahme des Falles Nr. 6 — der Tod des Kindes bewirkt wurde, sind folgende:

1) Pyl (Aufsätze Bd. 1. pag. 147):

Sturz des Kindes mit dem Kopfe auf die Steine. Reifes Kind, weiße weiche Geschwulst am Hintertheil des Kopfes, keine sonstigen Verletzungen oder Gewaltthätigkeiten. Nach Entfernung der Haut des Kopfes auf der rechten Seite, nach vorn zu, eine starke Contusionsstelle, welche sich von der Hälfte des rechten Scheitelbeins anfing und die ganze Hälfte des Stirnbeins bedeckte und zwischen dem sehr zerrissenen Pericranio und dem Knochen an dieser Stelle etwas weniges ausgetretenes hellrothes, eingedicktes Geblüt. Keine Risse und Brüche im Knochen, noch Eindrückungen. Angenommene Todesursache: starke Erschütterung des Gehirns, ein Status apoplecticus.

2) Wildberg (Magazin für die gerichtl. Arzneiwiss. Berlin 1831. Bd. I. pag. 66):

Eine hochschwangere Frau vom Lande, welche schon zweimal leicht und schnell geboren hatte, brachte Lebensmittel zum Verkaufe in die nahe Stadt. Nachdem sie mit denselben eine Zeit lang auf dem Markte gehalten hatte, bekam sie plötzlich wehenartige Schmerzen, welche rasch stärker wurden und immer häufiger wiederkehrten, weshalb sie alsbald Alles zusammenraffte, um es in ein nicht fernes, ihr bekanntes Haus zu tragen. Sie konnte aber, weil gleich im Anfange des Gehens die Eihäute zerrissen und das Wasser abfloß, nur bis an einen ganz nahen, etwas versteckten Winkel am Ende des Marktes kommen. Sie warf alles, was sie trug, schnell von sich, lehnte sich mit dem Rücken an die Wand des Hauses, und alsbald schoß mit einer sehr starken Wehe das Kind, und mit ihm zugleich der ganze Fruchtanhang von ihr auf das Steinpflaster. Sie wollte sich eben niederbücken, um das auf der Erde schreiende Kind aufzunehmen, als sie sie auf einmal einen starken Blutsturz bekam und ohnmächtig umfiel. Nachdem sie wieder zu sich gekommen war, rief sie noch auf der Erde liegend, vorübergehende Leute an, welche das in dem Blute der Mutter liegende Kind schon todt fanden. Bei der Section des Kindes ergab sich, daß in der Nähe der großen Fontanelle über dem obern vordern Winkel des linken Scheitelbeins eine beträchtlich große und erhabene Geschwulst vorhanden war, welche eine bedeutende Quantität geronnenen Blutes enthielt. Das linke Scheitelbein war zerbrochen, so daß das obere und vordere Mittelstück desselben von der Mitte der Pfeilnaht gegen den Seitentheil der Kranznaht zu getrennt war und von diesem Knochen 3 divergirende Fissuren über das Scheitelbein weg nach hinten zu liefen; unter der Dura mater, deren Gefäße besonders auf der linken Seite mit Blut erfüllt waren, befand sich unter der Stelle, wo der Knochen zerbrochen war, ein Extravasat von geronnenem Blut, in dem Umfange eines Kronthalers. Keine Spuren geschehener Erstickung.

3) E. v. Siebold (Lucina. 1809. Bd. V.):

Eine 32 Jahr alte Magd verheimlichte die zweite Schwangerschaft; sie bekam in der Küche Wehen, nach einigen wiederholt schmerzhaften Empfindungen stürzte die Frucht mit dem Kopf auf den steinernen Boden. Das Kind war 7—8 Wochen zu früh geboren. Man fand am Kind auf der Stirne eine Stelle wie ein Zwölfkreuzerstück geschwollen, mit Blut unterlaufen, und einen kleinen wunden Fleck an der linken Seite; an eben demselben Ort bis in die Schlafgegend hinunter sah man 3 Stellen mit Blut unterlaufen, von der Größe eines Kreuzers. Am hintern Theile des Kopfes war der untere Theil des linken Scheitelbeins in mehrere Stücke zerbrochen, wovon man das Knarren bei der Berührung deutlich fühlen konnte.

Section: Nach durchschnittenen allgemeinen Bedeckungen des Kopfes floß ein dunkles dünnes Blut aus und man fand unter demselben ein Extravasat rechts auf dem Scheitelbeine 1/4 Zoll im Durchmesser, links das ganze Scheitel- und Hinterhauptsbein, sowie einen Theil des Schlafbeins bedeckend, die Scheitelknochen äußerst dünn, weich biegsam; die große Fontanelle nicht verletzt; zwischen den Scheitelbeinen und der harten Hirnhaut befanden sich 2 Theelöffel voll coagulirtes Blut und im rechten Scheitelbeine war ein Knochenbruch, wodurch ein dreiwinkeliges Knochenstück, 1 3/4 Zoll in der Länge und 1/2 Zoll in der Quere, etwa 1 Zoll von der Pfeilnaht herausgebrochen war. Am linken Scheitelbeine fand man eine Fissur bis zur Schuppennaht des Schlafbeins von 1 1/4 Zoll und die erwähnte Schuppennaht war fast die Hälfte des Bogens abgetrennt.

4) Ollivier (Annales d'hygiène publique. Paris 1844. T. 32. pag. 139):

Eine verheirathete Frau, im 9. Monate ihrer zweiten Schwangerschaft ward beim Hinabgehen in den Keller in häuslichen Geschäften plötzlich von heftigen Wehen ergriffen, sie lehnte sich in halbgebogener Stellung gegen die Wand und rief um Hilfe. Als man zu ihr kam, fand man das Kind todt, die Nabelschnur abgerissen, starken Blutverlust der Mutter.

Bei der gerichtlichen Section fand sich an dem Kopfe des Kindes keine Kopfgeschwulst, auf dem rechten Scheitelbeine eine 4 Centim. lange, 15 Millim. breite Ecchymose von schwarzem Blute, auf dem linken Scheitelbeine eine andere 7 Cent. lange, $5^1/_2$ Cent. breite, zugleich etwas wässrige Infiltration. Das rechte Scheitelbein von ganz normaler Beschaffenheit, das linke unvollkommen verknöchert, mit mehrfachen sehr dünnen und lückenhaften Stellen, durch welche ein $2^1/_2$ Centim. langer Bruch hindurchging, dessen Verlauf durch blutigen Erguß über und unter dem Knochen bezeichnet wurde.

5) Klein (Beiträge zur gerichtlichen Arzneiwissenschaft. Reutlingen 1825. pag. 142):

Eine unverheirathete 29jährige Magd, welche schon mehrere Kinder geboren, ihre letzte Schwangerschaft durchaus nicht verheimlicht, sondern schon einen Aufnahmeschein in die Gebäranstalt geholt hatte, wollte einige Wochen vor dem Ende der Schwangerschaft in einem Stalle Holz von einer Pferderaufe herunterlangen, als plötzlich das Wasser sprang und das Kind mit der Nachgeburt auf den dünn mit Stroh bedeckten, gepflasterten Boden fiel. Sie setzte sich nieder und rief um Hilfe, welche alsbald auch kam und den Transport der Mutter nebst ihrem Kinde in die Gebäranstalt bewirkte, wo das Kind am zweiten Tage an den sogenannten Halsgichtern starb. Bei der später zufällig gemachten Präparation des Kopfes fanden sich Blutergießungen zwischen Kopfhaut und Kopfknochen und ein mehrfacher Bruch beider Scheitelbeine gerade oben auf dem Scheitel.

6) Landsberg (Henke's Zeitschr. 1847. Bd. 54. pag. 64):

Eine mehrgebärende, hochschwangere Frau wird durch eine in ihrem Hause ausgebrochene Feuersbrunst aus dem Schlafe geweckt und läuft in bloßem Hemde über die Straße hinweg. Kaum 20 Schritte vom Hause entfernt, stolpert sie über einen Steinhaufen, jedoch ohne zu fallen, und das Kind stürzt aus dem Schoße und reißt sich von der Nabelschnur los. Jetzt kommt Hilfe, welche Mutter und Kind unter Dach brachte, wo denn bald die Nachgeburt folgte. Wochenbett normal. Nach 14 Tagen zum Kinde gerufen, fand L. auf dem linken Scheitelbeine quer über dem Ohre eine taubeneigroße Geschwulst, mit unveränderter Hautfarbe, mäßiger Fluctuation, ohne Schmerzensäußerung, noch sonstige Reaction beim Drucke. Unter der Geschwulst fühlte man deutlich den in 3—4 Theile fracturirten Schädelknochen, dessen einzelne Fragmente sich unter schwacher Crepitation leicht verschieben ließen. Kind übrigens ganz munter. Die

Geschwulst zertheilte sich, der Knochenbruch heilte und das Kind blieb gesund. —

7) Casper (l. c. pag. 820. Fall 326):

Die unverehelichte Dienstmagd L. hatte zu Ende ihrer verheimlichten Schwangerschaft ihre Dienstfrau Abends auf den Weihnachts-Jahrmarkt begleitet und folgte derselben, am Arm einen mit Einkäufen schwer belasteten Korb tragend, nach Hause. Auf diesem Wege wurde sie von der Geburt plötzlich überrascht, nachdem sie seit einer halben Stunde Wehen gefühlt und dieselben unterdrückt hatte, und das Kind „plautzte", wie sie später aussagte, mit Einemmale heraus.

Es lag viel harter, gefrorener Schnee auf der Straße, und auf diesen fiel das Kind mit dem Kopfe, wobei die Nabelschnur zerrissen sein sollte, was sich durch deren Ränder allerdings bestätigte. Die L. sank ohnmächtig zusammen, kam aber in kurzer Zeit wieder zu sich, und fand nun, wie die Dienstfrau, die bestürzt nach naher ärztlicher Hilfe fortgelaufen war, nach ihrer Rückkehr das Kind todt. Es hatte allerdings nach der Geburt geathmet und war an Hirnhämorrhagie gestorben, denn außer verbreitetem Blutreichthum im Gehirn fanden wir eine Drachme Extravasat auf der Basis Cranii.

8) Derselbe (l. c. pag. 819. Fall 325):

Die Erstgebärende, eine uneheliche Fabrikarbeiterin, hatte stehend im Zimmer bei der Arbeit Kind und Mutterkuchen zugleich geboren. Die Mitarbeiterin holte sogleich noch andere weibliche Personen herbei und man fand das Kind todt. Es war 7 Pfund schwer, 19 Zoll lang und bot auch sämmtliche übrige Zeichen der Reife dar. Es mußte, wie die Athemprobe erwies, geathmet gehabt haben. Unter der Schädelhaube fand sich auf dem Wirbel ein liniendickes Extravasat von geronnenem Blute, aber keine Knochenverletzung, wohl aber apoplectische Gehirnhyperämie.

Leipzig, Druck von Giesecke & Devrient.

FSC
www.fsc.org
MIX
Papier | Fördert
gute Waldnutzung
FSC® C083411

Zeitfracht Medien GmbH
Ferdinand-Jühlke-Straße 7
99095 Erfurt, Deutschland
produktsicherheit@kolibri360.de